妇幼专家全面指导 健康孕育聪明宝宝

我们为年轻父母提供最专业的孕育知识

邱宇清⊙编著

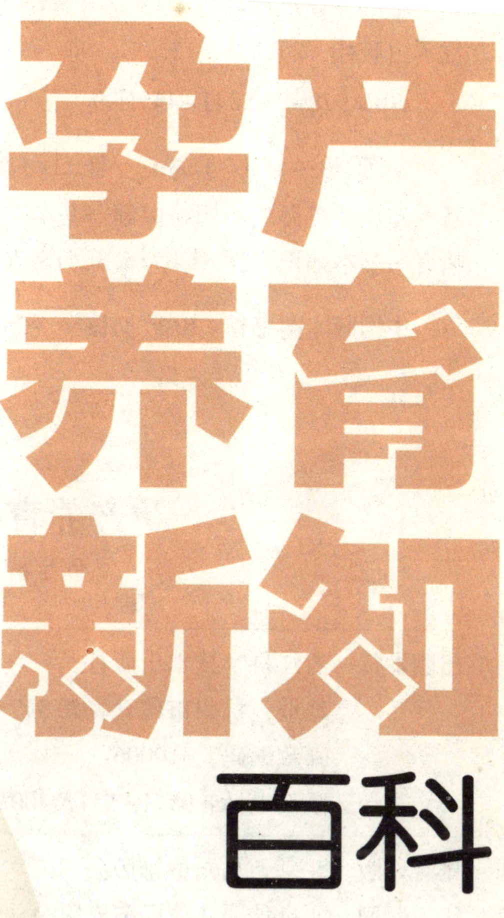

孕产养育新知百科

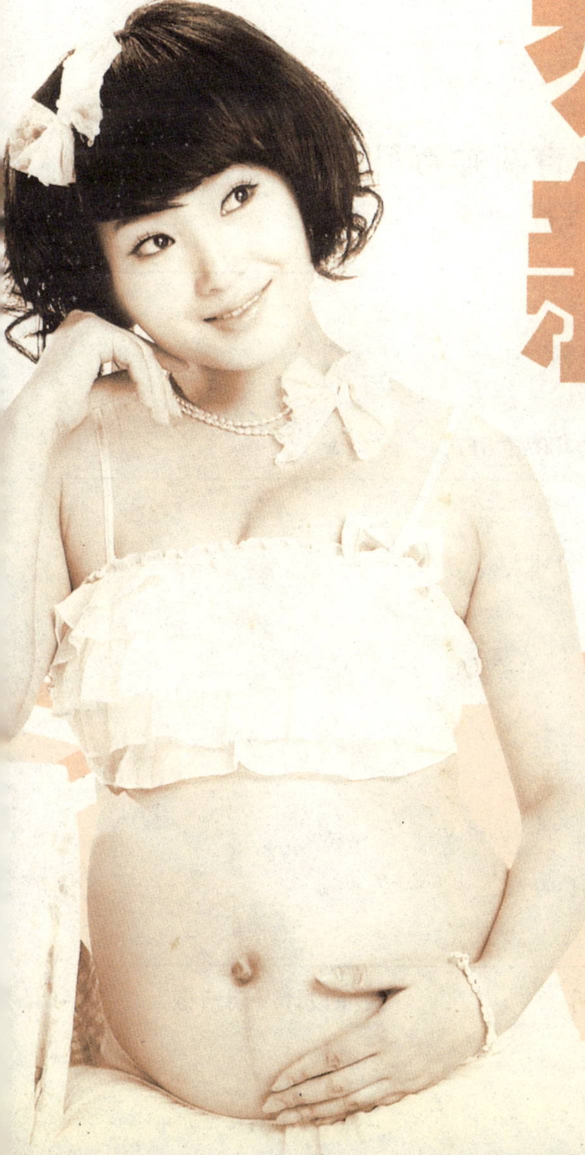

浙江科学技术出版社

图书在版编目（CIP）数据

孕产养育新知百科／邱宇清编著．—杭州：浙江科学技术出版社，2012.1

ISBN 978-7-5341-4351-9

Ⅰ．①孕… Ⅱ．①邱… Ⅲ．①妊娠期—妇幼保健—基本知识②产褥期—妇幼保健—基本知识③婴幼儿—哺育—基本知识 Ⅳ．①R715.3②TS976.31

中国版本图书馆 CIP 数据核字（2011）第 272471 号

孕产养育新知百科

邱宇清 编著

出版发行	浙江科学技术出版社 地址：杭州市体育场路 347 号 邮政编码：310006 联系电话：0571-85170300 转 61704
排　　版	北京天马同德排版公司
印　　刷	北京佳明伟业印务有限公司
经　　销	全国各地新华书店
开　　本	710×1000　1/16
字　　数	310 千字
印　　张	23.75
版　　次	2012 年 1 月第 1 版
印　　次	2012 年 1 月第 1 次印刷
书　　号	ISBN 978-7-5341-4351-9
定　　价	25.80 元

责任编辑 刘　丹　赵新宇　　　**封面设计** 胡　椒

前 言 FOREWORD

孕育一个健康聪明的宝宝，不仅是每一位父母的心愿，更是一个国家长盛不衰的保证。从一个受精卵发育开始，再到顺利生产，直至开发宝宝的潜力，是一项科学、系统的工程，涉及方方面面的知识。尤其是在当今优生优育、科学教育的良好氛围中，如何用科学知识、爱心和智慧去哺育、抚养自己的宝宝已成为天下父母共同关注的话题。

梦想要成真，心愿要实现，这就要求每一对父母都具备、掌握必要的孕育知识。只有清楚了孕前、孕期、分娩及产后的相关注意事项，才能科学、自信、轻松地应对棘手的问题，宝宝才会健康、安全、快乐地成长。

为此，我们精心编写了《孕产养育新知百科》一书。在整个孕产过程中，你都能从本书中看到你不知道的和应该知道的孕产知识。本书以时间为主线，从孕前必知、孕期必知、分娩必知、产后指导、婴儿养育指导等五大部分进行了详细的阐述。涉及生活起居、饮食、疾病预防、日常保健、宝宝胎教等广泛的内容，是值得你一阅的孕产枕边书。

此外，本书在追求知识性与实用性并重的同时，精选题材，博采众长，并紧跟时代步伐，力求做到与时俱进，尽善尽美。愿我们的竭心力作能给你带去一片阳光。

编 者

第一章 孕前必知

第二章 孕期必知（怀孕1个月）

第三章 孕期必知（怀孕2个月）

第四章　孕期必知（怀孕3个月）

第五章 孕期必知（怀孕 4 个月）

第六章 孕期必知（怀孕5个月）

第八章 孕期必知（怀孕7个月）

第九章　孕期必知（怀孕8个月）

第十章 孕期必知（怀孕9个月）

第十一章 孕期必知（怀孕10个月）

第十二章 分娩必知

第十三章　产后指导

第十四章 新生儿养育指导

第十五章　婴儿养育指导（1～3个月）

第十六章　婴儿养育指导（4~6个月）

第十八章 婴儿养育指导（10～12个月）

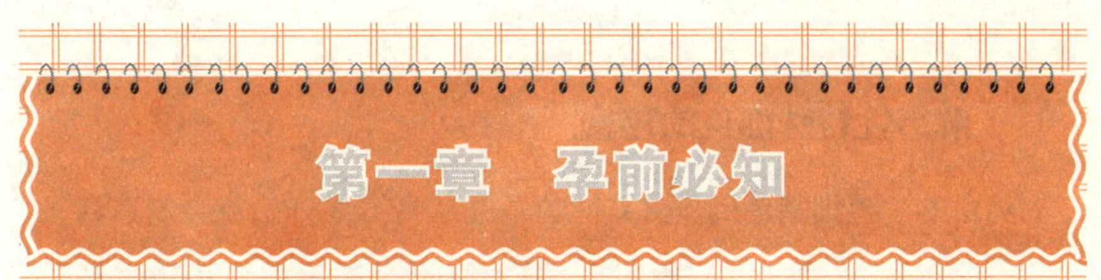

第一章　孕前必知

第一节　了解身体的特殊部位

了解女性特殊部位的秘密

卵巢具有产生与排出卵子、分泌甾体激素的功能；输卵管是卵子与精子结合的场所，也是运送受精卵的管道；子宫则是产生月经和孕育胎儿的器官；阴道是性交器官，也是月经排出及胎儿娩出的通道。

卵子的产生

卵子产生于卵巢，卵巢里有很多没有成熟的卵泡。这些未发育成熟的卵泡，在每个月发育为成熟的卵泡时，都会产生一个卵子，这个过程叫做排卵。而产生的卵子被吸入输卵管。其实发育成熟的卵泡并不只有一个，但在一般情况下，却只有一个能排卵，其余的都已经变质。卵子能够存活 24 小时左右，没有活动能力，它在人类细胞中体积最大。

女性在进入性成熟期时，每个月经周期一般只有 1 个卵泡发育成熟排出卵子，排卵时间通常发生在两次月经中间。排卵后卵子进入输卵管最粗的部位——壶腹部——与精子结合。排卵在两侧卵巢和输卵管里交替进行，一个健康的女性，一生大约可排卵400次。

了解男性特殊部位的秘密

男性的生殖细胞是精子。男性的睾丸从青春期开始就会制造精子，据估计，睾丸每天会制造大约几亿个精子。成熟的精子进入附睾内储存，在射精时和精浆一起排出。精子与精浆一起承担进入子宫、使卵子受精的任务。精子进入阴道后便奋力游向子宫及输卵管。精子通常在几个小时内会到达输卵管，一部分则暂时留在子宫颈，再慢慢释出，以增加怀孕的机会。

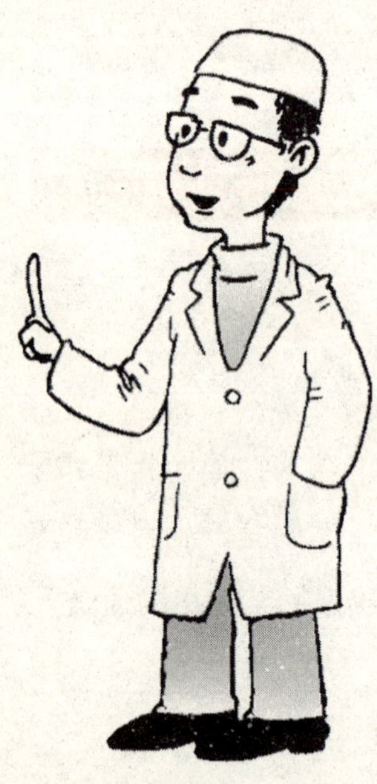

虽然每次有几亿个精子射出，但是其中很多不正常或者活动力不好的精子都“牺牲”在路上了，最后能够抵达输卵管的只有几百个而已，能钻进卵子内与卵子结合，形成受精卵的精子只有一个。一旦有精子率先钻进卵子完成受精，就会在卵子周围形成一层保护膜，其他精子就没机会了！

精子产生于睾丸，其形状像小蝌蚪，总长约0.05毫米，它分为头部、颈部、躯干及尾部。精子的颈部与头部和躯干相连，躯干主要为尾部提供营养，使尾部能够游动，与卵子相遇。睾丸中产生的精子转移到附睾，通过射精进入女性体内。进入子宫颈的精子在2～3个小时后到达输卵管。然后在输卵管中与卵子相遇，使之受精，进而形成受精卵。

第二节　制订完美受孕计划

最佳生育年龄的选择

男女青春期以后即具有一定的生育能力，但人的生育能力、生育的质量与生殖系统的发育、成熟和衰老密切相关，特别是与生殖腺的关系尤为密切。

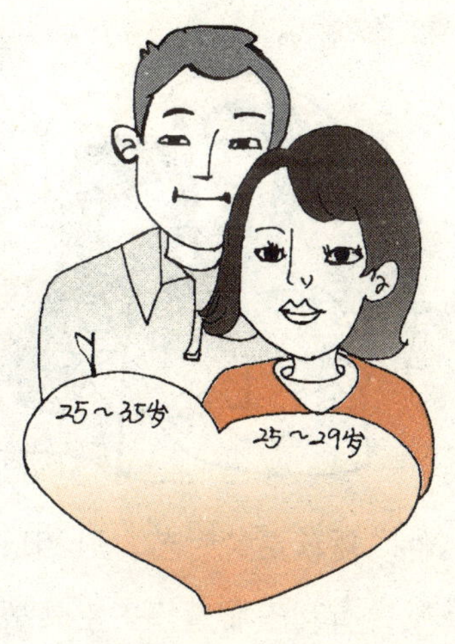

女性在13岁左右开始进入青春发育期，卵巢发育成熟，开始周期性地排卵和月经来潮，此时就具备了生育能力。育龄时间一般可达30多年。女性25～35岁这段时间是生育能力最强的时期，进入更年期（45～55岁）后，生育能力就逐渐减退，最后生殖器官萎缩，月经停止，这时生育能力也就完全丧失了。女性的最佳生育年龄一般认为在25～29岁之间。

男性在15岁左右便开始有遗精现象，但生精功能尚未完全成熟；到25岁左右时，生精功能健全并已成熟；40～55岁，睾丸功能逐步衰退，生精能力趋于下降，但有报道称，男性在35岁时睾丸便有萎缩，其功能已开始衰退。因此，男性生育能力最强的时期，即最佳生育时期，为25～35岁。

最佳受孕时机的选择

年轻男女建立家庭之后，什么时候生育才比较合适呢？这要从社会、家庭及个人情况这个方面来考虑。

一般说来，选择结婚2~3年后生育比较好，这样不仅符合计划生育政策中“晚育”的要求，从家庭经济以及身体健康方面考虑也都有益处。在理想的生育年龄，选择最有利于优生的时机受孕，即为“计划受孕”。

最佳受孕季节的选择

夏季由于气温高，人的食欲和睡眠质量都不好，因此这个季节不适合怀孕。

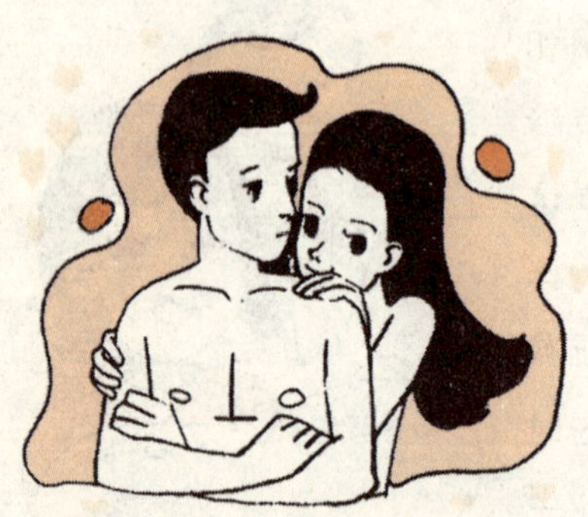

每年的9~10月份，即夏秋之交，是怀孕的较好季节。此时怀孕，可使胚胎在头3个月避开流行病毒感染。另外，夏秋时节正是各种蔬菜、水果、干果上市旺期。在胎宝宝发育的早期，准妈妈能摄入丰富而均衡的营养，是确保胎宝宝健康的必要条件。夏秋更替时节，风和日丽，气候宜人，满目美景给人以赏心悦目之感，有利于准妈妈去室外散步，充分吸收氧气，这对胎宝宝的发育有极大的好处。

最佳受孕时间的选择

最佳日子——排卵日当天。

排卵日在下次月经来前的14天左右，大约就是月经周期的中间。

科学家对生物钟的研究表明，人体的生理现象和机能状态在一天24小时内是不断变化的：7~12时，人的身体机能状态呈上升趋势；

14 时左右，是白天人体机能状态最差的时刻；17 时再度上升；23 时后又急剧下降。所以，21～22 时是同房受孕的最佳时刻。除此之外，同房后女方长时间平躺睡眠有利于精子游动，可以增加精、卵接触的机会。

受孕禁忌

（1）避免病中受孕。

（2）避免在新婚期间受孕。

（3）情绪波动时不宜受孕。

（4）近期多次接受 X 线检查的女性不宜受孕。

（5）避免在不良环境中受孕。如果准备怀孕的女性工作时可能接触铅、汞、镉、农药等有害化学物质，则需要停止工作一段时间以后再受孕。

（6）营养状况差的女性不宜受孕。

（7）人工流产后不宜马上受孕。一般来说，人工流产后最好等 1 年再怀孕，如有特殊情况，也至少要等待半年再怀孕。

第三节　重视孕前饮食

对身体有益的食品

男女的生殖能力与食物是有关联的，通常夫妻只要保证饮食均衡合理，避免吃高脂肪和高糖的食物，且注意怀孕时食物的多样化就可以了。

以下是一些对身体有益的食品：

（1）水果和蔬菜，新鲜的、冷冻的、干的，甚至将其榨汁均可。

（2）富含糖类的食品，如面包、面条、土豆等。

（3）蛋白质，如瘦肉、鸡肉、鱼、蛋、豆类等。其中鱼最好是每周至少吃两次，但一些脂肪含量高的鱼，如新鲜金枪鱼、鲭鱼、沙丁鱼等，不能过多食用，每周最多不可超过两次。

孕前需加强营养

优生学研究表明，孩子出生后的体质和智力的好与坏，很大程度上取决于胎宝宝时期所得到的营养是否充足、均衡。因此，妊娠期营养极为重要，但要保证妊娠期营养，还须从准备怀孕之前的3个月就开始积极储备。

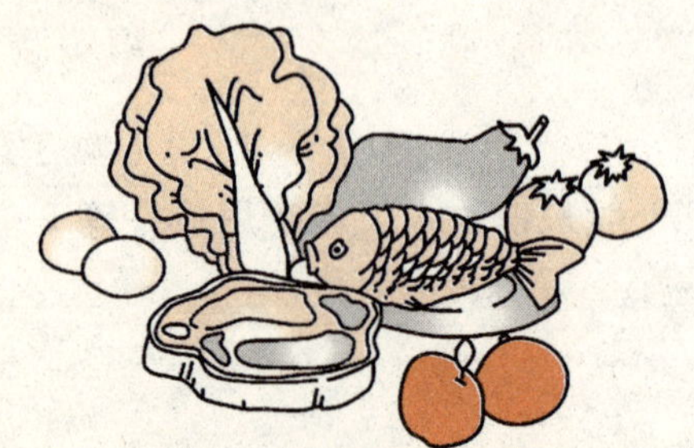

准备孕育孩子的夫妇要想有优良的精子和卵子，饮食上应注意多吃瘦肉、蛋类、鱼虾、动物肝脏、豆类及豆制品、海产品、新鲜蔬菜和时令水果等。

另外，饮食上还应注意主、副食搭配合理，并要多样化；不偏食、不素食、不依赖滋补品进补；少吃加工的食物，多吃五谷杂粮。越新鲜、越原汁原味的食物，人体吸收的营养越多。

丈夫应注意多吃花生、芝麻、黄鳝、泥鳅、鸽子、牡蛎、韭菜等食物，因为它们富含能促进生育的锌元素；另外还要多吃猪肝、瘦肉等富含氨基酸的食物。以上这些食物可补精壮阳，有助于形成优良精子。

为降低早孕反应对身体摄取营养造成的影响，妻子应该孕前就注意摄取体内储存量较低的一些营养素，如叶酸、锌、铁、钙等，为胚胎正常发育打下良好的物质基础。

为避免怀孕后发生便秘、胀气甚至痔疮，女性孕前应多吃一些富含膳食纤维的食物，如全麦面包、糙米、果仁、韭菜、芹菜、无花果等。

摄取充足的蛋白质

蛋白质是构成生命的物质基础，是人的内脏、肌肉及大脑的基本营养元素。男性摄取蛋白质不足，会导致精子的活动能力降低，并且使精子的数目减少；女性摄入蛋白质不足会影响女性排卵，就不容易怀孕，即使怀孕也容易出现流产或导致胎儿发育迟缓，出现先天性疾病及畸形等。因此，孕前应摄取充足的蛋白质。

多摄取富含叶酸的食物

叶酸是一种 B 族维生素，是胎儿生长发育不可缺少的营养素。它对细胞的分裂、生长及核酸、氨基酸、蛋白质的合成起着重要的作用。若不注意孕前与孕期补充叶酸，会影响胎儿大脑和神经管的发育，有可能造成神经管畸形，严重者可致产出脊柱裂儿或无脑畸形儿。

所以，孕前及孕早期尤应注意多摄食富含叶酸的食物，如红苋菜、菠菜、生菜、芦笋、油菜、小白菜、豆类、酵母、动物肝、香蕉、橙汁等。孕前及孕期女性可以每天吃些香蕉，香蕉富含叶酸，也有助于消化吸收。

补充适量的维生素 D

孕妇缺乏维生素 D，会直接影响对钙的吸收，造成缺钙。因此，孕前在补钙的同时，也要补充适量的维生素 D，以达到充分补钙的目的，起到预防骨软化的作用。

重视饮食卫生

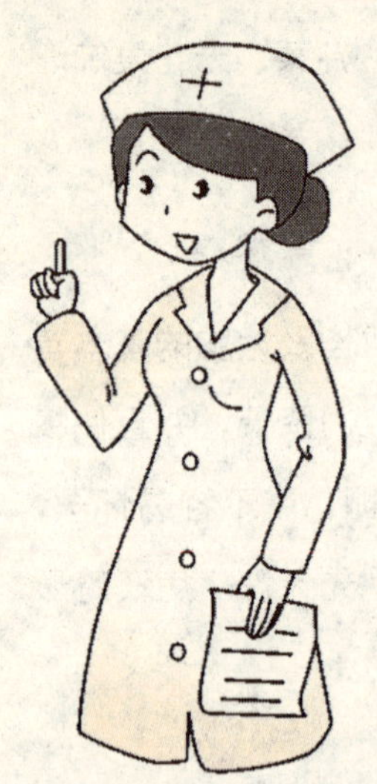

食物从其原料生产、加工、包装、运输、储存、销售直至食用前的整个过程中，都有可能不同程度地受到农药、金属、霉菌毒素以及放射性元素等有害物质的污染，对人体及其后代的健康造成严重危害。所以，孕前夫妇尤其应当重视饮食卫生，防止食物污染。应尽量选择新鲜、天然的食品，避免食用含添加剂、色素、防腐剂等成分的食品。蔬菜应充分清洗干净，必要时可以浸泡一下，水果应去皮后再食用，以消除农药污染；尽量饮用白开水，避免饮用咖啡、碳酸饮料、果汁等饮品。炊具应尽量选用铁制品或不锈钢制品，避免使用铝制品及彩色搪瓷制品，以防止铝元素、铅元素对人体造成伤害。

第四节　悉心准备，开启怀孕新篇章

营造良好的心态

(1) 对孕前女性要尊重和关心

温馨和睦的家庭气氛、舒适宽松的休息环境、健康文明的文化娱乐等可调节孕前女性的心情，使其由于即将怀孕而被破坏的心理平衡尽快得以恢复，共同创造有利于优孕、优生的生活条件和客观环境。

(2) 孕前女性要提高道德修养

多行善事，做到心胸宽广，勿听恶语，学会制怒，切忌暴躁、恐惧、忧郁、愁闷。

(3) 孕前女性要养成良好的娱乐、生活习惯

不去闹市区和危险区，不看淫秽、凶杀的读物和影片，多看美丽的景色、图片，多读优生优育和有利于心身健康的书刊，多听轻快悦耳的音乐，保持愉快的心情。

(4) 来自家庭成员的关怀

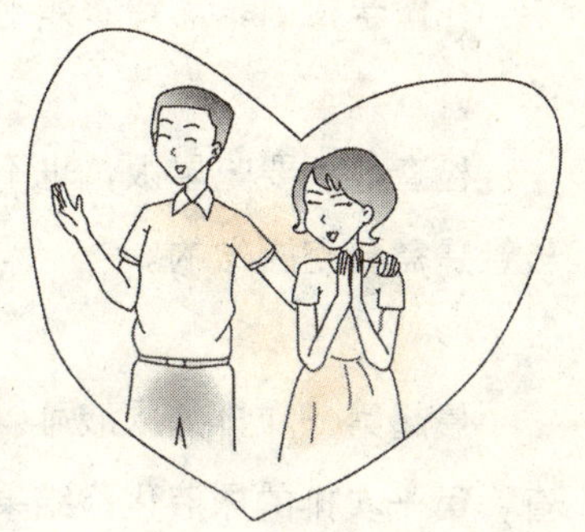

家人应给予孕前女性足够的关怀，特别是做丈夫的，更应注意自己的言行，给妻子以更多的体贴、关怀和温情，做好饮食调理，给妻子加强营养，满足妻子的身体需要。同时，要主动分担家务，让妻子在舒适、和睦、宽松的环境中健康、愉快地度过孕前期和孕期。

学习有关孕产的知识

(1) 掌握孕产的知识

若想掌握孕期的生理及心理知识，就要学习有关妊娠、分娩和宝宝在宫内生长发育的孕育知识，了解如何应对妊娠及分娩过程中出现的某些生理现象，例如：如何应对早期的妊娠反应、中期的胎动、晚期的妊娠水肿和腰腿痛；如何应对分娩之痛，等等。随着产期的临近，这些生理现象必然会出现，一旦掌握了相关知识，就很容易做到避免不必要的紧张和恐慌。

(2) 树立“生男生女都一样”的新观念

“重男轻女”的传统思想不仅影响着老一辈人，在一定程度上也影响着当代的年轻人。其实，生男生女的决定因素不在女方，而在男方。生男生女是由男方精子的染色体类型所决定的。对于这点不仅夫妻双方

必须要有正确的认识，而且还应该成为所有家庭成员的共识，从根本上解除女方的思想压力。

为孕检做好准备

在做孕检前，需要做如下一些准备工作：

（1）空腹

检查前不要吃早饭，也不要喝水，以保证检查的准确性，因为有些检查是需要空腹做的。

（2）收集晨尿

晨起第一次排的尿液可以收集少许带到医院做检查，这样既方便检查，第一次排的尿液化验结果也更可靠。

（3）B 超检查

因为要在膀胱充盈的情况下做 B 超检查，所以要憋尿。如果憋尿困难，可做阴道 B 超，但价格相对贵些。

需要做的物质、经济准备

（1）准备内衣

选择吸水性强，有伸缩性的材料进行制作，最好使用纯棉品；由于内衣需勤洗勤换，还应注意选购易洗及柔软的衣料；因孕妇要经常孕检和进行乳房保养，所以还应注意选购或制作容易穿脱的乳罩；最好制作几条系带子的平角短裤，到孕晚期时，三角短裤就无法穿了；短裤和衬裤都不要用松紧带，以免勒着肚子压迫胎儿，最好使用可根据腹围的变化调节的带子。

（2）准备外衣

应选择那些宽松的、穿在身上不感到紧绷的、并能使鼓起的肚子不太明显的服装。颜色和衣料可根据个人的爱好选择，但最好以简单、朴

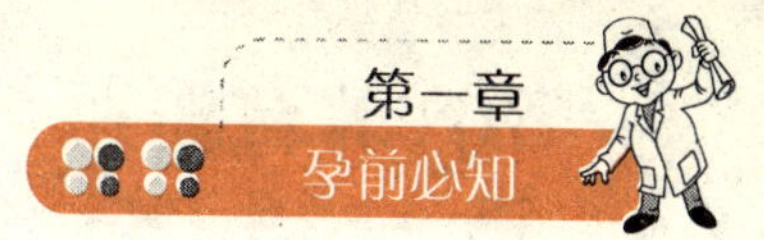

素为好。夏天最好穿孕妇裙。

(3) 准备鞋

选择几双合适的鞋对于保证行走安全有着极为重要的作用。

(4) 经济上要做好安排

怀孕之后，孕妇身体需要增加营养，以保证胎儿的发育和孕妇身体健康；为孕后增加专用衣物，为孩子出生做准备等还要花费一笔数目可观的资金。

第五节 有益于孕育的优生遗传知识

优生的最基本条件

(1) 不能近亲结婚

近亲结婚容易生出弱智儿，且子女易患遗传性疾病，从而影响下一代人的健康。

(2) 男女都应身体健康

男女双方不能有会遗传给下一代的血友病、白化病、原发性癫痫病、家族性高血压、先天性心脏病、高度近视和色盲等疾病。

(3) 结婚、生育年龄要适宜

结婚、生育的年龄最好在 24～28 岁，以避免因年龄太小生殖细胞发育不健全或年龄过大生殖细胞衰退而影响胚胎的质量，继而影响胎儿生长发育。

优生须回避的工作环境

许多女性在一些特殊或危险的行业中工作，其工作环境中到处充斥着危险，如化学物质污染、辐射、病毒感染及过度劳累等都能影响女性的生殖机能，进而影响胎宝宝的健康发育，造成流产或胎儿畸形等。

从母婴保健和提高人口素质、实现优生优育等多方面考虑，有些职业岗位的妇女在准备受孕时或怀孕后应暂时调换岗位或停止工作。有些工作环境对身体造成的影响可残留长达一年以上，即使离开岗位，也不宜马上受孕，否则易致畸胎。另外，长时间或大量接受辐射会使女性生殖机能受到不可逆转的损害，即使离开此类岗位，也有可能不能生育或不能生育正常婴儿。这些妇女在平时工作中就应采取适当的防护措施，如在发现怀孕后再采取防护措施，则有可能此时已经对胚胎造成了不可逆转的损害。因此，专家建议从事特殊职业的女性，在计划或发现怀孕时应采取严格的劳动保护。

（1）某些与有害化学物质密切接触的工作

农村妇女应从准备受孕起就远离农药。现在已经证实，许多农药可危害妇女及胎宝宝健康，引起流产、早产、胎宝宝畸形、弱智儿等。经常接触铅、镉、汞等金属，会增加妊娠妇女流产和胎儿死亡的可能性。

甲基汞可致胎儿畸形，铅可引起婴儿智力低下，二硫化碳、二甲苯、苯、汽油等，可致流产率增高，氯乙烯可致婴儿先天痴呆发生率增高。在接触这些物质的岗位上工作的妇女，应在孕前调离。

（2）接触电磁辐射的工作

研究结果表明，电磁辐射可严重损害胎宝宝，甚至会造成胎儿畸形和胎儿死亡，它对胎宝宝造成的伤害往往是致命的。从事放射性物质研究、电磁辐射研究、电视机生产以及医疗放射线操作的工作人员，应在孕前暂时调离工作岗位。长时间或大量接受辐射会使女性生殖机能受到不可逆转的损害，这些妇女应在日常工作中做好严格防护。

（3）密切接触各种病毒的工作

医务工作者，尤其是临床医生、护士及从事微生物研究工作的医学研究人员，经常与各种病毒密切接触，其中许多病毒（主要是风疹病毒、流感病毒、巨细胞病毒等）都会对胎宝宝造成严重危害。临床医务人员在计划受孕或早孕阶段若正值病毒性传染病流行，最好加强自我保护，严防病毒危害。研究人员在计划受孕或早孕阶段应加倍做好防护工作。

（4）高温作业、振动作业和噪声过大的工作

工作环境温度过高，振动剧烈，或噪声过大，均可对胎宝宝的生长发育造成不良影响，这些工作环境中的职业妇女为了保障母儿健康，应暂时调离岗位。

长期从事高强度体力劳动的人、长期高度集中精力和长期高度精神紧张的人，如大型机械操控员，车辆驾驶员，要求大运动量训练的运动项目的运动员，从事各类危险、精密工作的妇女，尤其是从事个体劳动的人，更要注意掌握好适宜的劳动时间和劳动强度。

忌嗜烟酒

准备受孕前的 3 个月，夫妻都应禁烟、酒，尤其是妻子，怀孕后更要绝对戒除烟和酒。

准妈妈要有良好的情绪

准妈妈要保证睡眠充足，要有愉快的情绪，这样才能给胎儿创造良好的发育环境和物质条件。

不宜受孕的情况

生育后代是一件大事，所以，计划怀孕之前应该做好孕前咨询，了解清楚自己是否可以怀孕，哪些情况不宜妊娠，以利于优生。想要生育健康、聪明的后代，选择受孕的时机也非常重要，通常在下列情况下不宜受孕：

(1) 旅行结婚时不宜怀孕

目前旅行结婚者甚多，这些新婚夫妻多数不带避孕工具和避孕药品。由于新婚时性生活比较频繁，不但精子质量不好，而且旅途中往往生活起居没有规律，饮食失调，饥饱无常，营养偏缺不匀，睡眠不足，使大脑皮质经常处于兴奋状态，加上过度疲劳和旅途颠簸，会影响受精卵生长或引起子宫收缩，易导致流产或先兆流产。

(2) 停服避孕药后不宜立即怀孕

避孕药有抑制排卵的作用，并干扰子宫内膜生长发育。长期口服避孕药的妇女，最好在停药半年后再怀孕，在暂时停药的半年期间，可用避孕套等方法避孕。这样可使子宫内膜和排卵功能在半年内完全恢复。

(3) 盛夏和严冬季节最好不要怀孕

夏季天气炎热，孕妇妊娠反应重，食欲不佳，蛋白质及各种营养摄入量减少，机体能量消耗大，会影响胎宝宝大脑的发育；冬季过于寒冷，室内空气不好，呼吸道受病毒感染的机会多，对胎宝宝不利。

(4) 精神状态不佳时不宜怀孕

精神状态与健康息息相关，可影响精子质量，同时不良的精神刺激还可影响母体激素分泌，进而影响胎儿生长发育，甚至流产。因此，精神状态不佳时可暂时避孕，待精神愉快时再受孕不迟。

(5) 患病期间不宜怀孕

夫妻身体患病很可能会影响受精卵的质量及其着床环境，因为病期服用的药物很可能对精子和卵子的结构产生不良影响。所以夫妻任何一方患病时，都应暂时避孕，等病愈后再考虑受孕。

(6) 避孕期间不宜受孕

妇女口服避孕药避孕失败后所生的孩子和停止服药后短期内怀孕所

生的孩子，其先天畸形的发生率较高。即便不是畸形，其成熟度、体重、生长速度等各方面，与正常怀孕的胎儿都有明显差别。所以，如果口服避孕药避孕失败而怀孕或在停用避孕药不足6个月时怀孕，都不要抱侥幸心理而继续妊娠，要在怀孕早期做人工流产。

此外，在早产和流产后也不宜立即怀孕。因为早产、流产使子宫内膜受到创伤，立即受孕容易再度流产，进而形成习惯性流产。早产、流产后一般要过半年再受孕才好。

遗传咨询的概念

遗传咨询又称遗传商谈，是为遗传病患者或其亲属，就此病的转归和发病或遗传的几率及其预防或缓解的方法提供意见的过程。目的是通过咨询来限制遗传病患儿的出生，以降低遗传病的发病率，提高人口素质。遗传咨询的项目一般包括咨询某种遗传病的发病原因、遗传方式、诊断和预后。其任务是预测、确定患者同胞、子女再患同样疾病的几率，并提出建议和指导，供患者或家属参考。

遗传咨询是预防遗传性疾病的一种手段，它必须建立在正确诊断的基础上。从家族中首先发现的患者着手，进行耐心细致的家系调查，做好家谱分析，估计其遗传形式和子代的发病可能性，并结合计划生育和婚姻指导给予必要的劝告。在严重的遗传性疾病中，其子代的遗传可能性如果等于或大于10%时，通常不应再要孩子。

须做遗传咨询的情况

（1）女性年龄超过35岁。

（2）近亲结婚。

（3）夫妻双方中任何一方有遗传性疾病。

（4）曾生育过智力低下的宝宝。

（5）曾生育过有遗传性疾病的宝宝。

（6）曾有过流产或者死产记录。

（7）曾暴露在危险的环境中或接触过危险物品。

（8）夫妻有不孕不育问题。

（9）夫妻中任何一方有某种疾病的家族病史或正处于某种疾病的治疗状态。

（10）夫妻中任何一方有先天性残疾。

（11）夫妻中任何一方有会随时发作的疾病。

（12）夫妻中任何一方曾经得过癫痫。

（13）怀孕期间受过病毒感染。

遗传咨询的方法

首先是医生通过病史、体格检查及实验室检查以明确来咨询的疾病是否属于遗传性疾病；如果是的话，则判断是属基因病还是染色体病。其次要进行系谱调查，要调查男女双方直系亲属至少两代以上，所有的兄、弟、姐、妹以及伯、叔、舅、姑、姨、表（堂）兄（弟、姐、妹），特别要注意曾患这种病和生育过患有此病的后代的成员，记录他们的健康状况。已结婚的要了解每一胎（包括流产、死胎及出生后死亡者）的情况。然后进行系谱分析。最后，根据每种遗传性疾病的特点推算出发病的几率，并根据疾病的预防及诊断要点，采取预防性措施（如ABO溶血）或尽早作出诊断，及早治疗。了解了这些，相信您会给医生提供完整的资料，帮助其作出准确的判断。

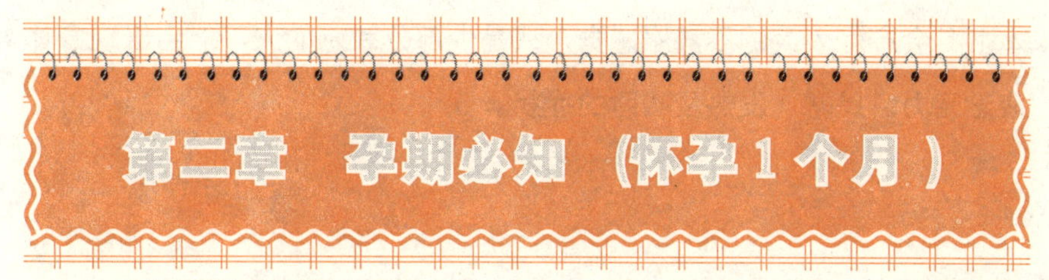

第二章　孕期必知（怀孕1个月）

第一节　胎儿和准妈妈的变化

胎儿的变化

怀孕1个月指从末次月经开始起的4周时间。怀孕的第1个月为胎芽期，新生命在此期的成长速度是其一生中最快的。这个月的第2个周末，精子和卵子结合，受精后约4天，分裂成细胞团的受精卵沿着输卵管到达子宫。第3周，细胞团脱去外膜，为着床做准备。第4周，胚泡已牢固地植入子宫里。

在这个时期，胎儿神经系统、血液循环器官的原型几乎都已出现；肝脏从这个时期开始有明显发育；眼睛和鼻子的原型还未生成，但嘴和下巴的原型已能看到；与母体相连的脐带也从这个时期开始发育。

准妈妈的变化

这个时期的准妈妈基础体温会偏高，子宫大小基本没变，只是稍微变软一点。月经停止，也有少数人在第1个月仍然有少量的月经样出血，或是下腹轻微疼痛，类似月经来潮前的症状。而乳房和整个体形在这个阶段也基本上和孕前没有什么区别。

总体上说，由于此时的胚胎很小，母体的激素水平也较低，所以基本上不会产生太大的不舒服感觉，只是少部分敏感的人可能会出现身体疲乏无力、畏寒、发热及嗜睡的症状。

第二节　生活提醒

注意准妈妈的性情及心理变化

在妻子怀孕期间，丈夫也起到了一个非常重要的作用。作为一个称职的准爸爸，需要随时关注妻子的情绪和心理变化，细心照料妻子的生活起居和日常饮食，多陪伴、多体贴妻子，帮助妻子顺利、舒心地度过孕期。

满足准妈妈的心理需求

准妈妈的心理很脆弱，因而依赖性增强，心理上对准爸爸有很大的依赖，准爸爸应尽力满足这种特殊期的情感需要，使准妈妈保持安定平稳的情绪，这对于母子的健康非常有益。

准爸爸要少去公共场所，避免患上传染病；最好戒掉吸烟、喝酒的习惯；孕期中克制性生活的欲望（特别是在妻子怀孕的最初3个月以及最后的3个月），以免影响母子健康，使准妈妈产生不良心理。

多与胎儿接触

在大多数人的观念中，总以为胎教是孕妇一个人的事，但是在此

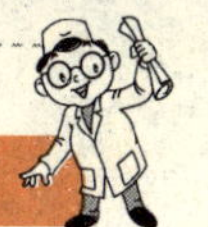

我们要提醒准爸爸、准妈妈一件很重要的事，那就是——准爸爸也要参与胎教！因为，最新研究结果表明：胎教应由夫妻共同参加实施。通过对胎儿的听觉功能实验得出结论：胎儿最容易接受低频率的声音。胎儿最喜欢爸爸的声音和爱抚。当妻子怀孕后，准爸爸应该经常对胎儿讲话、讲故事，还可隔着妻子的肚皮经常轻轻抚摸胎儿，胎儿对父亲手掌的移位动作能作出积极反应。而且，准爸爸参与胎教能让准妈妈感觉受到重视与疼爱，胎儿也能感受到妈妈愉快的心情，使得胎儿日后能成为一个快乐的孩子，因此，准爸爸在胎教中所起到的作用是不可取代的。

准爸爸要和准妈妈一起学习孕育知识

准妈妈的心理状态不佳，经常担心自己和宝宝会出现各种意外。准爸爸要与妻子一起学习孕育知识，对有可能出现的各种异常情况的预防和处理也要有所了解，这样有利于消除准妈妈的紧张情绪。另外，准爸爸还应督促并陪伴妻子去做健康检查，要关心胎动和胎宝宝的各种反应，协助妻子做好孕期监测。

文胸的选择

（1）最好选择孕妇专用文胸

因为怀孕时，乳房是从下半部往外增大的，增大情形与一般文胸比例不同，所以应该选择专为孕妇设计的文胸。这类文胸多采用全棉材料，触之柔软，罩杯、肩带等都经过特殊设计，不会压迫乳腺、乳头。

（2）随时更换不同尺码的文胸

从怀孕到分娩，乳房约增长为原先罩杯的2倍，孕妇应根据自身

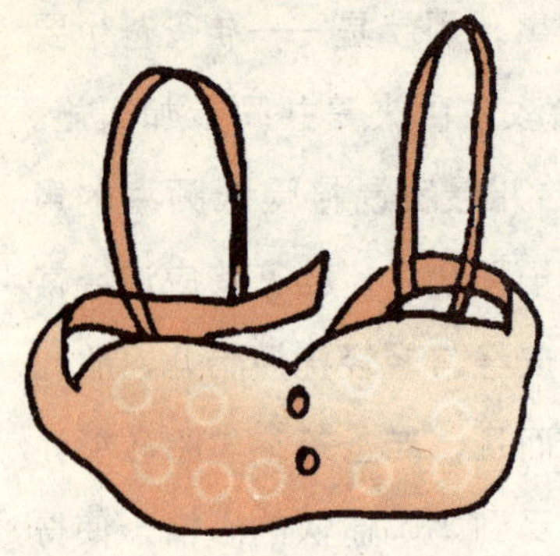

乳房的变化随时更换不同尺码的文胸，不能为了省事只用一个尺码的文胸。尺码太小，过紧的文胸会影响乳腺的增生和发育，还会因与皮肤摩擦而使织物的纤维进入乳腺管，造成产后无奶或少奶。

（3）可适当选择乳垫

怀孕后期，乳头变得敏感脆弱，且可能有乳汁分泌，宜选用乳垫来保护，既可以保持乳房舒爽，也可避免在公共场合因上衣局部潮湿而尴尬。

内裤的选择

孕期，由于内分泌的变化，准妈妈的皮肤会变得特别敏感。所以，内裤最好选面料密度较高的纯棉制品，以防皮肤不适。

（1）孕早期

怀孕1~3个月，由于胎儿的身长只有约9厘米，准妈妈的体形没有明显的变化。这期间，准妈妈还可穿普通的内裤。

（2）孕中期

当怀孕进入4~7个月时，准妈妈的腹部明显鼓起，体形开始变化。穿着以不压迫腹部为宜，同时由于臀部增大，内裤也要求包附性好。在肚子相当大的时候，为了防止肚子着凉，最好选用能把肚子完全遮住的、适于准妈妈穿的短裤。孕期易出汗，阴道中的分泌物也增多，所以要选面料通气性和吸湿性良好的内裤，最好是纯棉的。

（3）孕晚期

怀孕进入8~10个月时，腹部会有很大的承重感，应选择穿一些有

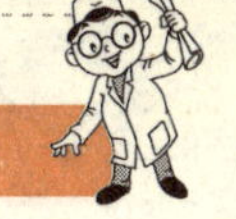

前腹加护的内裤较为舒适。随着孕期渐渐增加，准妈妈的体态也逐渐变化。因此，胸罩和内裤也要相应增大。一般情况，每个阶段至少要有两套内衣，或者更多，以便换洗。每个阶段为两个月左右。

鞋的选择

（1）穿鞋时脚背部分能与鞋紧密贴合。

（2）有支撑身体的宽大后跟。

（3）鞋后跟的高度在2~3厘米。

（4）鞋底上带有防滑纹。

（5）宽窄、长度均合适，且重量较轻。

使用腹带的情况

一般不主张用腹带，只有下列情况才考虑使用腹带：

（1）已经生育多胎，腹壁非常松弛。

（2）双胎，胎儿过大，站立时腹壁下垂较严重。

（3）连接骨盆的各条韧带发生松弛性疼痛时，腹带可起到支撑作用。

（4）胎位为臀位，经医生做外倒转术转为头位后，为防止其又回到原来的臀位，包上腹带加以限制。为了不影响胎儿发育，腹带不可包得过紧，晚上睡眠时应解开。

营造安全、卫生的家居环境

（1）保持室内通风良好

经常开窗换气，让新鲜空气不断流入，同时让室内的二氧化碳及时排出，减少空气中的病原微生物。

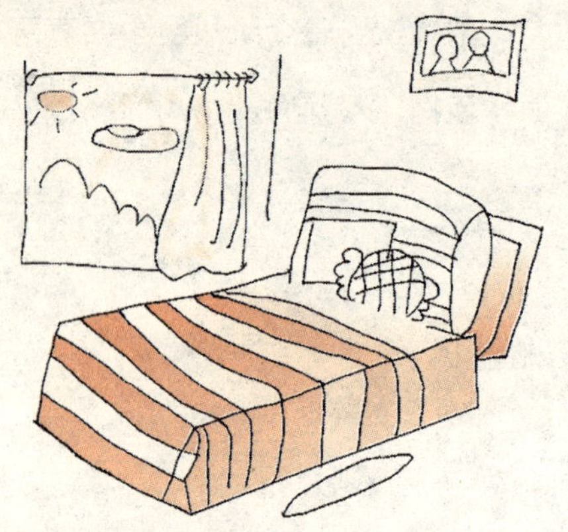

（2）适宜的温度和湿度

室温保持在20℃左右，太热或太冷都不宜。

如果空气过于干燥，可采用加湿器加湿，或在室内放置两盆水。尽量少用空调。

（3）合理安排卧室

卧室要选择采光、通风较好的房间。卧具摆放是否合适与准妈妈的睡眠质量有直接的关系。床铺要放在远离窗户的背光处。因为在窗户下睡觉容易受风着凉，从窗户照进来的强光也影响睡眠。

（4）购买家具选环保产品

如果在孕期需购买新家具，就尽量购买环保的木制品家具。密切注意室内甲醛等有害气体是否超标。

（5）房子装修要谨慎

装修材料中的有害物质，如甲醛、苯、甲苯、乙苯、氨等，无法在短时间内完全散发掉，会增加胎宝宝先天性畸形、白血病的发病几率。所以，怀孕前后如果打算装修房子，一定要选择环保的装修材料。装修后至少要闲置3个月再入住。为了确保安全，在装修好后最好请相关的专业机构进行甲醛检测。

生活作息注意事项

为平安度过妊娠期，生个健康的小宝宝，孕妇的生活起居应注意以下几点：

（1）生活规律

孕妇的生活应有规律。有规律的生活可使孕妇体内各系统及各重要器官的生理活动更加协调和统一，从而增强身体的免疫功能，提高抗病能力，这对胎宝宝也十分有益。如果生活没有规律，必然影响母儿的健康。因此，孕妇的起居、饮食、睡眠、工作、学习和娱乐等都要定时、定量，要有规律地生活，做到起居有时，进餐有时，工作有时，休息有时，娱乐有时，运动有时，洗漱有时，大便有时。

（2）睡眠充足

睡眠不足会引起孕妇疲劳过度，每天要有8～9小时的睡眠时间，丈夫和家人也应督促、安排，确保孕妇的睡眠时间。但也不要睡得过多，做到劳逸结合，没有疲劳感就可以了。

（3）坚持午睡

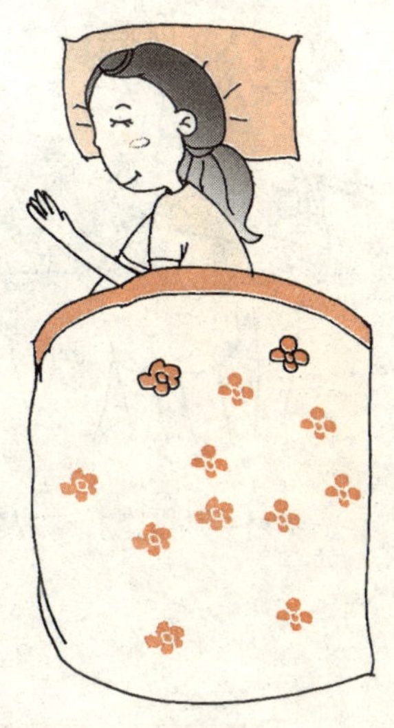

孕妇应坚持每天都午睡，即使春、秋、冬季也应午睡一会儿。午睡可使孕妇放松精神，消除疲劳，恢复体力。但午睡时间最多不要超过2小时，一般睡半小时到1小时或再长一点即可。午睡要有规律，不要什么时候想睡就睡，或者时间太长，应适当安排在午后固定的时间。如果无条件午睡，可躺下稍微休息一下，而在晚上早点睡觉。午睡时，应脱下鞋子，抬高双腿，全身放松。

（4）注意休息

孕妇无论体质强弱，都容易疲劳或觉得全身无力。过度疲劳会使机体抵抗力降低，易患疾病。因此，应安排好时间，注意抓紧时间休息。当感到疲劳或乏力时，尽量躺下休息，或坐在椅子上，伸直腿。无论是妊娠早期、中期还是晚期，都要切记，妊娠期休息好很重要，即便是数分钟的小憩也是有益的。应明确，孕妇休息是“主”，家务和工作是“从”，尤其在孕晚期，应保证充足的休息时间。因孕晚期常有腹胀感。如果休息后腹胀仍未减轻，且次数频繁，休息也不能缓解，则要请医生检查。

安全出行注意事项

(1) 避免乘坐拥挤的公交车、地铁或火车，尤其在上下班高峰期，因为拥挤可能使孕妇的腹部受压或受到撞击，诱发子宫收缩，导致流产或早产。

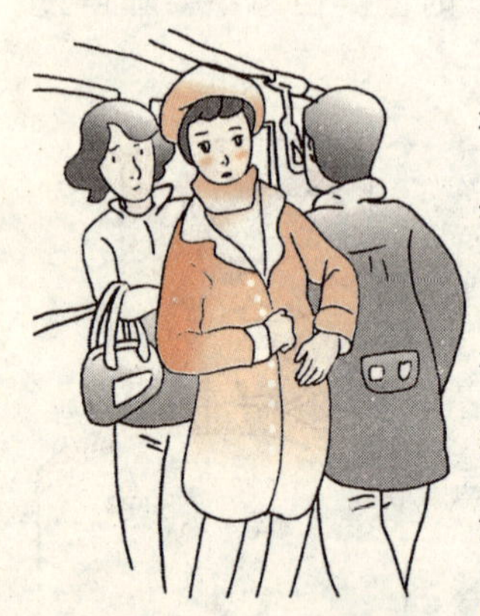

(2) 避免乘坐拖拉机、三轮车等颠簸剧烈和震动较大的交通工具，因为乘坐这些交通工具也容易导致流产或早产。

(3) 不要骑横梁高、车座高、车座硬的自行车，因为孕妇因体形变化，行动笨拙，骑横梁或车座过高的自行车容易跌倒摔伤，而车座过硬可能擦伤外阴部，引起皮下血肿或外阴、阴道水肿，并且要注意骑车的姿势和速度。

(4) 尽量选择乘私家车、火车（卧铺）、飞机等安全的交通工具出行。

第三节　饮食营养指南

膳食营养要平衡

孕期的膳食应多样化，营养要平衡。所谓平衡膳食，就是指符合卫

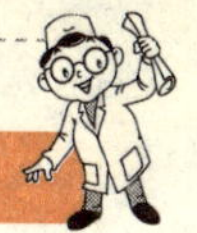

生要求、营养全面、配比合理的膳食标准和膳食配方。它让准妈妈可以根据体重的实际情况，对饮食做合理的安排。准妈妈的体重实际增长量低于或高于应该增长的量都是不好的。所以，作为孕妇，应该避免营养不良，保证身体处于最佳状态，使自己血液中含有足够的、为胎儿所需的一切营养物质，但也不可营养过剩。

多吃蔬菜有益于胎儿大脑发育

宝宝先天智力条件的好坏与胎宝宝期从母体吸取的营养有密切的关系。蔬菜中所含的营养与宝宝的智力密切相关。

一些准妈妈有挑食、偏食和厌食蔬菜的习惯，这对胎宝宝的大脑发育是非常不利的。

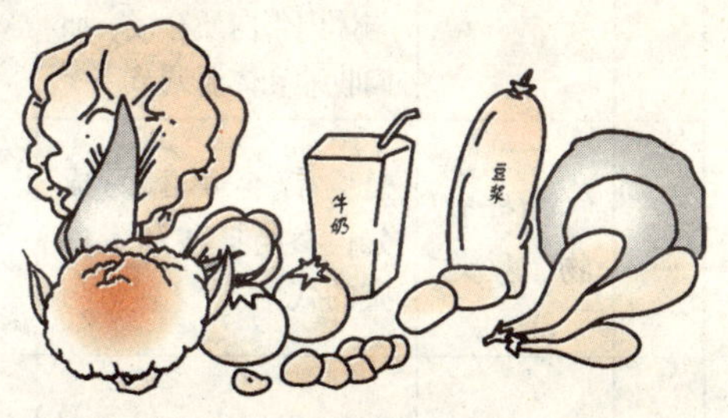

人体所需的营养素主要由脂肪、蛋白质、糖类、维生素等营养成分构成，其中 B 族维生素、维生素 C 和维生素 E 与宝宝的智力关系非常大。在新鲜蔬菜中，存在着大脑正常发育所需要的大量 B 族维生素、维生素 C 和维生素 E，它们不但质量好，而且很容易被吸收利用。准妈妈一定不能忽视了维生素对胎宝宝大脑发育的影响。

不要忽视矿物质的补充

矿物质是生命中不可缺少的营养素，我们可以从每日的膳食中摄取。如果孕前体内矿物质储备不足，怀孕后又供给不上，则会出现矿物质缺乏的现象。因此，为了宝宝和自己的健康，准妈妈在每日的膳食中不要忽视补充矿物质！

准妈妈所需矿物质的种类和作用

矿物质	食物来源	主要功用	缺乏时的主要症状	每日膳食应供给的量
碘	海带、紫菜、蛤、蚶、海蜇	是构成甲状腺素的重要成分，甲状腺素具有调节体内代谢和蛋白质、脂肪的合成与分解作用	单纯性甲状腺肿大，母体缺碘可使儿童发生呆小病（克汀病），表现为生长迟缓、能力低下或痴呆	成人 100～140 微克，孕妇加 15 微克，乳母加 25 微克
镁	谷类、豆类和蔬菜	为细胞内液的重要阳离子。能激活体内多种酶，维持核酸结构的稳定性，抑制兴奋性；参与体内蛋白质合成、肌肉收缩和体温调节	神经反射亢进或减退；肌肉震颤，手足抽搐；心动过速，心律不齐，情绪不安，容易激动	成人 200～300 毫克，孕妇加 25 毫克，乳母加 75 毫克
锌	动物性食物、豆类	是含锌金属酶的成分；参与核酸和蛋白质的代谢	生长迟缓，迟发性低味觉，伤口愈合迟缓	成人 10～15 毫克，孕妇加 8 毫克，乳母加 7 毫克
铜	谷类、豆类、坚果类、肉类和蔬果	是各种含铜金属酶的成分；为各种含铜蛋白质的成分；催化血红蛋白的合成	贫血，中性白细胞减少；生长迟缓，情绪容易激动	成人每千克体重 30 微克；儿童每千克体重 80～100 微克，孕妇、乳母应有适当的增加
铬	动物蛋白质（鱼除外），谷类、豌豆、胡萝卜	可激活胰岛素，是维持葡萄糖正常代谢所必需的物质	可导致糖尿病及高血糖症，也是引起动脉粥样硬化的原因之一	成人 2～25 毫克，孕妇加 5 毫克，乳母加 8 毫克
硒	谷类和海产食品	是一些氧化酶的成分	会导致未老先衰；严重时会引发心肌病及心肌衰竭；会发生克山病、大关节病；精神委靡不振，精子活力下降，易患感冒	成人 0.5 毫克，孕妇加 0.2 毫克，乳母加 0.3 毫克

适量补充叶酸

准妈妈在孕期，尤其是在怀孕头3个月补充叶酸是非常重要的。因为叶酸是细胞分裂和组织形成的必需营养素，它参与遗传物质的合成，对胎儿的生长发育有非常重要的作用。孕期缺乏叶酸，容易造成小儿出生缺陷，如无脑儿和脊柱裂等神经管畸形。因此，专家认为，育龄妇女每天都要服用叶酸0.4毫克，尤其是怀孕前的3个月到怀孕的头3个月服用，能有效地预防小儿神经管畸形的发生。

适宜常吃的有益食品

对于女性来说，孕期是一个特殊的时期，在这个特殊的时期里，准妈妈的饮食显得尤为重要，不仅要保证自己身体所需的营养，还要保证供给胎宝宝足够的营养。因此，准妈妈必须从食物中摄取所需的营养物质。有些食品可以适当多吃、常吃，但也不可过量。下面为准妈妈介绍一些既有益又可常吃的食品。

（1）黑木耳

黑木耳味甘、性平，归胃、大肠经；具有益气、润肺、补脑、轻身、凉血、止血、涩肠、活血、强志、养颜等功效；主治气虚或血热所致腹泻、尿血、齿龈疼痛、脱肛、便血等病症。现代营养学家盛赞黑木耳为“素中之荤”。其营养及药用价值主要有：

铁含量极为丰富。常吃黑木耳能养血驻颜，令人肌肤红润，容光焕发，并可防治缺铁性贫血。

含有维生素K，能减少血液凝块，预防血栓症的发生，有防治动脉粥样硬化和冠心病的作用。

黑木耳中的胶质可把残留在人体消化系统内的灰尘、杂质吸附集中起来并排出体外，从而起到清胃洗肠的作用。

对胆结石、肾结石等内源性异物也有比较明显的化解功能。

含有抗肿瘤活性物质，能增强机体免疫力，经常食用可防癌、抗癌。

(2) 大蒜

大蒜是餐桌上一种最常见的食物，它含有多种营养物质。既可以生吃，也可以调味。大蒜有抗炎灭菌、调节胰岛素、抗癌防癌、降低血脂、防止血栓、延缓衰老、预防铅中毒、预防关节炎的作用。其中抗炎灭菌作用最为明显，尤其对防治上呼吸道和消化道感染、霉菌性角膜炎、隐孢子虫感染有显著的功效。准妈妈吃大蒜有益健康，但不宜过多生食，以免刺激胃肠道，引起不适，伤肝损目。此外，患有胃、十二指肠溃疡的人宜少吃。

科学地供给 DHA

DHA（二十二碳六烯酸）是一种多价不饱和脂肪酸，是胎儿脑神经细胞发育所必需的营养物质。脑营养学家研究发现，DHA 和胆碱、磷脂一样，都是构成大脑皮质神经膜的重要物质，能维护大脑细胞膜的完整性，并可促进脑发育、提高记忆力。最新的研究还显示，DHA 还有利于胎儿大脑锥体细胞和视网膜视杆细胞的生长发育。

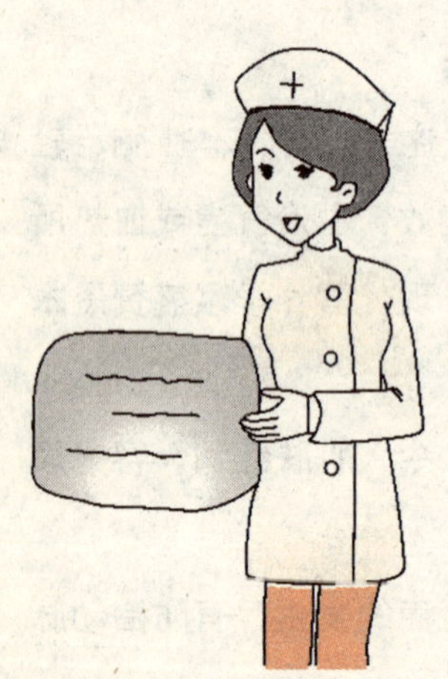

在孕期，DHA 能优化胎儿大脑锥体细胞的磷脂的构成成分。特别是在胎儿满 5 个月后，如果人为地刺激胎儿的听觉、视觉、触觉，会激发胎儿大脑皮质感觉中枢的神经元增长更多的树突，这就需要母体同时供给胎儿更多的 DHA。

不宜多吃罐头食品

罐头食品方便、味美，被许多家庭喜爱，但准妈妈食入过多则对健康不利。因为胚胎发育时，对有害化学物质的反应和解毒机制尚未形成，极易受到各种有害因素的影响。

厂家在生产罐头食品时，为了保持色佳味美，经常要添加一些辅料，如人工色素、香精、甜味剂，制作肉类罐头食品时还要添加一定量的硝酸盐和亚硝酸盐，以促使肌红蛋白转变成亮红色的亚硝基肌红蛋白。亚硝酸盐能与蛋白质分解后所产生的胺类结合成具有强烈致癌作用的亚硝胺。此外，为延长保存期，罐头食品在制作过程中要加入防腐剂（常用的如苯甲酸）。一般而言，罐头食品所加防腐剂经过检验对人体无毒害作用，少量短期食用是相对安全的，但是经常食用对肝、肾均有损害，特别是准妈妈长期食用这类食品，更有造成胚胎畸形的危险。

另外，罐头食品营养价值并不高，经高温处理后，食品中的维生素和其他营养成分都已受到一定程度的破坏。罐头食品加工后维生素C损失10%～60%，维生素B_1损失20%～80%，泛酸损失20%～30%，维生素A损失15%～20%。

因此，目前市场上的罐头类食品在营养和卫生方面都存在一定的缺陷，不能代替新鲜的蔬菜和水果。所以，孕妇应该多吃新鲜食物，少吃罐头食品。

不宜过多食用酸性食物

一般说来，女性在怀孕的初期，经常会有恶心、呕吐等反应，我国的民间历来有用酸性食物来缓解孕吐的做法，更有甚者还有用酸性药物止呕的做法。其实，这种方法是非常不可取的。导致畸胎的元凶之一就是酸性食物和药物。所以，在妊娠最初的半个月左右，尽量不食或少食酸性的食物或含酸性的药物（如阿司匹林、维生素C等）。因为大量的酸性食品会降低体内的碱度，容易引起母体疲乏、无力。长时间保持酸性体质，不仅会使母体患上某些疾病，还会因此而影响宝宝正常、健康地生长发育，严重的还会导致宝宝畸形。因此，准妈妈不宜过多地食用酸性食物。

适宜吃的水果

（1）柿子

柿子是一种物美价廉的水果，汁多而味甘。柿子性寒，有清热生津、止渴、镇咳、润肺、祛痰等功效。每100克柿子含糖20克，蛋白质0.7克、脂肪0.1克、碘49.7毫克。柿子还富含多种维生素及钙、铁、钾、镁、磷等，其所含矿物质品种的含量超过苹果、梨、桃等其他水果。其营养及药用价值都适宜准妈妈适量食用。尤其是有妊娠高血压综合征的准妈妈，吃柿子可以收到“一吃两得”的效果。柿子的蒂和叶都是中药，具有降逆气、止恶心，治疗呃逆、嗳气等功效。柿叶有抗菌消炎、止血降压等作用，是民间常用的一种草药。虽然柿子有较好的营养及医疗作用，但也有不足之处。由于柿子带有涩味，吃得过多就会感到口涩舌麻，且其具有很强的收敛作用，很容易引起大便干燥。柿子遇酸就会凝集成块，会与蛋白质结合后产生沉淀。所以，准妈妈吃柿子每次一个为宜。

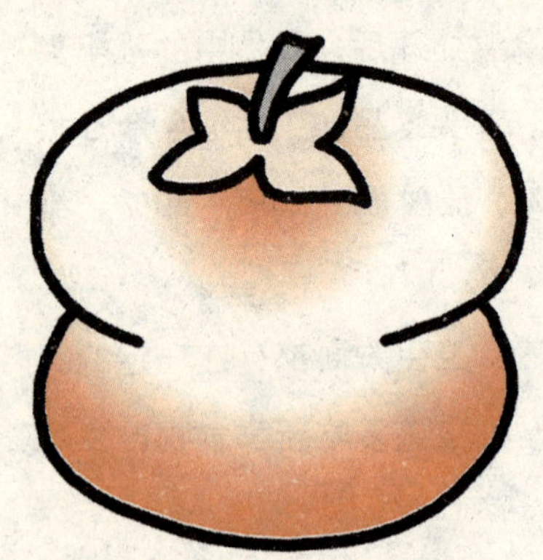

（2）柑橘

柑橘品种繁多，营养丰富，通身是宝。其汁富含脂肪、柠檬酸、氨

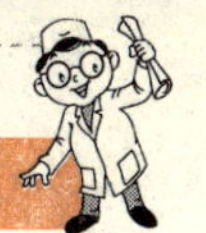

基酸、糖类、多种维生素、钙、铁、磷等营养成分，是准妈妈较喜欢吃的水果。每500克橘子中就含有维生素C 250毫克，维生素A 2.7毫克，其维生素B_1的含量居水果之冠。柑橘中所含的矿物质以钙为最高，其中磷的含量也超过了大米。柑橘的皮、核、络都是中药。常吃柑橘能够预防夜盲症及维生素C缺乏病。

柑橘虽然好吃，但由于它性温而味甘，补阳益气，过量食用于身体无益，反而容易引起上火，引发牙周炎、口腔炎、咽喉炎等。一次或者多次食用柑橘过量，人体内的胡萝卜素就会明显增多，肝脏如果还未来得及把胡萝卜素转化为维生素A，就会使皮肤内的胡萝卜素沉积，从而导致皮肤呈黄疸样改变，尤其以手及脚掌最为明显，所以柑橘不可以多食。准妈妈吃柑橘每天不应超过3只，而且总重量应在250克以内。如果食用过多就会出现恶心、呕吐等症状。

第四节　孕1月胎教要点

加强营养，让胎宝宝更健康

注意饮食，加强营养，保证足够的蛋白质供应；保证摄入充足的糖类；保证摄入适量的脂肪；适量增强矿物质的摄取；补充维生素，多吃蔬菜和水果，尽量少吃刺激性食物。

稳定情绪，保持乐观的心态

对于准妈妈，尤其是初孕者，在得知自己怀孕后，会有欣喜、激动、紧张，甚至不知所措的心情，因为这是一件有重要意义的人生大事，是爱的结晶即将诞生、血脉传承的大事，所以必然会百感交集。但在复杂的心情过后应冷静下来，稳定情绪，开始与丈夫共同计划以后的事情。积极地面对生理上和生活上的变化，保持乐观的心态和舒畅的心情。

接受自然界中的美的熏陶

孕妇要加强学习和提高自身修养。多阅读各种趣味性故事、古诗、外文图书，同时接受绘画、音乐等熏陶，多欣赏大自然的美景，以达到修身养性的目的，提高自身修养。

营造良好的生活环境

从现代胚胎学的角度来讲，准妈妈怀孕第一个月期间，正是受精卵发育成胚胎的时期，而胎儿所需要的营养和氧气都要由准妈妈供给。因此，孕初期，家人要努力地给准妈妈营造一个宁静、整洁、舒适的生活环境，以便让准妈妈顺利、安全地度过漫长的孕期。

想象美好的事物

联想胎教就是想象美好的事物，使准妈妈自身处于一种美好的意境中，再把美好的情绪和体验传递给胎儿。准妈妈可以想象漂亮娃娃的画像，想象名画、美景、乐曲、诗篇等所有美的内容。

适当做运动

运动胎教分为准妈妈运动和胎宝宝运动两种，孕早期运动胎教主要是针对准妈妈的，本月可以适当做一些如散步、瑜伽、孕妇体操等运动。

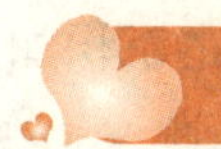

第五节 准妈妈健康课堂

积极治疗感冒

如果孕早期不慎感冒要尽快采取措施。轻度感冒的准妈妈，仅有喷嚏、流涕及轻度咳嗽等症状，不一定要用药，可多喝白开水、橙汁、热姜糖水等，适量补充维生素 C，充分休息，保证睡眠充足，得到医生的同意后可口服感冒清热冲剂或板蓝根冲剂等，一般能很快恢复健康。对于感冒较重的高热者，除一般处理外，应尽快控制体温，可用物理降温法，如在额、颈部放置冰袋（外用毛巾包裹）等。可选择使用药物降温，但药物的选择一定要在医生的指导和同意下进行。选用解热镇痛剂时，要避免使用对孕妇、胎儿有明显不良影响的药物，如阿司匹林等。

中医、中药能有效地控制感冒病毒，服用中药是治疗孕妇感冒较好的办法，但仍然需要医生的指导。一旦高热持续时间长，连续 39℃高热超过 3 天，就要去医院检查，了解胎儿是否受影响，必要时应终止妊娠。感冒合并细菌感染时，应加用抗生素治疗，但不能随意自行用药，且应避免使用对胎儿及自身有损害的药物。

识别假孕的方法

（1）出现假孕的原因

研究发现，有些妇女婚后盼子心切，大脑皮质中会逐渐形成一个强烈的“盼子”兴奋灶，影响了中枢神经系统的正常功能，引起垂体功能紊乱，体内孕激素水平增高，抑制了卵巢的正常排卵，最后导致停经。

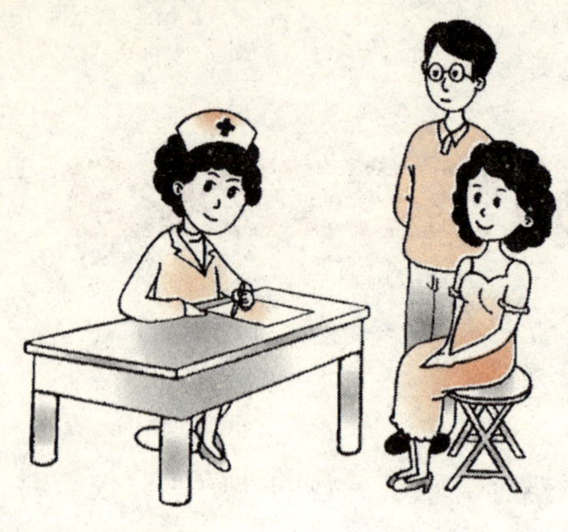

另一方面，停经之后，由于孕激素对脂肪代谢的影响，逐渐增多的脂肪便堆积在腹部，脂肪的沉积加上肠腔的积气，会使腹部膨胀增大。腹主动脉的搏动或肠管蠕动使患者认为这就是“胎动”。闭经、腹部增大和所谓的“胎动”让患者误以为自己有孕在身。

（2）诊断

经过简单的检查就能识别假孕。医生要向患者耐心解释，必要时做B超检查。如果患者情绪波动较大，可给予谷维素、维生素B_1、地西泮等调节自主神经紊乱的药物。

巧妙应对孕期腹痛

孕期腹痛是准妈妈常有的孕期症状之一。孕早期的腹痛，有些是怀孕所引起的正常的生理性反应，但有些却可能预示着流产等危机的发生，是病理性的。许多准妈妈在孕早期总感觉有些胃痛，有时还伴有呕吐等早孕反应，主要是因为孕早期胃酸分泌增多引起的，注意饮食调养，膳食以清淡、易消化为原则，随着孕早期的结束，不适感也会自然消失。

在孕早期出现腹痛，特别是下腹部疼痛，首先应该想到是否是妊娠并发症，常见的妊娠并发症有先兆流产和宫外孕。在孕期的前几个月，准妈妈如果出现阵发性小腹痛或有规则的腹痛、腰痛、盆腔痛，问题可能就比较复杂；如果同时伴有阴道点状出血或腹部有明显下坠感，那可能预示着先兆流产，应该多卧床，少活动，勿提重物，不要过性生活，也不要盲目采取卧床保胎的措施，建议及时就诊；如果疼痛加剧或持续出血，需要立即就医；如果出现单侧下腹部剧痛，伴有阴道出血或出现昏厥，可能是宫外孕，应立即到医院就诊。

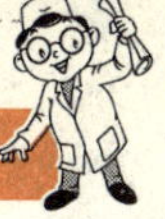

减少宫外孕的发生

正常情况下，卵子在输卵管里受精，受精卵从输卵管迁移到子宫腔，在子宫里安家落户，慢慢发育成长，直至娩出。但是，因为种种原因，像慢性输卵管炎、输卵管周围粘连、输卵管发育不良或先天畸形等，使受精卵在迁移的过程中出了岔子，没有到达它应该去的地方，而是在别的地方停留下来，这就成了宫外孕，医学术语叫异位妊娠。

炎症是造成输卵管狭窄的罪魁祸首，人工流产等宫腔操作更是增加了炎症和子宫内膜进入输卵管的几率，进而导致输卵管粘连、狭窄，增加了发生宫外孕的可能性。子宫肌瘤、子宫内膜异位症等生殖系统疾病也都可能改变输卵管的形态和功能。及时治疗这些疾病都可减少宫外孕的发生。

减轻“害喜”症状的方法

（1）保持平静的心态

出现“害喜”症状时，情绪容易紧张，精神压力也会加重。面对“害喜”症状，准妈妈不要太在意，尽量保持豁达和轻松的心情。如果对“害喜”过于担心，反而会加重不适症状。

（2）保持愉悦的心情

“害喜”症状受心理方面的影响很大，所以改变室内布置或者做能使人精神放松的事都能转换心情，进而减轻“害喜”症状。比如，织毛衣能集中注意力，也能减轻“害喜”症状带来的痛苦。

阴道流血应尽快就医

阴道出血是怀孕早期常见的问题，大约1/4的孕妇会发生这样的情况。虽然统计表明，有大约一半的孕妇能成功地继续怀孕，其余的会发生自然流产和宫外孕，还有极少数可能是葡萄胎、子宫颈疾病等问题，但孕妇本人无法区分这些情况，如果不去医院查清原因就可能延误病情。因此，在早孕期间发生阴道出血应尽快就医。

准妈妈不能接种的疫苗

（1）麻疹疫苗

麻疹疫苗是用麻疹病毒减毒株接种鸡胚细胞经培养收获病毒液后冻干制成的疫苗，孕妇禁止应用。

（2）风疹疫苗

风疹疫苗也是减毒活疫苗，孕妇应禁用。

（3）甲型病毒性肝炎（甲肝）减毒活疫苗

甲肝减毒活疫苗有提取、纯化过程，是部分纯化的活疫苗，孕妇最好不用。

（4）卡介苗

卡介苗是活菌制剂，孕妇不能接种。

（5）水痘疫苗

水痘减毒疫苗是将水痘病毒Oka株放在MRC-5二倍体细胞中培养、繁殖而获得的病毒冻干制品。孕妇禁止应用。

（6）其他疫苗

牛痘、腮腺炎疫苗等也是减毒活疫苗，理论上认为可能会对胎儿造成危害，孕妇不宜接种。

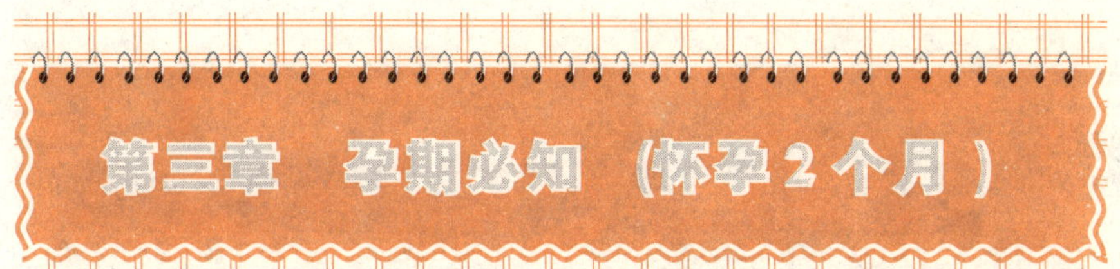

第三章 孕期必知（怀孕2个月）

第一节 胎儿和准妈妈的变化

胎儿的变化

怀孕7周左右，胎芽已大体形成人形，长2~3厘米，重4克左右。此时，胎儿骨骼钙化差，有弹性，仍为软骨状态。骨骼及内脏已初具规模，特别是肝脏、神经管、大脑正在急速发育之中。从外部来看，胚胎的尾巴逐渐缩短，头和躯干已能清楚地分辨，手、脚、甚至手指及脚趾都一一分明，有的胎儿还能见到指甲部分。头部分化、发育，眼睛、耳朵、嘴大致出现了，颜面基本可以辨别。但两眼距离还很宽，分别长在头的两个侧面。内、外生殖器官原基已可辨认。子宫底蜕膜绒毛不断增殖，准备制造胎盘，脐带组织开始出现，胎儿漂浮在羊膜腔中的羊水内，母体和胎儿联系紧密。

准妈妈的变化

准妈妈在怀孕第2个月一直会有妊娠反应，比如身体慵懒发热、食欲下降、恶心呕吐、情绪不稳、心情烦躁、乳房发胀、乳头时有阵痛、乳晕颜色变暗等。

此时准妈妈的子宫只有鹅卵大小，腹部表面无增大痕迹。

第二节 生活提醒

准爸爸应体贴照顾准妈妈

孕2月，由于早孕反应，准妈妈身体的不适感更加明显，情绪容易变坏，食欲也受影响。准爸爸在此期间要承担起做饭的家务，不要让准妈妈在厨房劳动，以免不良气味加重孕吐。准爸爸要对妻子更加体贴和照顾，帮助其熬过这段不适的日子。另外，烟会给胎儿带来不良影响，所以准爸爸还要特别注意不要在家吸烟。

准妈妈不宜穿的几种内衣

（1）有磁疗功能的内衣。

（2）添加中草药或作为药疗产品的内衣。

（3）具备理疗功能的远红外线内衣。

（4）化纤内衣及羊毛内衣。因为化学纤维和极细的羊毛极易堵塞乳腺管，影响日后哺乳。

准妈妈适合穿宽松的平底鞋

准妈妈不要穿高跟鞋，因为穿高跟鞋很容易使准妈妈腰酸背痛。而且准妈妈的下身很容易水肿，所以穿宽松些的鞋子是最好的。准妈妈所穿的鞋子应该是轻便、舒适，易于行走的。最好穿平跟鞋，有牢固宽大的鞋后跟支撑身体，鞋底最好有防滑纹，以免跌倒。由于准妈妈弯腰结扎鞋带不方便，尤其是怀孕后期足部常有水肿，所以应穿有松紧带的稍宽大的轻便鞋。

远离微波炉

微波炉是日常生活中重要的家用小电器，但它在产生微波的同时会产生较强的电磁波，是目前所有家用电器中产生电磁波最强的一种电器。有研究指出，微波炉产生的电磁波可致胎儿先天性白内障，妨碍胎儿大脑发育，还会降低男子睾丸生精细胞的功能，使精子数量骤减，甚至无精。建议准妈妈要远离正在使用中的微波炉，注意防护。

使用电脑需注意防护

电脑的电磁波辐射强度虽然不大，但有研究表明，孕妇一周内使用电脑20小时以上，其流产几率增加80%，产出畸形儿的几率也大幅增加。所以，孕妇应谨慎对待，尤其是专业的电脑操作人员。

（1）穿经正规部门检测合格的防辐射衣。

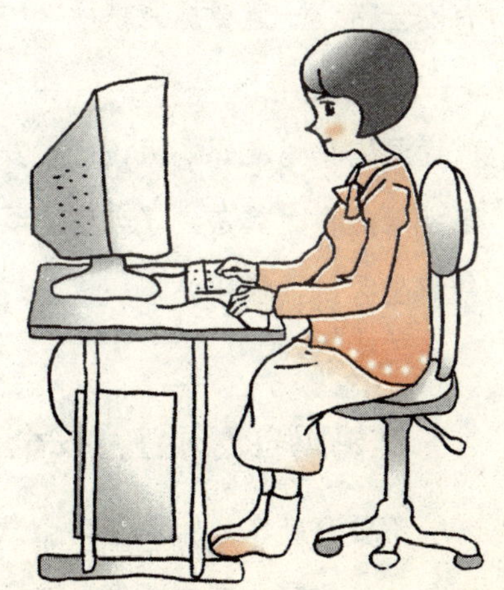

（2）操作电脑时应与电脑保持30厘米左右的距离。

（3）每天操作电脑时间不要超过4小时；连续操作1小时应关机休息15分钟，适当活动，放松一下身体。

（4）保证室内通风，电脑边上最

好放盆吊兰、芦荟之类抗辐射的花草。

(5) 饮食上注意适当多吃富含蛋白质、维生素和磷脂的食物，以增强机体的抗辐射能力。

出行注意安全

准妈妈出行无可避免地要乘坐车、船、飞机等交通工具。因此，必须选择适当的出行工具，了解安全出行的知识，以免发生意外。

(1) 自行车

这一时期骑自行车还比较轻便，一般不容易出问题，但一定要小心，别摔倒。在孕期头3个月和孕期末3个月最好不要骑自行车。其他月份如果骑自行车，一定要骑女车，不骑男车；注意不要到人多的马路上骑，以免发生意外。

(2) 汽车

乘坐长途汽车时，为了避免疲劳和出现腰痛，可用一个垫子放在腰部。在中途应下车走动走动，活动一下僵硬的双腿和腰。此外，乘坐汽车时一定要系安全带，防止急刹车时腹部撞到汽车的某些部位，如果没有安全带，一定要抓紧扶手、栏杆。

(3) 火车

乘火车对准妈妈来说比较安全，但由于长时间坐立容易使人感到疲倦和腰痛，尤其是到了孕中、晚期，不利于胎宝宝发育，所以乘火车时最好坐卧铺，便于休息。

准妈妈自驾须注意安全

不要开新车，因为新车空气中含有一些没有挥发尽的皮革和化学溶剂气味；应禁止车内吸烟，这不利于胎儿的生长和发育。

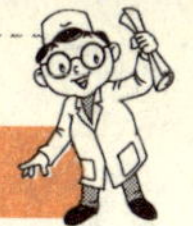

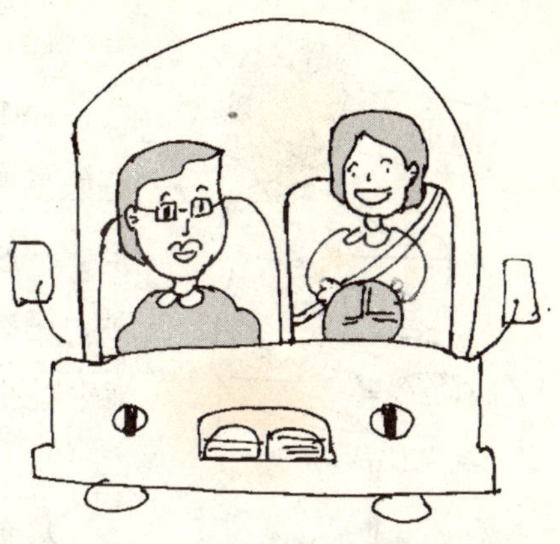

（1）避免走交通拥堵、颠簸剧烈的路段，因为一旦发生意外会危及准妈妈和胎儿的生命安全，而且颠簸剧烈易诱发流产和早产。

（2）避免开快车，因为车速过快时准妈妈精神高度紧张，不利于胎儿健康发育，而且车速过快还容易发生交通事故或在避车、让车时紧急刹车，这些情况可能使准妈妈腹部受到撞击，引起流产、早产等。

（3）上下车注意安全，小心车门挤压或撞击腹部，尤其在开后备箱时，应站在侧边或用手按住，使后备箱轻轻抬起，避免其猛然抬起撞击腹部。

第三节　饮食营养指南

准妈妈所需的营养量

为了保证胎儿的健康发育，准妈妈是否摄入充足的营养尤为重要。

（1）蛋白质

妊娠期每天需要优质蛋白质（含人体必需氨基酸的蛋白质）85克左右（非妊娠期约60克），方可满足妊娠的需要。优质蛋白质主要来源于动物性蛋白质，如蛋、肉、奶类，以及植物蛋白质，如豆类。但植物蛋白质在人体内的吸收利用率不如动物蛋白质高。

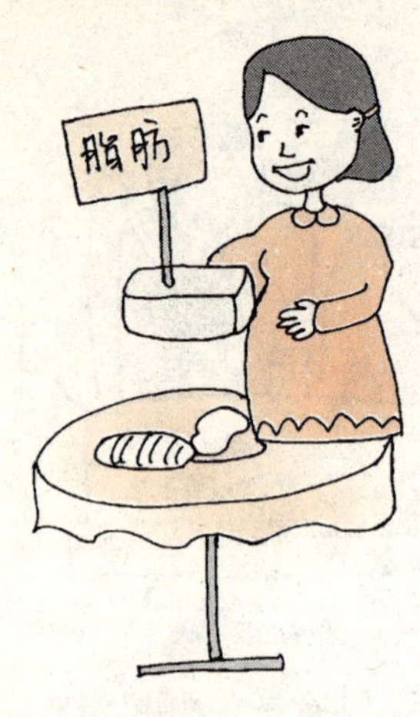

(2) 脂肪

准妈妈每日所需脂肪为60克左右(非妊娠期为50克左右)。脂肪太多会导致肥胖。一般日常饮食的动物性脂肪来源于猪油、肥肉等;植物脂肪的来源为豆油、菜油、花生油及核桃、芝麻等。

(3) 糖类

粮食、土豆、红薯等均含糖类,是产生热量的主要来源。母体及胎儿代谢增加,需要的热量也增加,平均每天主食(谷类)400~450克即可满足需要。

(4) 矿物质

特别要提出的是钙、铁、钠等。准妈妈需要的钙量明显增加,食物中牛奶及鱼含钙高,且容易吸收,所以最好每日喝250~500毫升牛奶,或服钙剂补充。准妈妈对铁的需要量也增加,为预防贫血,应多食含铁丰富的猪肝、瘦肉、蛋黄、菠菜、胡萝卜等。钠与身体的新陈代谢,特别是水代谢关系密切,过多或过少都不宜,从日常饮食中摄入即可。

碘、镁、锌、铜等,对准妈妈及胎儿的健康也是不可缺少的。海味中含碘多;动物性食品、谷类、豆类和蔬菜等含有镁、锌、铜等元素。

(5) 维生素类的食物

缺少维生素会引起代谢紊乱。维生素存在于多种食物,如蛋、肉、黄油、牛奶、豆类及各种蔬菜中。

总的来看,为保证准妈妈的营养,需要为她提供多种营养食物。但必须强调合理的营养及平衡的膳食,即每种营养素应保证适量,不要过多,也不能过少,营养素相互之间应有适宜比例,保持一定的平衡。

多补充钙质

钙质是胎宝宝骨骼和牙齿形成的重要成分。因此，在准妈妈的饮食中，应多摄入一些含钙的食品。刚出生的婴儿体内总钙量为 30 克，全部是从母体中获得，而且几乎都是在怀孕最后 3 个月积存于胎宝宝体内，用于胎宝宝骨骼和牙齿的发育。如果准妈妈得不到充足的钙，就会出现下列情况：首先，为了保证胎宝宝对钙的需要，母体会动用自身骨骼中的钙，结果是准妈妈血钙降低，诱发小腿抽筋或手足搐搦，严重时出现骨质疏松、骨质软化；其次，会使宝宝患先天性佝偻病。而且宝宝出生后会因体内的钙储备量不足，在新生儿期容易出现手足搐搦症，表现为烦躁不安、肌肉抽搐、面色发青等症状。因此，准妈妈补钙非常重要，每天都要吃些富含钙的食品。

宜吃豆类食品

豆类食品中含有相当多的氨基酸。促进大脑发育极为重要的营养物质谷氨酸、天冬氨酸、赖氨酸、精氨酸等，在大豆中的含量分别是米中的 6、6、12、10 倍。

豆类食品中蛋白质含量丰富，如大豆中蛋白质含量占 40%，不仅含量高，而且多为适合人体智力活动所需要的植物蛋白。

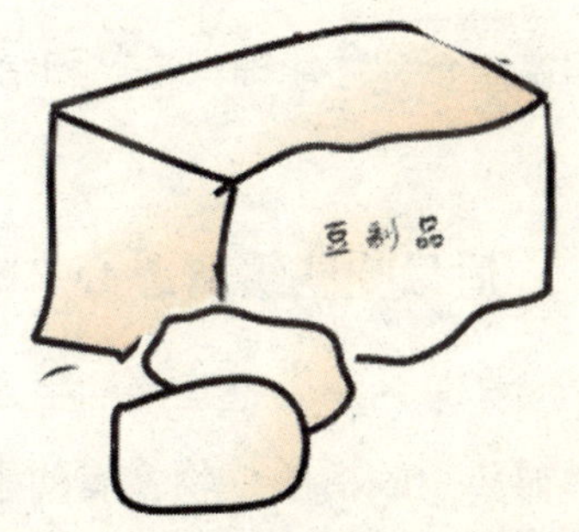

豆类食品中含有大量脂肪，并且以油酸、亚油酸、亚麻酸等优质不饱和脂肪酸为主，可达 80% 以上。研究表明，豆浆所含的亚油酸、亚麻酸、油酸等以及不饱和脂肪酸含量都相当多，可谓是比牛奶更好的健脑食品。准妈妈应经常喝豆浆，或与牛奶交替食用。

不宜养成偏食的习惯

有些准妈妈在孕前有偏食的习惯，怀孕后就更加“变本加厉”了，她们往往只吃自己喜欢吃的食物。其实偏食和不合理的营养都会影响胎儿的正常生长发育。

一些准妈妈在孕前就为了保持体形而很少摄入主食，她们认为主食是体形发胖的主要原因，其实主食为人们带来孕期需要的大部分热量和B族维生素、膳食纤维等，不吃主食将使母体严重缺乏热量而致胎儿停止发育。

也有些准妈妈为了保障孩子的营养而大量摄入动物性食物，每天每餐都有超量的鸡、鸭、鱼、肉，同时炒菜用很多油脂，这将大大超过身体的需要而存积为脂肪，结果准妈妈体重猛长，孩子却营养不良。

还有些准妈妈日日与蔬菜水果为伴，不吃其他食物，结果热量和蛋白质的摄入量均缺乏，胎儿生长缓慢。

很多准妈妈每天吃大量的坚果类食物，希望补充必需脂肪酸和优质蛋白质以助胎儿大脑发育，其实过多的坚果类食物同时含有极高的热量和脂肪量，将影响其他营养素的吸收。

准妈妈应当通过学习营养知识，端正自己的态度，尽量让饮食接近平衡膳食，才能确保自己和胎儿平安。

适量吃些缓解恶心、呕吐的食物

怀孕后恶心是正常的生理现象，其具体症状也是因人而异。有的准妈妈想吃酸的食物；有的想吃辣的食物；有的想吃平时不大吃的食物；也有的准妈妈除了口味上的变化和挑食外，还忍不住要不停地吐口水。特别是怀孕进入第 2 个月，大多数准妈妈只要一闻到肉味、油腥味、香烟味甚至牙膏味等就有反胃现象，出现恶心甚至呕吐。

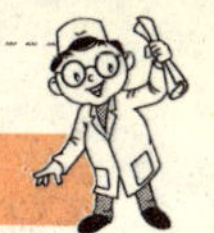

有的是在早晨恶心，有的是在吃饭时恶心，有的是在晚上刷牙时恶心。若准妈妈出现恶心、呕吐等早孕反应，可采取一些措施予以缓解，如吃些缓解恶心、呕吐的食品，否则会影响准妈妈和胎宝宝的营养吸收。

（1）酸味食品，如酸梅汤、调味汁、柠檬、食醋等。

（2）菜肴方面，如凉拌黄瓜、朝鲜拉面、酸辣白菜、酸醋鱼等。

（3）蔬菜和水果，如番茄、柑橘、草莓等。

（4）坚果类，如核桃、杏仁、南瓜子、葵花子、开心果、松子、芝麻等。

（5）在饭前、饭后1小时左右，喝些大麦茶、燕麦片、牛奶、果汁等。

（6）为了不致在早晨起床时因胃里空空而恶心，在睡觉前适量吃一些饼干、小酥饼等食物。

除上述方法外，这一时期准妈妈最好远离厨房，尽量避开油烟味。吃饭时，饭菜要放凉一些再吃，这样气味变淡了，就不会刺激胃黏膜，可以减轻恶心。但如果吃了缓解孕吐的食品也不见好转，就需要引起关注了。如果呕吐情况过于严重，连食物和水都无法下咽的话，准妈妈易出现营养不足，全身虚弱，会发生怀孕恶阻现象，它将影响胎宝宝的发育与健康。

少喝碳酸饮料

准妈妈饮用碳酸饮料过多会引起身体缺铁，尤其容易引起缺铁性贫血。因为碳酸饮料中的碳酸盐较多，进入肠道后能与食物中的铁质发生化学反应，降低人体对铁的吸收利用。通常食物中的铁只有70%可供人体吸收利用，而准妈妈自身及胎儿的需铁量较一般人多，饮用碳酸饮料减少了对铁的吸收。此外，碳酸饮料含钠较多，准妈妈摄入过多的钠会加重水肿。因此，准妈妈宜多喝白开水，少喝碳酸饮料。

早餐要吃饱

有的准妈妈有不吃早餐的不良习惯，这对身体非常不利。

人们通常上午工作劳动量较大，所以在工作前应摄入充足营养，才能保证身体的需要。准妈妈除日常工作外，更多一项任务，就是要供给胎儿营养。如果准妈妈不吃早餐，不仅饿了自己，也饿了胎儿，不利于自身的健康和胎儿的发育。

为了克服早晨不想吃饭的习惯，准妈妈可以稍早点起床，早饭前活动一段时间，比如散步、做操和参加家务劳动等，激活器官活动功能，促进食欲，加速前一天晚上剩余热量的消耗，以产生饥饿感，促使多吃早饭。

早晨起床后，可以喝一杯温开水，通过温开水的刺激和冲洗作用，激活器官功能，使肠胃活跃起来。体内血液被水稀释后，可增加血液的流动性，进而活跃各器官功能。

喝酸奶要据实而定

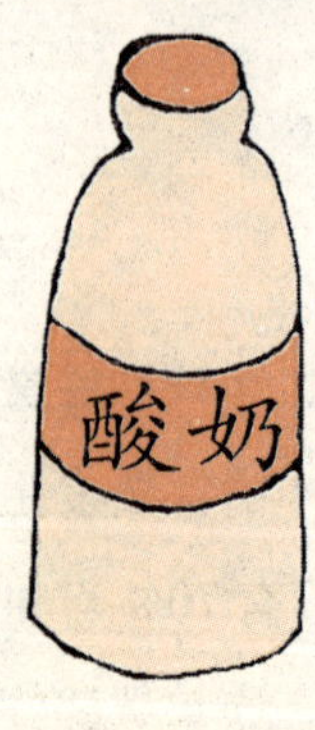

酸奶是鲜奶经过乳酸菌发酵制成的，其在营养价值上不仅和鲜牛奶一样，而且易于消化吸收。酸奶中的乳酸菌进入肠道后可抑制腐败菌的繁殖，减少腐败菌在肠道中产生毒素而起到保健作用，同时还可使人体增加B族维生素的含量。

到了妊娠中、晚期，准妈妈每日需要1000～1200毫克的钙，由于酸奶在制作过程中损失了不少的钙，不如鲜牛奶含钙丰富，故不能代替鲜牛奶补钙。另外，酸奶中的乳酸要在肝内代谢，会加重孕妇肝脏的负担。所以，具体能不能喝酸奶，还需要根据准妈妈的实际情况来决定。

第四节　孕2月胎教要点

营养胎教至关重要

营养胎教就是根据妊娠早、中、晚三期胎儿发育的特点，合理指导孕妇摄取食品中的营养素，即蛋白质、脂肪、糖类、矿物质、维生素、水、纤维素，以食补、食疗的方法来防止孕期特有的疾病和促进胎儿健康成长。

需要特别强调的是胎儿的大脑发育，与其出生后的智力水平高低密切相关。根据人类大脑发育的特点，脑细胞分裂活跃分为3个阶段：妊娠早期、妊娠中晚期的衔接时间和出生后3个月内。由此可见，孕妇营养缺乏会导致胎儿的脑细胞增殖减慢甚至停止分化，所以，孕妇科学地摄取各种营养素，进行有效的营养胎教是至关重要的。

保持情绪稳定

遵循孕早期宝宝发育的特点，本月情绪胎教的重点就是准妈妈保持情绪稳定，心情愉悦，切忌大悲大喜。

欣赏合适的音乐

根据准妈妈的心情和状态，选择合适的音乐来欣赏。如民族管弦乐

《喜洋洋》、《春天来了》等乐曲，柔和平缓，优美细致，带有诗情画意，具有镇静的作用；奥地利作曲家小约翰·施特劳斯的《春之声圆舞曲》等乐曲，曲调优美酣畅，起伏跳跃，旋律轻盈优稚，可以解除准妈妈的忧郁情绪；《江南好》、《春风得意》等乐曲，轻松悠扬，节奏明朗，优美动听，使人赏心悦耳；《锦上添花》、《矫健的步伐》等乐曲，清丽柔美，抒情明朗，可以消除准妈妈的疲劳；《步步高》、《金蛇狂舞》等乐曲，曲调激昂，引人向上，旋律较快，令人精神振奋；《花好月圆》、《欢乐舞曲》等乐曲，可促进准妈妈的食欲；德国音乐家勃拉姆斯的《摇篮曲》、德国浪漫派作曲家门德尔松的《仲夏夜之梦》等乐曲，旋律轻盈灵巧，美妙活泼，情调安详柔和，具有催眠的作用；此外，还可选择一些华尔兹或古典的名曲。

创造优美的环境

优美的环境能调节人的神经，对准妈妈的心情可以起到改善的作用。所以要保持居室清洁卫生，避免室内空气污浊，避免室内存放有害化学物质和农药等。

意念胎教从脑呼吸开始

怀孕的第2个月，正是胎儿各器官进行分化的关键时期，准妈妈可用意念胎教的方法使胎儿发育得更加完善，最常用的是脑呼吸法。具体方法是，首先熟悉脑的各个部位的名称和位置，闭上眼睛，在心里按次序感觉大脑、小脑、间脑的各个部位，想象脑的各个部位并叫出名字，集中意念，这样做可提高集中力，能清楚地感觉到脑的各个部位。刚开始做脑呼吸时，先在安静气氛下简短做5分钟左右，在逐渐熟悉方法后，可增加时间。在吃饭前身体轻快的状态下做脑呼吸更

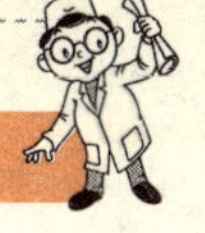

有效果。还可以通过脑呼吸和胎儿进行对话，想象一下肚子里的孩子，想象胎儿的各个身体部位，从内心感觉孩子，如果看过超声波照片，更容易想象。在脑呼吸的同时，与胎儿对话，或写胎教日记，会使胎儿和母亲更容易进行交流。

此外，冥想、祈祷、丹田呼吸等，也是约束内心的好的胎教方法。

应做适量运动

适当的运动如散步、走路等，可以适度刺激胎儿的前庭觉。如果对胎儿的前庭刺激不足，会影响宝宝出生后的动作协调度。

有些体质较弱必须安胎的准妈妈，则可以坐在安全性能良好的摇椅上来回晃动，同样也能达到刺激的效果。

第五节　准妈妈健康课堂

孕期注射疫苗须知

怀孕期间能否注射疫苗，是由疫苗的性质来决定。绝大多数疫苗对胎儿是有害的，有的还可导致胎儿畸形，孕妇不能使用。而有些疫苗孕妇是可以使用的，对孕妇有预防传染病的作用，对胎儿也有很好的保护作用。

减毒活疫苗是指经过各种处理后发生了变异的活病毒或活细菌。这些病毒和细菌已经发生变异，毒性减弱，注射后可在机体内繁殖生长，引起机体免疫反应，但不会引起疾病，注射一次可获得长时间或终身保护。

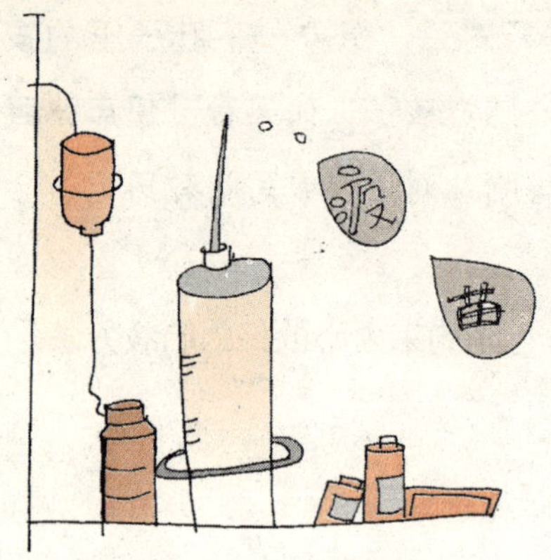

死疫苗是经过处理的死病毒或死细菌，不能在机体内生长和繁殖，注射一次引起机体免疫的时间短，只有反复注射，才能得到终身保护。孕妇接种后不会影响胎儿的生长发育，这类疫苗孕妇可以使用。

基因工程疫苗是使用 DNA（脱氧核糖核酸）重组生物技术，把天然的或人工合成的遗传物质定向插入细菌、酵母菌或哺乳动物细胞中，使之充分表达，经纯化后而制得的疫苗。这类疫苗是不带毒力相关基因的基因缺失疫苗，对孕妇和胎儿都很安全，孕妇可以使用。

妊娠反应不用特殊治疗

妊娠早期，尤其是在妊娠 40 多天到 2 个多月期间，准妈妈往往有食欲不振、厌食、轻度恶心、呕吐、口水增加、头晕及倦怠等症状，这些症状在清晨更易出现，是妊娠早期特有的症状，也是一种正常的生理反应，称为妊娠反应。因为一般在早晨症状比较明显，常常是空腹造成的，也叫做晨吐或妊娠恶阻。妊娠反应通常在停经五六周时出现，以后逐渐明显，在停经 12 周前自行消失，一般对生活和工作影响不大，不用特殊治疗。

防止早期流产

孕早期由于胚胎在子宫内的发育还不健全，准妈妈生活的环境可能存在着很多不利于胚胎发育的隐患，这样就有可能会导致流产。所以，孕早期准妈妈应该多加注意，防止流产的发生。

流产的治疗

流产是指在妊娠20周以前，由于某种非人为因素引起胎儿从子宫中排出。有20%～30%的孕妇在妊娠头20周出现过少许阴道出血或子宫收缩，其中大约有一半以自然流产告终。

大部分的自然流产发生在妊娠头12周内，且常常与胎儿畸形有关。其他的流产发生在妊娠13～20周，其中约2/3是由于母亲本身的因素，另外1/3原因不明。

流产前会出现不同程度的阴道流血和子宫收缩引起的下腹阵挛性疼痛。如果流产不可避免，将出现阴道流血、排液和疼痛加剧，直到宫腔内妊娠产物部分或全部排出。

治疗原则：如果子宫腔内的妊娠物已被全部排出（完全流产），无须进行特殊处理。如果只排出了部分妊娠物（不完全流产），应进行刮宫术将子宫内残存的妊娠产物彻底排出。休整3～6个月后可以开始准备再次妊娠。

避免吃易造成流产的食物

（1）螃蟹

螃蟹味道鲜美，但性寒凉，有活血祛淤之功，故对孕妇不利，尤其是蟹爪，有明显的堕胎作用。

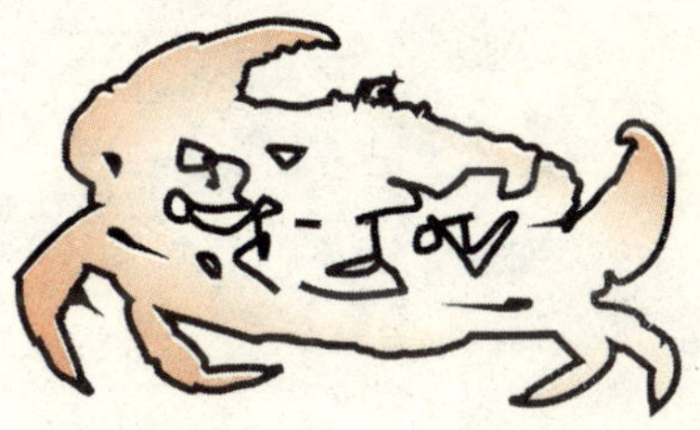

（2）甲鱼

虽然甲鱼具有滋阴益肾的功效，但是甲鱼性寒、味咸，有着较强的通血络、散淤块作用，因而有一定的堕胎之弊，尤其是鳖甲的堕胎之力比鳖肉更强。

(3) 薏苡仁（米仁）

薏苡仁是一种药食同源之物，中医认为其质滑利。药理实验证明，薏苡仁对子宫平滑肌有兴奋作用，可促使子宫收缩，孕妇食之有可能发生流产。

(4) 马齿苋

马齿苋既是草药又可作菜食用，其药性寒凉而滑利。实验证明，马齿苋汁对于子宫有明显的兴奋作用，能使子宫收缩次数增多、强度增大，孕妇食之易发生流产。

第四章 孕期必知（怀孕3个月）

第一节 胎儿和准妈妈的变化

胎儿的变化

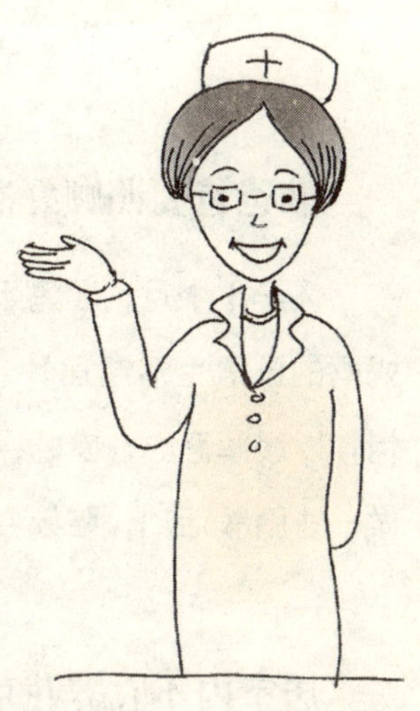

怀孕第3个月，由胚胎期进入胎儿期。此时的胎儿发育迅速，轮廓分明，已经呈现人形，身长约9厘米，体重20～25克。胎儿与母体的联系十分密切，脐带渐渐延长，胎儿可以在羊水中自由转动，妊娠12周时的羊水量约为50毫升。胎儿的外表、四肢、器官的塑造和成形都发生在妊娠3个月内。此时，胎儿尾巴完全消失，头大明显，约占体长的1/3，四肢形成，手指、脚趾已经成形，指甲和毛发开始生长，脸部已经发育为人脸，下颌和脸颊成形，眼睑、鼻子、双唇、牙龈、声带等已发育，并能够清楚区分胎儿的性别。软骨组织逐渐骨化、变硬，骨的钙化明显，心脏、肝脏、胃、肠等内脏器官更加发达，肾脏逐渐发达，输尿管形成使胎儿可以进行微量排泄，皮肤为透明状态，可以见到皮下血管和内脏等。

准妈妈的变化

这个月仍有孕吐现象，一般到这个月末即可有所改善，且逐渐恢复食欲。

这个月准妈妈的基础体温仍然高于正常，乳房和腹部均有胀大的感觉，但整体体形依旧没有明显凸出。

因为已经扩张到拳头大小的子宫压迫了膀胱和大肠，所以容易尿频和有便意。胀大的子宫牵拉腹部，所以容易引起下腹痛、腰酸背痛等；由于激素的作用，也容易导致孕妇头痛和白带增加。

第二节　生活提醒

准爸爸要照顾好准妈妈

怀孕3个月，准妈妈的早孕反应仍在持续，准爸爸要尽力照顾好准妈妈的日常生活起居，注意加强营养，帮助准妈妈稳定情绪、放松心情，以缓解恶心、呕吐、乏力等不适症状。同时，还可以与准妈妈一起做一些胎教活动，陪她在空气清新的早晨散散步。

居室内不宜养花草

花草虽然可以美化室内环境，保持空气新鲜，但怀孕期间最好不要在居室内养花草，因为有一些花草本身有毒，会释放有害气体，危害孕妇和胎儿健康或引起皮肤过敏或黏膜炎症，如松柏类植物、天竺葵、郁金香、水仙、杜鹃、夜来香、含羞草、万年青、仙人掌、报春花、夹竹桃等；不少花草具有浓烈香味，如茉莉花、丁香、木兰等，会降低孕妇的嗅觉和食欲，甚至引起头痛、恶心、呕吐。

选择合适的床上用品

怀孕后，准妈妈的身体会发生很大的变化，对睡眠用品要求更讲究。尽管现在是怀孕早期，很多变化还不明显，但肯定的是孕前不科学的习惯应该改变，孕前不适合的床上用品应该换掉。

（1）枕头不要过高

枕头应以10厘米左右高为宜。枕头过高容易落枕，而且会影响对大脑的供血。同样，枕头过低或不用枕头也不利于准妈妈健康，枕头过低会影响呼吸，侧卧时也会造成落枕。此外，准妈妈选择枕头也要软硬适度。

（2）被子以全棉制品为佳

准妈妈选择被子宜选全棉布面，内包优质棉花絮的被子。被套和床单也要是纯棉的，不宜选化纤混纺织品，因为化纤布容易刺激皮肤，且不利于吸汗。被子的颜色、花色的选择可根据准妈妈的喜好，但最好是浅色、柔和、淡雅的。

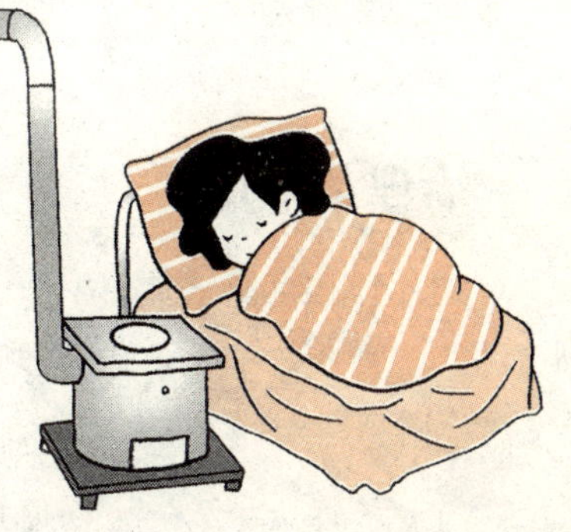

（3）夏季最好使用蚊帐

准妈妈应躲避蚊虫叮咬，在夏季最好使用蚊帐，以防感染蚊虫所传播的细菌。

尽量不接触农药

农村的准妈妈比城市的准妈妈接触农药的机会多，为了母儿的身体健康，建议准妈妈在妊娠期避免接触农药。大部分农药均能进入准妈妈的体内，并通过胎盘进入胎儿体内，甚至在胎儿体内的浓度会比母血中

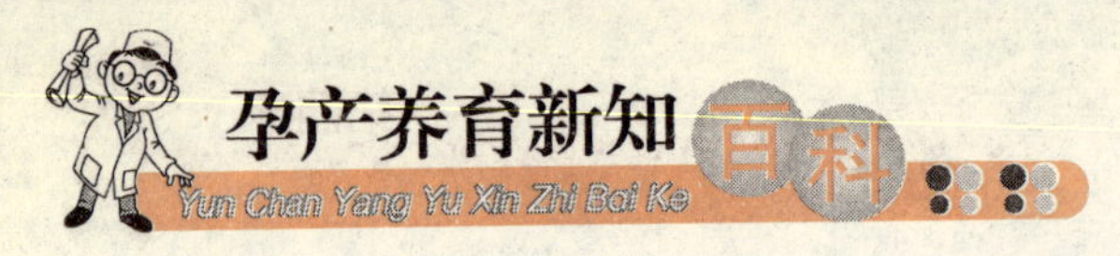

的浓度还高，从而导致胎儿生长迟缓、发育不全、畸形或有功能障碍等，也是引起流产、早产和胎儿宫内死亡的原因之一。

特别是怀孕早期，正是胚胎重要器官组织分化发育的关键时刻，对外界有害因素的干扰与损害特别敏感，如果这期间孕妇接触农药将非常容易导致胎儿畸形。因此，为了保障母儿的健康、安全，准妈妈应避免接触农药。

讲究个人卫生

怀孕期间，因为出汗及阴道分泌物的增多，准妈妈要比孕前更讲究个人卫生。夏季最好每天都洗澡，冬季每周应不少于2次，即使不洗澡时也要保证每天擦洗2次。另外，平时应勤换内衣裤，把自己清洗得干干净净、清清爽爽。这样，好心情也会随之而来。

合理安排工作

边工作边孕育着胎儿，并不是一件容易的事情。要想得到周围人的理解，保持良好的人际关系是重要的前提。把怀孕作为理由，不知不觉中给周围人带来麻烦了吗？周围人都在协助你工作，自己更要做好自己的事情，不给大家添麻烦。

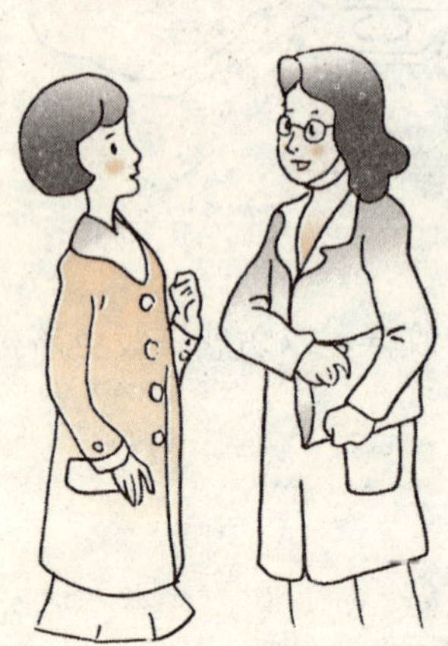

（1）要尽早报告给上司

知道怀孕后，要尽早报告给上司。商谈好，什么时候停止工作，什么时候复职。做好以后的工作进程安排，自己产假时的继任者的安排等。但是绝对不要勉强工作。

（2）交接工作

如出现因身体不适等原因而比预定时期提早休产假的情况，就要早交代好工作，和后任同事做好充分的交接，保证在自己休假期间工作顺利进行。

第三节　饮食营养指南

宜吃鱼和其他水产品

鱼有很多营养物质是人脑发育所需要的，尤其是深海鱼类在接近冰点的温度下活动，其身体组织和细胞结构含有优质的不饱和脂肪酸。鱼肉内的牛磺酸有促进大脑发育的作用。人体中牛磺酸含量较高时，脑中牛磺酸含量和锌、铜、铁及其他16种游离氨基酸含量都较高，说明牛磺酸可促进人体对微量元素及其他氨基酸类营养物质的吸收，从而有利于大脑的发育。吃鱼还可以为人体补钙。除了鱼之外，淡菜、牡蛎等水产品也是获得不饱和脂肪酸的重要营养源。

摄取足够的蛋白质

怀孕第3个月，胎宝宝的生长发育加快，而准妈妈的大脑、自主神经、肺、肝和肾脏，以及消化器官的功能都处于高度运转的状态中，因此准妈妈所需的热量比受孕前增加了很多，在此期间准妈妈应当摄取足够的蛋白质和热量。有大量实验结果表明，准妈妈如果缺乏蛋白质，会导致胎宝宝发育迟缓，出生的宝宝体重、身高及肝脏和肾脏的功能均会降低，发生新生儿先天性疾病及畸形的比例较高。

不可大量摄入维生素A

日常饮食基本可以保证维生素A的所需量，通常不需要额外补充。

缺乏维生素A可能导致胎儿畸形，但维生素A过多也不利于胎儿健康。有研究发现，孕妇服用大量维生素A后，新生儿会有肾和中枢神经系统畸形的可能，最常见的畸形有唇裂、腭裂、脑积水、颅骨缝早闭及心脏缺陷。

维生素A可以长期储存在人体里，不是现吃现用的。有人认为，怀孕之前6个月就要避免过多摄入维生素A。除动物肝脏含有大量维生素A外，其他含维生素A的食品还有牛奶及乳制品。蛋类、猪肉、鸡肉和鱼肉等。多进食含胡萝卜素丰富的食品不失为一种安全补充维生素A的好办法。β-胡萝卜素在人体内吸收率平均为摄入量的1/3，吸收后的β-胡萝卜素在体内转变为维生素A，转换率为吸收量的1/2，其转换率会随膳食中β-胡萝卜素量的升高而降低。因此，即使大量摄入β-胡萝卜素也不会导致维生素A过多而危及胎儿，是相对安全的。可食用含β-胡萝卜素丰富的瓜果蔬菜，尤其是有色叶菜、南瓜、红薯、胡萝卜、柑橘、杏子、柿子等。

早餐宜吃谷类食品

谷类食物是各种米、面等食品的总称，历来是人们必不可少的食物。但由于近些年来人民生活水平提高，生活节奏加快以及营养知识欠缺，许多家庭的早餐只喝一杯牛奶，吃一个鸡蛋，不再有谷类食物。这种食谱是不利于人体健康的。

谷类的主要成分是淀粉，营养成分是糖类。糖类是最经济、产热最快的热量来源，为人体各种生理活动提供60%~70%的能量，大脑组织耗能的主要来源是糖。糖在体内分解快、耗氧少，最容易被人体消化吸收。

谷类是膳食中B族维生素的重要来源，这些成分中的泛酸、烟酸、维生素B_1及少量的维生素B_2等，是胎儿神经系统发育所必需的。谷类食物也含有一定的植物固醇和卵磷脂，可促进胎儿神经发育。B族维生素对早孕反应（如妊娠剧吐）具有很好的减轻作用，能够促进消化液

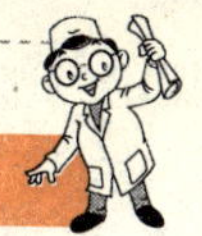

的分泌，增进食欲。

如果早餐无谷类食品，孕妇将要靠脂肪或蛋白质提供热量。脂肪虽能产热，但是其代谢产物对人体是有害的。所以，为了增进健康，孕妇早餐应有一定量的谷类食品。

饮食禁忌

怀孕之后，准妈妈的饮食有很多的禁忌。

（1）蔬菜和水果如果生吃，必须洗净，以防农药或细菌残留在蔬菜、水果上。另外，不太新鲜的蔬菜、水果不要吃。

（2）火腿、香肠等肉类包装的加工食品，开封后应尽快食用，以防细菌入侵，若超过保质期限，千万不要吃。

（3）冰箱里的食品必须放在干净密封的容器内保管。生食、熟食要分开放。

（4）剩饭剩菜如果超过24小时后不宜再吃，特别是肉类食品。

（5）碳酸饮料及含糖量过高的饮品都不宜喝。因为碳酸饮料和各种果汁都含有大量的糖分、防腐剂、色素、香精等，这些物质对准妈妈及胎宝宝会产生不利的影响，但可用鲜榨果汁或水代替。

避免营养过剩

准妈妈需要加强营养，多吃、吃好，但过多地吃喝会造成营养过剩，表现为体重增长过多、过快。孕期营养过剩可能会使准妈妈和胎儿出现许多并发症，会出现以水肿、高血压为主要症状的妊娠高血压综合征；还会造成准妈妈血糖过高，可能发展为糖尿病，而有糖尿病的准妈妈很容易伴发真菌性阴道炎等生殖、泌尿系统感染。营养过剩往往使准妈妈的胎儿过大，如果体重增加超过13.5千克或孕前体重超过70千克、孕期体重增长又超过7千克，则胎儿为出生时体重达到或超过4千

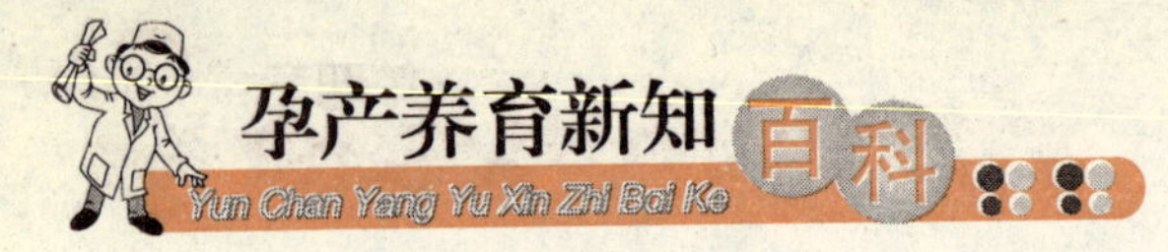

克的巨大胎儿的可能性很大，而胎儿过大，增加了胎儿宫内缺氧的发生率，容易出现胎位不正、早破水、难产、产道损伤、伤口愈合不良以及新生儿发生产伤等情况，胎儿和婴儿的死亡率也明显增加。如果准妈妈孕期体重增长过多，分娩后体重也难以恢复。所以，准妈妈不要贪吃，每日食谱保证足够营养即可，要避免营养过剩。

喝水有讲究

准妈妈在孕期应多喝水，少喝饮料。但喝水也有很多讲究，准妈妈最好不要喝生水、千滚水、不开的水等。

(1) 生水

生水中存留大量对人体有害的细菌、病毒和寄生虫，特别是田地里及河沟里的水，很容易引起急性胃肠炎、病毒性肝炎、伤寒、痢疾及寄生虫感染等疾病。如果喝了受到污染的工厂废水、生活废水、有农药残留的水等，更易引起疾病。此外，自来水也不要生喝，尽管它已经做了处理，但要通过很长的水管及高层住宅楼的屋顶水箱，也容易产生细菌，对人体的危害也不小，尤其是准妈妈，更应该禁止喝。

(2) 千滚水

即长时间煮沸的水或反复煮沸的水。千滚水中的钙、镁等金属成分和亚硝酸盐的含量高。人常喝这种水会影响胃肠功能，出现腹泻、腹胀等症状。

(3) 不开的水

现在人们喝的自来水都是经氯化消毒灭菌处理过的。氯处理过程中，可分离出多种有害物质，这些有害物质具有致癌、致畸的作用。当水温达到100℃时，其中的大部分有害物质会随着蒸气挥发而减少，需继续沸腾2～3分钟，才可安全饮用；如达不到100℃，有害物质仍在水中。人长期饮用这种水，将增加患膀胱癌、直肠癌的概率。

第四节 孕3月胎教要点

营养饮食要均衡

妊娠反应在本月还在继续，但很多准妈妈即使吐了，也强迫自己继续吃。

其实，不必太过“折磨”自己，胎宝宝现在的营养需要量并不是很大，母体的储存也多半够胎宝宝用了，准妈妈只需在感觉胃舒服一些的时候，吃些可口的饭菜就可以了，但别忘了饮食均衡。

保持情绪稳定

良好的情绪在本月仍然重要，其实在整个孕程都重要。平和的心态能使子宫内供氧充足。准妈妈仍可用选择做各种手工、读书、听音乐、与朋友聊天等方式让自己心情平静。

遇事不要急着发脾气，先把手放在腹部，这会提醒你，为了这个小宝宝，你也要快乐、宁静。

宜听优美动听的音乐

不同类型的音乐对准妈妈和胎儿所产生的影响是不同的，因此，这个时期，准妈妈适宜听轻松愉快、诙谐有趣、优美动听的音乐，可以缓解准妈妈不安的心情，在精神上得到安慰，同时也有利于胎儿的健康发育。此时，最好听一些曲调优雅柔和、节奏委婉轻盈的乐曲，如《春江花月夜》、《江南好》、《春之声圆舞曲》、《摇篮曲》等，不宜听过分激

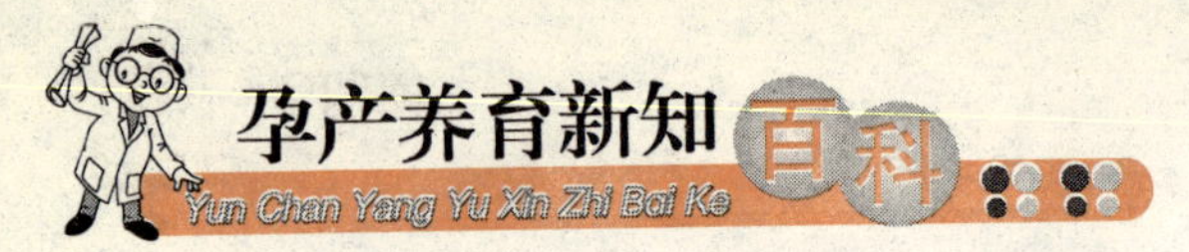

烈的现代音乐，因为这类音乐音量较大，节奏紧张激烈，声音刺耳嘈杂，会引起胎儿躁动不安，而且会促进母体分泌一些有害的物质，危及孕妇和胎儿。另外，准妈妈还可以听一些活泼有趣的儿歌、童谣，随着轻轻哼唱，通过母体的振动将音乐传递给胎儿。

讲故事要绘声绘色

到本月末，胎宝宝开始发育听力，准妈妈和准爸爸聊天时别再忘了他。讲故事时也要更加绘声绘色了。

意念胎教平和心情

怀孕3个月时，准妈妈由于生理功能的变化，很容易心情烦躁，不能很好地休息。而此期正是胚胎发育和各器官形成的重要时期，主要系统和器官逐渐分化。意念胎教能使准妈妈的心情平和，从而使胎儿向理想的方向发展。准妈妈除了多听音乐外，还应欣赏摄影、绘画和塑像，阅读优美的散文、童话等，还可以观看动画片等，以此陶冶情操，对腹中胎儿起潜移默化的作用。准妈妈还要适度修饰自己，一方面可以弥补因怀孕而引起的形体、肤色的缺陷；另一方面可以对胎儿进行美感的熏染。

第五节　准妈妈健康课堂

防治贫血的三大策略

随着胎宝宝一天天长大，需要从准妈妈体内“掠夺”好多营养素，

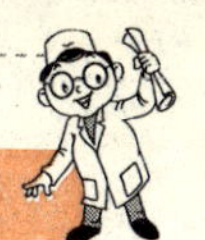

才能满足生长发育的需求。因此，准妈妈很容易由于缺乏营养而导致贫血。

常见的孕期贫血有缺铁性贫血和叶酸缺乏性贫血。缺铁性贫血是孕期最常见的贫血，一般从怀孕5~6个月开始发生。叶酸缺乏性贫血主要是由于怀孕后身体缺乏叶酸而引起。

贫血不仅影响准妈妈自身的健康，更重要的是还会使胎宝宝的生长发育受到影响，一定要注意采取防治对策。

（1）多吃富含铁的食物

从孕前就要开始注意多吃瘦肉、家禽、动物肝及动物血（鸭血、猪血）、蛋类等富铁食物。豆制品含铁量也较多，肠道的吸收率也较高，要适量摄取。主食多吃面食，面食较大米含铁多，肠道吸收也比大米好。

（2）多吃富含叶酸的食物

从孕前3个月开始服用叶酸增补剂，直到怀孕之后3个月为止。饮食上注意进食富含叶酸的食物，如肝脏、肾脏、绿叶蔬菜及鱼、蛋、谷、豆制品、坚果等。并且在做菜时注意不要温度过高，也不宜烹调时间太久。

（3）按时去做产前体检

至少要在妊娠的中期和后期检查2次血红蛋白，多次、反复化验血能够及早发现贫血，采取相应措施纠正贫血。

在医生的指导下用保胎药

保胎药的主要成分是孕激素，孕期如孕激素不足，会造成流产和其他不良反应。然而，保胎药并非多多益善，更不是人人都需要用保胎药。一般情况下，孕妇体内激素的量是足够的，不必补充，需用孕激素保胎时，应在医师的指导下进行。自行滥用，不仅无益，反而有害，可造成胎儿生殖器畸形（如尿道下裂、女胎男性化等）；如用人工合成孕激素，有可能引起女胎外阴畸形；如用雌激素，有可能使女婴在生长发育过程中发生阴道腺瘤，甚至转为阴道透明细胞腺癌。但保胎药在医生的指导下使用，还是安全的。

及时治疗膀胱炎

怀孕期间罹患膀胱炎时，要同时采取药物治疗和食物治疗。怀疑自己患有膀胱炎时要接受妇产科医生的诊断和治疗，而且怀孕期间要小心防止膀胱炎的复发。

合理治疗妊娠糖尿病

有些准妈妈患糖尿病时可表现出明显的“三多一少”症状，即吃多、喝多、尿多，但体重减少。另外的症状还有：孕早期呕吐剧烈，反复发生皮肤感染及霉菌性阴道炎。但多数妊娠糖尿病孕妇由于没有明显症状，很容易发生意外。要注意，没有自觉症状的糖尿病高危孕妇包括：孕早期检查出尿糖阳性或空腹尿糖阳性者；有明显的糖尿病家族史者；分娩过巨大胎儿，本次妊娠胎儿巨大或羊水过多者；曾有过原因不明的死胎、死产或新生儿死亡史者；妊娠期明显肥胖；有反复外阴及阴道真菌感染者。有上述情况之一的孕妇应当引起高度重视和警惕，必须到医院进行血糖、尿糖检查，必要时进行糖耐量试验，以便及早诊断及进行合理治疗。

减少尿频的方法

尿频是准妈妈最容易产生的症状和困扰，这主要是因为逐渐增大的子宫和胎头挤压膀胱，让准妈妈产生尿意，进而发展为尿频。

减少尿频的方法：

（1）准妈妈可以调整饮水时间，在白天保证水分摄入，控制盐分，从傍晚时就减少喝水，以避免在夜间频繁起床上厕所。切记，万万不可因为尿频就刻意少喝水，这样只会导致身体缺水，进而影响胎宝宝的发育。

（2）有了尿意应及时排尿，切不可憋尿。如果憋尿时间太长，而影响膀胱的功能，以致最后不能自行排尿，造成尿潴留。

（3）可做凯格尔运动，做此运动不仅可收缩骨盆肌肉，以控制排尿，亦可减少生产时产道的撕裂伤。

此外，排尿时身体向前倾，可以帮助你彻底排空膀胱。

多胎妊娠的检查及对策

多胎妊娠属于高危妊娠，无论对孕妇还是对胎儿都有一定的危险性，应特别重视孕期保健和分娩期处理。多胎妊娠必须及早诊断，除了腹部触诊、听诊外，最好采用超声波检查。怀孕6～7周B超检查可发现两个胎囊，怀孕10周后即可见到两个胎头及感到心脏搏动，怀孕12周以后用多普勒胎心仪可听到两个频率不同的胎心音。确诊多胎妊娠后，应定期做产前检查，注意营养、休息，提前住院监护母子情况，制订分娩计划及分娩方式，以防分娩期及分娩后发生意外。

头晕的原因及调理方法

头晕是孕妇常见的症状。轻者头重脚轻，走路不稳；重者眼前发黑，突然晕厥。孕妇头晕的原因是多种多样的，常由多种疾病引起。

孕妇发生头晕的原因、症状及调理方法

头晕原因	头晕症状	调理方法
供血不足 血压偏低	在突然站起或乘坐电梯时会晕倒。这种一时性的脑供血不足，一般至孕 7 个月时即可恢复正常	姿势动作（从躺位，蹲位和坐位转为站立位的过程）要缓慢，以免造成大脑突然供血不足而晕倒。发生时饮食可适当增咸，多喝开水，以增加血容量，锻炼时应避免出汗，冲凉时应避免水温过高，以防血管扩张血压下降；头晕发作时应立即坐下或侧卧休息，必要时到医院请医生给予对症处理
进食过少 血糖偏低	有时头晕，伴有心悸、乏力、出冷汗，一般多在进食少的情况下发生	三餐可吃多些、吃好些，尤其是早餐，可多吃些牛奶、鸡蛋、肉末粥、蛋糕、糖水和面条等含热量较高的食物，必要时可吃第四餐。还可随身携带些方便食品，出现低血糖症状时立即进食，使头晕等低血糖症状得以及时缓解
体位不妥 压迫血管	一般在仰卧或躺坐于沙发中看电视时头晕发作	应尽量采取平坐位，如长时间平坐位累了则可改为侧卧位，或在室内或附近户外散步。总之，要尽量避免仰卧位和半卧位。一旦仰卧综合征发生，应立即侧卧，或侧卧后缓缓平坐，以减轻子宫压迫心脏和下腔静脉，恢复大脑血液供应
贫血	妊娠后，为适应胎儿的生长需要，孕妇血容量增加，血液相对就稀释了，形成生理性贫血	应多进食富含铁质的食物，如动物血、动物肝脏、猪瘦肉、鸡蛋黄、鹅肉、菠菜、菜花、苋菜、海带、黑木耳和花生等；平时煮菜应少用铝锅，多用传统的铁锅，以便使铁离子溶解于菜肴中随菜食入，必要时可在医生的指导下补充铁剂

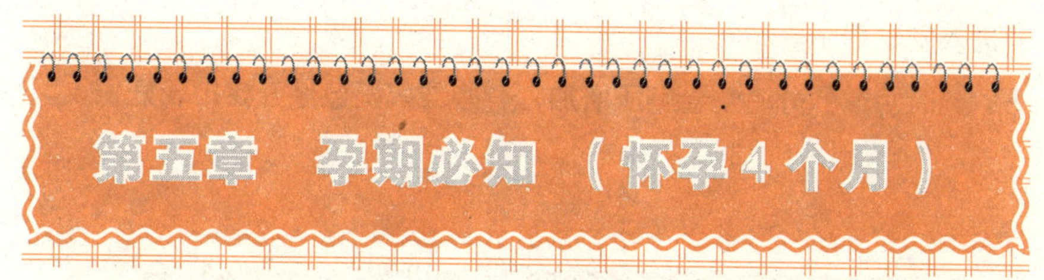

第五章　孕期必知（怀孕4个月）

第一节　胎儿和准妈妈的变化

胎儿的变化

此时的胎儿身长为15～18厘米，体重约为120克。胎盘已经成熟，重量大约是30克，开始为胎儿提供保护，形成胎儿与母体联系及生长发育的稳固基础。羊水已经达到200毫升，并开始急速增加。胎膜坚韧，胎儿在羊水中活动自如，能浮动在羊水里伸动手脚。胎儿的发育速度加快，脑发育趋于完善，已经产生最初的意识。骨骼钙化明显，内脏器官几乎已形成或发达。心脏的搏动更加活跃，皮肤由透明变成红色，脸上长出毳毛，胳膊和腿能够稍微活动。此期，发生流产的可能性大大降低，但母体仍感觉不到胎动，尤其是头胎的准妈妈。

准妈妈的变化

孕吐已经结束，孕妇的心情渐佳，尿频与便秘渐渐消失，食欲也随之开始增加。

这个月准妈妈基础体温下降，且一直到分娩时都保持低温状态。小腹略微胀大，体形也开始变化，腹部隆起，体重明显增加。

由于这个阶段结束时，胎盘已经形成，流产的可能性减少许多，可算进入安定期了。

此时阴道的分泌物会有所增加，有些准妈妈已经开始出现妊娠纹。

第二节　生活提醒

准爸爸应陪准妈妈做检查

怀孕第4个月，准妈妈的早孕不适基本消失，食欲恢复正常，准爸爸除了负责准备丰富的食物，补给准妈妈前期因孕吐不慎流失的营养外，还需陪同准妈妈到产科部门做常规检查。同时多陪准妈妈出去散步、听音乐，协助做好胎教工作，既增进夫妻感情又保证了母子的健康。

远离宠物

一旦怀孕请别再养猫、狗或鸟等宠物了。这些宠物可能会传播狂犬病、流行性出血热等疾病，可能危害母体和胎儿的健康。

孕妇一旦感染弓形虫，可以迅速通过胎盘传染给胎儿，而引起胎儿先天性弓形虫病，主要表现为视网膜脉络膜炎、脑内钙化、脑积水。同时，准妈妈感染后还可以增加妊娠期并发症，如流产、早产、死胎、胎儿畸形等。

选择合适的口腔护理用品

整个孕期准妈妈都要做好口腔护理，而护理口腔需要一定的护理用品，因此准妈妈要选择适合自己的口腔护理用品。

孕期做好口腔护理

护理用品	功　　能	注意事项
牙　刷	清除牙齿表面的牙菌膜	准妈妈使用的牙刷一定要比普通牙刷的清洁力更强，且毛刷要软，刷的力度应适中；条件允许的话，不妨选购电动牙刷，它能有效地按摩牙龈，刷牙力度适中，能降低牙龈出血的概率
牙　膏	具有摩擦和去除菌斑、清洁并抛光牙齿、使口腔清爽等作用	准妈妈应少用含氟牙膏，每次最好不要超过1厘米，以免对胎宝宝造成伤害；应慎用含氟量过高或标示不明的含氟牙膏
牙　线	牙线由尼龙线制成，能到达比较狭窄的牙缝，彻底清洁牙齿。不损伤牙龈，安全可靠	使用牙线时，最好配套使用牙线叉这一辅助性工具，以避免用手直接接触牙线而传播细菌
牙　签	帮助去除牙缝中一部分食物残渣	牙签仅限于在牙缝较大的情况下使用，并且必须选择硬木材质或塑料无毛刺的牙签；牙签对牙龈会造成一定损伤，应尽量少用
漱口水	药物性的漱口水可以清除口臭。药用漱口水，各大药店均有出售，可以治疗牙龈炎、牙周炎、口腔溃疡等	漱口水的性质很难区分，同时用漱口水对准妈妈有一定的负面作用，准妈妈最好少用或者不用

服装要宽松舒适

(1) 外衣

怀孕第4个月，准妈妈开始穿上了孕妇装。在很多人印象中，准妈妈是臃肿的，着装上无所谓好看不好看。这种想法是不对的。人生短暂，女人每一天都有权让自己漂漂亮亮，心情愉悦，更何况挺着大肚子做准妈妈又是女人难得的人生体验。所以，准妈妈不要顾忌太多，尽管选择舒适、适合而漂亮的衣服。

(2) 裤子

适合准妈妈穿的裤子有数种，各有优势，各有特点，可根据自己的喜好来选择。

1）有伸缩性的裤子：这种裤子的裤腰是前高后低，能把腹部包住，起到一种很好的保护作用，而且具有很好的伸缩性。腰围的带子可长可短，可按需调节裤腰的大小，充分考虑到了准妈妈的生理特点。选择这样的一条裤子能从孕早期穿到分娩，利用率高。

2）背带裤：很多准妈妈从这个月开始喜欢穿背带裤，一是因为背带裤没有裤腰，腹部不感觉到勒，穿着舒适。二是背带裤样式和色彩选择较多，比较美观。年轻的准妈妈穿着不但没有体态臃肿的感觉，还有一种运动感，别有风韵。但也有个缺点，就是准妈妈去洗手间时麻烦一点。

3）覆盖式裤子：这种裤子的裤腰覆盖肚脐以上部分，配置高弹性伸缩蕾丝腰围，松紧可根据孕期不同阶段的体形作调整，具有很好的保暖效果，准妈妈的腹部及胃部不致着凉，而且穿脱方便。

挑选合适的袜子

准妈妈一定要注意脚的保护。因为随着胎宝宝逐渐长大，腿和脚的

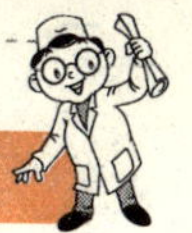

血液回流速度会越来越慢，以致出现腿脚肿胀的现象。选择一双弹力袜，有消除疲劳、防止脚踝肿胀和静脉曲张的作用。如果季节适宜，穿孕妇裙时，应选购合适的弹力长筒袜，以确保腿部暖和。

对于袜子的选择，同样也是要宽松、吸汗、不易滑倒的纯棉袜，切忌穿尼龙丝袜，因为它既不吸汗又很滑。另外，还要注意袜口一定不要太紧，否则会影响脚部的血液循环。

不宜去的场所

准妈妈不要没事也去医院，因为医院多数是疾病患者，空气中细菌、病毒等有害微生物相对多，孕期身体抵抗力又低，容易染病。

不要去完全封闭的公共场所，如没有开启通风窗子的商场、机场候机厅、图书馆、写字楼等，这些地方虽有空调，但空气仍较混浊，对准妈妈和胎儿健康不利。

宜乘公交上班

准妈妈上班路上要注意的事项很多。怀孕初期，许多准妈妈还要到单位上班，在选择交通工具时需要注意保护自己和腹中的宝宝，乘坐公交车是最经济而且安全的选择。在有些公交车的专门位置设立了“孕妇专座”，可见准妈妈中有相当大一部分是“公交族”。乘公交车比较方便、省体力，但仍有些特殊情况应注意。

乘车时间应该避开上下班高峰期，以免因为空气质量差而加重恶心的感觉。公交车后部比前部颠簸得厉害，所以应该尽可能选择前面的座位。

第三节 饮食营养指南

进食足量的新鲜水果和蔬菜

准妈妈应进食足量的新鲜水果和蔬菜，以补充胡萝卜素、维生素C和B族维生素，每天最好摄入500克蔬菜。另外，此阶段由于子宫逐渐增大压迫肠道，容易引起便秘，所以应该有针对性地摄入一些富含膳食纤维的食物，以增加肠蠕动，促进排便，还可吃些汤汁以补充水分。

宜多吃瘦肉

人体对各种动物的瘦肉和肝脏中所含的铁吸收率相对较高，约为20%；而对一些谷类食物中的铁吸收率只有百分之几。原因是动物体内的铁，其存在形式更容易被人的小肠细胞吸收和利用，而且人体对它的吸收不受食物中其他成分的影响。

此外，动物肌肉中存在着能促进非动物铁吸收的物质，对食物中的非动物铁有促进吸收作用。如果单独吃玉米，则铁的吸收率只有2%，而与牛肉共食，铁的吸收率就能达到8%。

孕妇在怀孕期对铁的需要量骤增，每天需铁约1000毫克。这样大的量是很难从一般饮食中得到满足的，所以孕妇应多吃些瘦肉、动物肝脏和动物血。这样不但可以补充大量的铁和促进非动物铁的吸收，而且还可以补充必需的动物蛋白，从而在较快的时间内提高孕妇的血红蛋白水平，改善或防止贫血。

不宜贪吃火锅

怀孕第4个月，准妈妈胃口大开，会想吃久违的美食，比如涮火锅。火锅虽味美，却不适合准妈妈吃。因为大多数的牛、羊体内都可能寄生着肉眼看不见的弓形虫，而吃火锅讲究的就是鲜嫩，涮久了肉会老，所以人们总是把肉片放到汤中稍稍一烫即进食。这种短暂的加热杀不死寄生在肉片内的弓形虫虫卵，准妈妈吃进去后幼虫可进入体内，穿过肠壁随血液扩散至全身，这对母子健康极为不利。因此，准妈妈不要贪吃火锅。

慎食人参

人参是大补元气的药材，孕妇千万不可乱用。在孕早期，体弱的孕妇在中医生指导下可以少量进补，以提高自身免疫力并增进食欲。但到了孕晚期，尤其是临产及分娩时，孕妇千万不要服用，因为人参有“抗凝血”作用，可能导致产后出血。另外，人参属热性的食物，过多食用也会扰动胎儿，故孕妇一定要慎食人参。

油炸食物不宜长期食用

准妈妈偶尔食用油炸食品，不会有大的影响，但如果长期食用则不利于自身和胎儿。吃油炸食品后有饱腹感，会影响食欲，导致下一顿正餐进食量减少。准妈妈减少进食，就会影响身体的营养补充，不利于母子健康。到了怀孕4~7个月时，子宫增大，肠道受压，肠蠕动差，食用油炸食物很容易发生便秘，严重者可引起便后出血。

制作油炸食品的油经过反复加热、煮沸，会含有致癌的有毒物质，经常食用油炸食品会将有毒物质带入体内，有害于身体健康，更会伤及正在发育中的胎儿。有些油炸食品，如油条、油饼，含明矾，而明矾含铝，人体过多摄入铝，会引起脱发、记忆力减退等症状。而准妈妈摄入铝过多，不仅影响自己的脑健康，还会影响胎儿的脑发育。妊娠晚期，准妈妈更要控制对脂肪和糖类食物的摄入量，以防胎儿过胖，增加分娩时的困难。准妈妈摄入过多脂肪，还会使胎儿大脑沟回减少，导致大脑皮质的面积缩小，可能直接影响胎儿大脑的信息储存量，造成胎儿智力发育迟缓。所以，准妈妈一定要注意少食或不食油炸的食物。

不宜多吃盐

妇女在怀孕期间容易出现水肿和高血压，所以孕妇不宜多吃盐，一点儿盐都不吃对孕妇也并非有益，只是适当少吃些盐还是必要的。

忌食生鱼片

虽然生鱼片鲜美可口，质地柔软，蛋白质、维生素和矿物质含量丰富，但孕妇千万不能吃，因为生鱼片缺少加温烹饪过程，里面可能有寄生虫和病菌，它们会通过胎盘给胎儿带来伤害。

除了生鱼片，生田螺、生蚝等也含有寄生虫与细菌，会影响胎儿的发育，孕期也要忌食。

慎吃刺激性食物

辛辣食物主要是指葱、姜、蒜、辣椒、芥末、咖喱粉等调味品。有人认为孕妇最好不要吃辛辣的食物，但是辛辣的食物可以刺激食欲，偶尔吃一点也无妨。

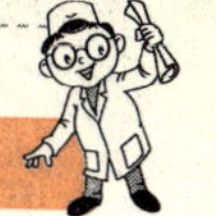

特别是喜欢吃咖喱的孕妇，并没有必要完全禁吃，因为食欲不好的时候吃些咖喱可以促进食欲。由于怀孕的时候必须严格地控制食盐的摄取量，因此可以在食物中添加一些香料来代替。

但是，刺激性的食物会使得痔疮恶化，所以绝对不能吃得过量。尤其是有妊娠毒血症征兆的孕妇，最好避免吃刺激性的食物。

第四节　孕4月胎教要点

增加各种营养素的摄入量

怀孕4个月，早孕反应的不适基本消失，应增加各种营养素的摄入量，尽量满足胎儿迅速生长及母体营养素储存的需要，增加主食的摄入，多食用动物性食品。

保持情绪稳定

根据英国产科学界研究，夫妻吵架，相处不好，对胎儿产生的不利影响比母亲患有高血压病对胎儿产生的不利影响更大。

夫妻吵架时，如果用超声波来观看胎儿，可发现胎儿会有一些异常行为。因为当孕妇情绪不稳定时，间脑的激素就会变化，这时会通过母亲血液，经由胎盘流入胎儿血液中，再进入胎儿间脑，间脑受到刺激，就会让胎儿的行动产生变化。这种刺激的反应，对出生后的孩子影响甚远。一般说来，脾气较暴躁的孩子，其在母亲体内孕育时的家庭环境，特别是父母关系往往不是很和谐。

有目的地听音乐

以前似有似无的音乐，现在可以有目的地放给胎宝宝听了。听音乐时轻轻地抚摩腹部，准妈妈如果有较强的音乐感知力，可把音乐描述的场景讲给胎宝宝听。

父母共同参与对话胎教

对话胎教要求父母双方共同参与，父母可以给胎儿起一个中性的乳名，经常呼唤，使胎儿牢牢记住。如此，孩子出生后哭闹时再呼其乳名，婴儿便会觉得来到子宫外的崭新环境并不陌生，有一种安全感，就会很快地安静下来。同时，父母要把胎儿当做一个懂事的孩子，经常和他说话、聊天或唱歌谣给他听。这样，不仅能增进夫妻间的感情，还能把父母的爱传递给胎儿，对胎儿的情感发育具有莫大益处。对话的内容不宜太复杂，最好在一段时间内反复重复一两句话，以便使胎儿大脑皮质产生深刻的记忆。男性的低音是比较容易传入子宫内的，而且研究发现，胎儿比较喜欢这种低沉的声调，因此，准爸爸要经常给胎儿唱歌、讲故事，同他说话。经过这种声音训练的胎儿出生后会很快适应新的生活环境。

适当进行运动胎教

这个月应继续进行运动胎教。准妈妈平卧在床上，全身尽量放松，先用手在腹部来回抚摸，然后用一手指轻按一下腹部再抬起，胎儿会马上作出反应。胎儿的反应速度有快有慢，有的要用几天才能作出反应，如果遇到胎儿用力挣脱时，应立即停止，等过一段时间后，胎儿对母亲的动作熟悉了，母亲用手按压抚摸，胎儿就会主动迎上去，要求“玩

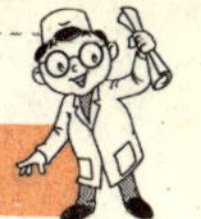

耍”。开始时动作要轻，时间要短，当胎儿适应后，可稍延长训练时间，每次以5分钟为宜。

第五节　准妈妈健康课堂

防治便秘

妊娠后胎盘分泌的大量孕激素使胃肠道的平滑肌张力减低，活动减弱，因此孕妇常有消化不良，肠胀气和食物运送延缓现象，甚至出现便秘。

孕期应对便秘，可注意以下几个方面：

（1）多喝水

多喝水可加速大肠的蠕动，同时可以促进大肠收缩，有助于通便。

（2）多摄取富含膳食纤维的食物

膳食纤维（含谷类）经过肠道时不被消化，起着像海绵样的作用，吸满液体。水分增加有助于粪便更快地移动，让粪便得以较轻松地被排出体外。同时多吃蔬菜，如胡萝卜、黄瓜、芹菜等，以及其他全谷物，如全麦和杂粮面包、豆类和玉米等。为了从水果和蔬菜中得到最多的膳食纤维，尽量生食或略煮并保留皮。

（3）适量吃含有脂肪的食品

适量摄食奶油制品，并饮用蜂蜜。

（4）喝酸牛奶

酸牛奶对于消除便秘也很有效，而且营养丰富，孕妇每天养成喝酸牛奶的习惯绝对有益无害。

患牙龈炎要及时就诊

这一时期，准妈妈可能会出现牙龈炎，但是不要着急，牙龈炎是常见的口腔疾病，一般表现为牙龈水肿、脆软，牙齿之间的龈乳头更明显，呈紫红色突起，轻轻一碰，就会出血。发生这一系列症状的原因是怀孕期雌激素增加，准妈妈免疫力降低，牙龈组织的抵抗力降低及唾液分泌减少，牙菌斑菌落生态改变，促使牙龈毛细血管扩张、弯曲、弹性减弱，以致血流淤滞及血管壁渗透性增加造成的。准妈妈如果患了此症，除了注意口腔卫生以外，可到医院就诊，尽快消除病症。

预防腰痛的办法

准妈妈走路时应双眼平视前方，把脊柱挺直，而身体的重心要放在脚后跟上，踏地时应由脚跟至脚尖逐步落地。上楼梯时，为了保持脊柱挺直，这时准妈妈的上半身应向前略为倾斜，眼睛看上面的第 3 ~4 节台阶。一开始可能会觉得很难做，但经过反复练习，一定能熟练掌握正确的走路姿势。

准妈妈如果在洗东西时发现水池过低，可以先用盆接点水，放在桌子上，然后自己坐在椅子上；如果要扫地，可以先去买把能伸缩长度的扫帚，然后把长度拉到合适的位置，这样就能有效预防准妈妈出现腰部酸痛。对于那些需要长时间弯腰的工作，最好还是请别人代劳比较好。

心脏病孕妇需注意的事项

在我国大中城市中，生育年龄的女性患心脏病的不多见。由于心脏病的诊断和治疗水平不断提高，大多数患心脏病的孕妇都能安全地分娩健康的宝宝。分娩也不会对心脏的功能产生长期的影响，并不会减少预

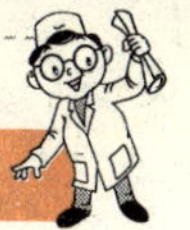

期寿命。但是患心脏病的孕妇在怀孕期间和分娩过程中所面临的风险要比一般孕妇高得多，整个孕期的花费也比较多。

（1）风湿性心脏病

患有严重风湿性心脏病的孕妇，由于妊娠期心率加快，血容量和心排出量增加，心脏负担加重，可能使血液淤积在肺部引起肺水肿。在准备怀孕前，应进行二尖瓣成形术。如果有必要，手术也可在妊娠期进行。但心脏手术可能会增加流产和早产的风险，患者在孕期要限制活动，避免疲乏和焦虑。

（2）先天性心脏病

大多数患先天性心脏病的女性，如果在孕前没有任何症状，妊娠期间出现并发症的危险也不会增加。如果已经怀孕，应尽可能在最好的医护条件下分娩，出生的婴儿也需要特别的护理。这类孕妇早期流产或20周以后流产也是很危险的，一旦出现危险需要在大型综合医院（有心脏内科的专业人员和设备）进行手术。

白带增多与外阴瘙痒的防治

孕期外阴瘙痒大多与局部因素有关，白带刺激、阴道毒菌感染是常见的原因。孕妇会阴部汗腺、皮脂腺的分泌物较多，如不注意局部清洁，不勤换内裤等，可引起外阴瘙痒。

防治要领：

（1）备好自己的专用清洗盆和专用毛巾。清洗盆在使用前要洗净。毛巾使用后晒干或在通风处晾干，因毛巾日久不见阳光，容易滋生细菌和真菌。

（2）注意外阴部的清洁卫生，不用肥皂清洗外阴，保持外阴清洁干燥，尽量克制搔抓和摩擦患处，不要用热水洗烫，忌用肥皂。

（3）避免精神紧张、烦躁，控制情绪变化。内裤宜松软、肥大，并以丝织、棉织品为主。

（4）加强营养，多食高蛋白、高维生素饮食，忌食刺激性食物，如辛辣食物、酒类等。

（5）喝足够的水。平时多喝些果汁、优酪乳，可以预防或舒缓阴道、尿道感染。

积极治疗急性乙肝

孕早期患病毒性肝炎，胎儿畸形发生率约增高2倍，流产、早产、死胎、死产和新生儿死亡的比例明显增高，所以孕早期患急性乙肝者，应积极给予内科治疗，待病情好转后进行人工流产。

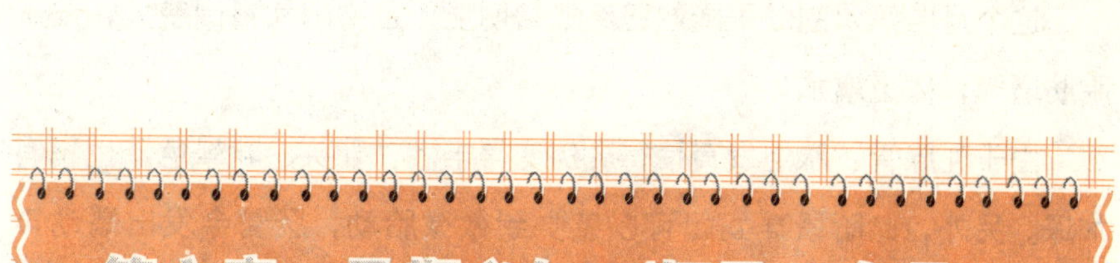

第六章　孕期必知（怀孕5个月）

第一节　胎儿和准妈妈的变化

胎儿的变化

胎儿进一步长大，体重为250～300克，身长为18～25厘米。此时的胎儿已能吞咽羊水，吞入的羊水通过肾脏过滤，变成洁净的尿液重新排入羊水中。20周时羊水约为400毫升。胎儿生长发育迅速，头已经占到全身长度的1/3，内脏基本发育健全，心脏活动活跃，听诊可听到强而有力的心音。骨骼和肌肉开始发育，肢体的活动能力增强，皮肤渐渐呈现美丽的红色，皮下脂肪开始沉积，透明度逐渐消失。全身长出毳毛，头发、眉毛、指（趾）甲也已长出，女胎儿的阴道此时已经发育成形。可有明显的胎动，活动力增强，并且更容易被准妈妈感觉到。胎儿还会用口舔尝、吸吮拇指等，并且可以听到妈妈心脏和动脉的血流声。孕20周时，可以判定胎儿的性别。

准妈妈的变化

孕吐消失，食欲不减，身心安定。

这个月准妈妈的肚子隆起已经非常明显，且胸围和臀围变大，皮下脂肪增厚，体重增加。

由于乳腺管、腺泡发育使得乳房变得丰满，乳头、乳晕色泽也稍有加深。另外，此阶段准妈妈可以感觉到微微胎动，肠管会发出蠕动声音，所以可能会有肚子不舒服的现象。

注意记下初次胎动日期，供医生参考，便于进一步了解胎儿发育状况。

第二节　生活提醒

准爸爸要保证准妈妈摄取充分的营养

怀孕5个月，准妈妈腹部明显隆起，身体沉重，活动不便，准爸爸需要多留心准妈妈的行动，避免准妈妈腹部受到磕碰，防止摔倒。准爸爸还可以根据准妈妈的健康状况，合理安排、调整饮食结构，保证准妈妈摄取充分的营养。另外，准爸爸可以和准妈妈一起记录胎动情况，感受新生命的活动，并学着一起进行语言胎教。

乳房的清洁保健

准妈妈的乳房保健关系着胎宝宝出生之后的健康，因为乳房是新生宝宝的母乳营养来源。准妈妈应在孕期就注意乳房的保养和卫生。

怀孕5个月起，乳头中一般就能挤出初乳，乳黄色的稀薄的液体顶在乳头上，很容易在乳头上结痂。因此，从本月开始准妈妈更要注意乳房的卫生清洁，最好每天洗澡，如果天气寒冷，就做局部的清洁。清洁和按摩的步骤如下：

（1）先将乳头上的痂清除掉，然后用温热的毛巾将表面的皮肤清洗干净。

（2）用热毛巾对清洁好的乳房进行热敷。

（3）用手做按摩，将拇指同其他四指分开，然后握住乳房，从根部向顶部轻推，从乳房的各个方向都做一遍，最后挤压乳晕和乳头，每天这样做就能保证乳腺管畅通。但一天只能做一次，每次5分钟左右。

（4）用温和的润肤乳液或橄榄油将清洗干净且按摩完毕的乳房再进行一次按摩，这次按摩的重点是乳头，要给它一定的压力，用两三个手指捏住乳头然后轻捻，手指要沾满润肤乳液，使乳头的皮肤滋润，这样当宝宝咬住它并用力吸的时候，就不会裂开，从而避免造成额外的伤痛。乳房表面皮肤养护每天做2次，每次做5~8分钟。

选择合适的洗发水

这个时候选择洗发水的关键是要选适合自己的发质并且比较温和的洗发水。如果你的发质没有因为体内激素的改变发生太大的变化，那么怀孕前用什么牌子的洗发水，最好继续用，因为突然更换其他品牌的洗发水，头皮可能会因不适应而发生过敏。如果你的头发因怀孕变得又干又脆，则可以用一些补充蛋白质的洗发水和护发素，以使这种情况得到改善。

慎用化妆品

化妆本来并非禁止之事，可对于孕妇来说，就要警惕某些化妆品中的有害成分。孕妇应该禁用哪些化妆品呢？有必要作个提醒。

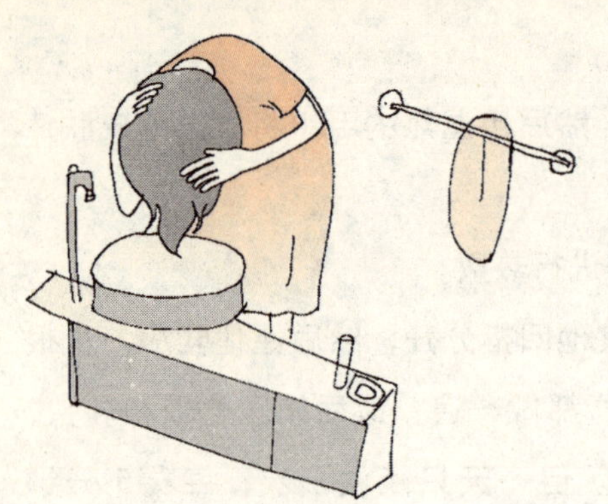

(1) 染发剂

染发剂不仅会引起皮肤癌、乳腺癌，甚至还可能导致胎儿畸形。

(2) 冷烫精

孕妇的头发非常脆弱，而且极易脱落。若再用化学冷烫精烫发，更会加剧头发脱落。冷烫精中常含一种有毒化学物质，会影响胎儿的正常生长发育。

(3) 口红

口红是由各种油脂、蜡质、颜料和香料等成分组成。其中油脂通常采用羊毛脂，羊毛脂除了会吸附空气中各种对人体有害的重金属外，还可能吸附大肠杆菌。吸附在嘴唇上的有害物质随着唾液侵入孕妇体内，使腹中的胎儿受害。

(4) 指甲油

指甲油大多是以硝化纤维为基料，配以丙酮、乙酯、丁酯、苯二甲酸等化学溶剂和增塑剂及各色染料制成，这些化学物质对人体有一定的毒害作用。指甲油中的有毒化学物质很容易随食物进入体内，并能通过胎盘和血液进入胎儿体内，日积月累，就会影响胎儿健康。

(5) 脱毛剂

脱毛剂是化学制品，会影响胎儿健康，而电针脱毛不但效果不理想，而且电流刺激还会影响胎儿。

(6) 祛斑霜

在孕妇的脸上会有色斑加深的情况，这是正常的生理现象而非病理现象。孕期祛斑不但效果不好，而且还因很多祛斑霜都含有铅、汞等化学物质以及某些激素，长期使用会影响胎儿发育，有致畸的可能。

（7）洗涤剂

洗涤剂中含有酒精、硫酸等物质，通过皮肤吸入人体，当达到一定的浓度时，就会严重影响胎儿健康。

穿着要舒适

此时的准妈妈腹部已经隆起，在选择衣物上一定要以舒适、宽松为主，上衣要式样简单，胸部避免有纽扣或其他坚硬的装饰；裤子的腰部要能调节松紧，背带裤是个不错的选择；连衣裙也比较适合准妈妈，注意裙身要足够长，通常前身要比后身长出2.5厘米，胸腹部多打褶；文胸的大小要符合此时乳房的生长发育程度；内裤要求前端可以盖住肚脐。

鞋子要能够承受准妈妈不断增加的体重，样式宽松以适宜水肿的脚部，透气性能好，便于穿脱，鞋跟的高度在2厘米以下，一定不要穿可能带来危险的高跟鞋、松糕鞋等。准妈妈和胎儿的安全是首先要考虑的问题。

看电视时的注意事项

有些准妈妈因怀孕后各种活动减少，便用更多的时间看电视，以消磨时间。这种做法对胎儿是很有害的。

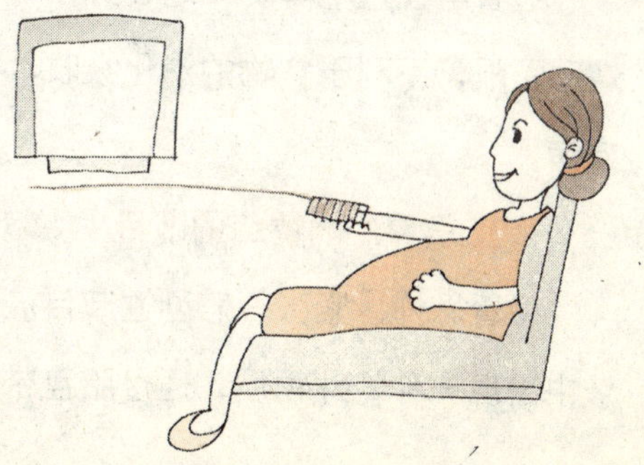

电视机工作时不断发出肉眼看不见的X线；彩色电视机的X线比黑白电视机更高。显像管产生高压静电和正离子，对早期胎

儿会产生危害。荧光屏产生的紫外线，引起室内“光化学雾”，对胎儿和准妈妈自身的健康也都不利。当然，准妈妈在较长的孕期内不看电视，也会使孕期生活过于枯燥，不利于身心调节。因此，准妈妈看电视是可以的，但要注意以下事项：

(1) 忌近距离看电视

准妈妈与电视机的距离应在2米以上。

(2) 忌连续长时间看电视

准妈妈一次看电视时间不宜超过2小时，避免过度使用眼睛，尤其有妊娠高血压综合征的准妈妈更应注意。

(3) 忌室内空气不流通

应经常开窗调节室内空气，保持通风，使居室空气新鲜。

(4) 忌熬夜看电视

准妈妈应当注意休息，保证充足睡眠，一般夜间应睡8~9小时。

(5) 忌饱食后看电视

饭后摄入的食物需要消化，看电视需要用脑，这样势必使人体内供给胃肠的血液相对减少，从而影响正常的消化、吸收功能，也不利于胎儿发育成长。

(6) 忌边看边吃

边看电视边吃零食、蜷着身体看电视等，会使腹腔内压增大，胃肠蠕动受限，不利于食物的消化吸收，特别不利于胆汁排泄，易引发胆道疾病。

(7) 忌看影响情绪的节目

忌看恐怖、紧张、悲剧性节目。这些节目会使准妈妈情绪紧张，血液中出现一种特殊物质，通过胎盘带给胎儿，使胎儿不安。

远离噪声

噪声严重威胁准妈妈和胎宝宝的健康。如果准妈妈长期处于噪声之中，就会出现心跳加快、心情烦躁、记忆力下降、血压升高、休息不好等症状，给胎宝宝的大脑发育带来一定的影响。噪声对准妈妈和胎宝宝的具体危害有以下几点：

（1）影响胎宝宝耳部发育

从准妈妈怀孕第20周起，构成胎宝宝内耳一部分的耳蜗开始生长发育，其成熟过程在宝宝出生后30多天时仍在继续进行。因此，胎宝宝的内耳耳蜗极易遭受低频率噪声的损害。怀孕6个月以后，准妈妈处于噪声中的危害更大，会造成宝宝先天性耳聋或智力低下。

（2）干扰发育

噪声可以间接地干扰胎宝宝发育，甚至直接作用于胎宝宝的遗传基因，引起突变而致胎宝宝畸形。

（3）引起功能紊乱

噪声会使准妈妈内分泌腺体功能紊乱，从而使垂体分泌的缩宫素过剩，引起子宫强烈收缩，导致流产、早产。

（4）影响健康

准妈妈长期接受高噪声影响，会导致精神烦闷紧张，呼吸和心率加快，心肺负担加重；神经系统功能紊乱；头痛、失眠随之而生；内分泌系统功能降低，雌激素和甲状腺素分泌不足；消化功能受损，使准妈妈难以获得足够的营养；免疫功能下降，易患病毒或细菌感染性疾病。

总之，生活中有各种各样的噪声来源，如强烈的音响、高音喇叭、饭馆和影剧院的嘈杂、川流不息的汽车、装修房屋的电锯等；工作环境中也有很多噪声，如纺织机运转声、火车鸣笛声、机场飞机起降声等。

很多噪声是准妈妈和准爸爸无法改变的，但应尽力远离，避开嘈杂的生活和工作环境，给胎宝宝营造一个宁静的胎教环境。

尽量少用空调

孕妇的新陈代谢十分旺盛，皮肤散发的热量也较以前有所增加，在炎热的夏季或寒冷的冬季，常常借助空调纳凉或取暖。其实借助空调纳凉或取暖存在着很多隐患。

准妈妈使用空调，应注意以下事项：

（1）保持室内空气的流通，最少每2小时开窗通风一次。

（2）室内外温差不可过大，温差过大容易引起感冒，影响胎儿发育。

（3）开空调的时间不宜过长，每次打开时间不要超过30分钟，关闭1小时以上再打开。

（4）尽量避免到开着空调的小房间或人流量大的公共场所去，这些地方空气流通不好，容易感染病菌。

（5）尽量少用空调，避免得空调病。

第三节　饮食营养指南

补充营养有窍门

由于身体不适逐渐消失，情绪稳定，心情轻松，此时的准妈妈食欲旺盛，胃口大增，而处于生长发育迅速期的胎儿也需要大量的营养供给。准妈妈一定要摄入足够的富含蛋白质、植物性脂肪、维生素、钙的

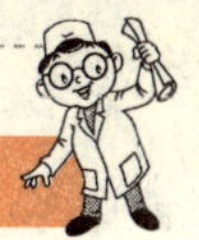

食物；要适当控制进食，避免体重增长过快而带来一定的负担；每餐不要进食过多，避免有饥饿感后再进食，要少食多餐，合理搭配；也不要一次喝入大量的水或饮料，并避免喝咖啡、浓茶等饮料。

宜吃香蕉

怀孕妇女特别应在日常饮食中加上香蕉，因为香蕉是钾元素的极好来源，并含有丰富的叶酸；而体内叶酸及亚叶酸和维生素 B_6 的储存是保证胎儿神经管正常发育、避免无脑和脊柱裂严重畸形发生的关键性物质。此外，钾元素具有降压、保护心脏与血管内皮的作用，这对于孕妇是十分有利的。营养学家建议，孕妇最好每天能吃1～2根香蕉。

宜进食薯类食物

薯类是植物块茎类食物，包括红薯、土豆、木薯等，主要是淀粉类含糖物质，另外还含有一定量的蛋白质及矿物质等。薯类食物随存放时间的延长，其葡萄糖含量会增多，吃起来口感和口味更佳，是供能的良好食物来源，也是餐桌上良好的调剂食品。薯类还含有丰富的矿物质，钙、钾含量极其丰富，有利于胎儿发育。因此，准妈妈要适当进食一些薯类食物。

土豆是较常见的一种薯类。土豆的保存很重要，储存不当会使表皮发绿或出芽，这多是由于日晒或高温不通风引起的。发绿或发芽的土豆会产生一种叫龙葵素的有毒物质，它是一种神经毒素，可造成胎儿畸形，中毒症状在常人身上表现为口唇有烧灼感及面肌麻痹，胃肠功能紊乱。孕期应忌食发芽及变绿的土豆。

控制体重的饮食方法

并非少吃就能够减肥，进食的技巧、食物的烹调方式、食物的选择等，皆是控制体重的关键。

（1）尽量用水煮、蒸、炖、凉拌、红烧、烤、烫、烩、卤的烹调方式。

以上烹调方式尽量不要再加油，可加酱油。

（2）烹调时少加糖。

（3）烹调时少勾芡。

（4）烹调时少加酒。

青菜可以多吃，但最好以水煮的为主，或将汤汁滴干以减少油脂的摄取（或用清汤、开水洗）。

少用醋熘、油炸、油煎的烹调方式。

适当补充维生素 A

孕妇的维生素 A 需要量较孕前增加 25%。孕早期母血中维生素 A 的浓度下降，晚期上升，临产时降低，产后又重新上升。所以适当补充维生素 A 对孕妇是必要的。

宜多吃粗粮

粗粮是指大米、白面以外的其他杂粮，如玉米、小米、豆类等。这些食物的特点是膳食纤维非常丰富，能够改善胃肠功能，防治便秘。另外，各种粗粮互相搭配，可以提高某些营养成分的吸收，如豆类及小米与白面混合在一起同时食用，其营养价值可与牛肉媲美，而且能预防由于吃精米、精面造成的营养素缺乏而引起的各种疾病。某些具有特殊颜色的杂粮，如赤豆、紫米等，还含有丰富的铁质，有利于补充铁。所以准妈妈更应适当食用一些粗粮。

不要随意节食

怀孕期间，胎儿从母体流经胎盘的血液中汲取营养，使生长发育没有后顾之忧。胎儿从母体汲取的物质主要包括氨基酸、糖类、脂肪酸、矿物质、维生素以及复杂的分子，如“抗体”等。胎儿不管母体的营养是否充足，会无限制地从母体血液中汲取正常发育所需要的一切物质。所以，孕妇应尽量不要节食，尤其不要减少对胎儿必需的营养成分的摄取。

此外，孕期节食对准妈妈自己的身体也是有害的。以减肥为目的的饮食往往会使准妈妈缺铁、缺叶酸以及其他重要的维生素和矿物质。要记住，体重上升是孕期健康的一个最为主要的迹象。孕中期是孕妇体重明显增加的阶段，一般会增加7～9千克。饮食良好并体重不断适当增长的孕妇更容易生下健康的宝宝。

第四节　孕5月胎教要点

多摄入营养

本月起，孕妇的基础代谢率增加，每天需要的营养增多，应注意补钙，还要加服鱼肝油，多食富含蛋白质、矿物质和维生素的食物。

保持良好的情绪

要想使胎儿发育得好，应该从外部给予他良好的刺激，这一点非常重要。所谓良好的刺激，并不是指什么特殊的刺激，只要准妈妈每天保持一个良好的心情就可以了。当准妈妈心情好的时候，就会产生许多激素，如促进神经细胞发育的生长激素，能使人产生快感的多巴胺等，这些激素相互协作，为胎儿的发育提供良好的刺激。当胎儿感受到良好的刺激就会产生快感，从而促进自身分泌可以促进细胞活动的激素，使胎儿血流旺盛，脑细胞活动更加活跃。

这个时期的孕妇可以通过到大自然中去散步，欣赏一些优美的图画，或者听一些悦耳的音乐等方式，使自己保持良好的心境。妈妈拥有良好的情绪是胎教的最高境界。

继续进行音乐胎教

这个时期要继续进行音乐胎教，而且音乐胎教可以贯穿整个孕程，要适当了解一些音乐的基本知识，对胎教音乐最好能有个大体的认识，以免选错音乐对胎儿造成伤害。

创造良好的内外环境

环境胎教分内、外环境教育。外环境即指温馨的家庭气氛、良好的居住环境、景色优美的自然环境；内环境即指母体子宫内的安静环境，及准妈妈的良好身体状况等。

妊娠过程中胎儿能否正常生长发育，除了与父母的遗传基因、孕育准备、营养因素有关外，还与孕妇在妊娠期间的内、外环境有着密切的联系，在此只讲内环境胎教。

为了保证胎儿的健康发育，准妈妈此时应该远离一些有害物质，如放射线、化学物品、农药等，以免身体的内环境发生异常变化，使胎儿赖以生存的内环境遭到破坏；体弱患病的孕妇应及时诊治疾病，以确保

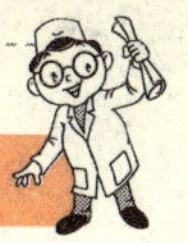

身体健康，给胎儿提供一个优良的“温床”；为了确保有宁静的宫内环境，应注意合理地过性生活，注意性生活要适度，并且要注意卫生，动作要轻柔，准爸爸的生殖器不要插入太深，不要压迫孕妇的腹部，以免造成自然流产。

和胎儿对话

本月，胎儿的感受器官已初具功能，在子宫中能接受到外界刺激，能以潜移默化的形式储存于大脑之中。继续和胎儿对话，进行语言交流，能促进孩子出生后的语言和智能发育。

多以读书熏陶胎儿

我国古代胎教理论认为，孕妇在怀孕期间的所作所为可以直接对胎儿造成影响。

因此，准妈妈应该在学识、礼仪、审美、情操等各方面全面发展，既可提高自己在各方面的修养，又对胎儿进行了良好的胎教。最好的方法是读书，读一些伟大人物的传记，优美的诗歌、儿歌，令人神往的童话和神话，鼓励人向上的世界名著，著名的山水和名胜古迹的游记以及精美的画册等，从中可以感受到大自然母亲般的胸怀，从书中描写的一切人世间美好的事物中体会人间的真诚和美好。这不仅可以使准妈妈本身的精神世界得以充实、丰富，同时还熏陶了腹中的宝宝，让他也感受这诗一般的语言、童话一样美的仙境，这些还可以刺激胎儿快速地生长，使其大脑的

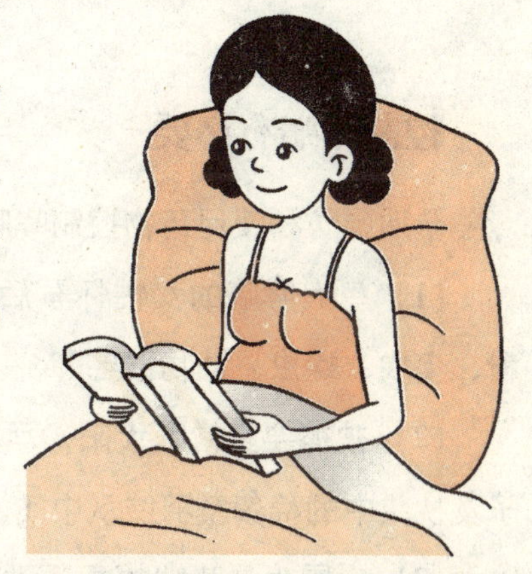

发育更加完善。由于这种胎教使胎儿事先拥有了朦胧的美的意识，所以出生后一般较其他婴儿更聪慧、活泼、可爱，孩子与母亲的关系也会因此而备感亲密。

和胎儿做踢肚游戏

踢肚小游戏是一种寓教于乐的胎教方式：通过游戏的亲子互动来刺激胎宝宝的脑部成长。父母通过与胎宝宝做游戏进行胎教训练，不但增进了胎宝宝活动的积极性，而且有利于胎宝宝大脑的发育。这不失为一种比较有效的胎教法。因此，准妈妈可以通过拍打胎宝宝的肢体与其建立条件反射，每天早晚各进行 1 次，每次 3 ~5 分钟。

第五节　准妈妈健康课堂

控制哮喘有必要

孕期预防和使用药物控制哮喘是非常必要的。

（1）患有哮喘的女性怀孕后要避免接触环境中的致敏物质，如花粉、尘埃、螨虫、动物皮毛等，以免诱发哮喘急性发作。

（2）被褥要经常晒太阳，尽量使用不透气的被套和枕套，以免被子及枕头中的棉絮及羽绒从中飞出诱发哮喘。

（3）感冒也是哮喘的重要诱因之一，因此孕妇要注意保暖，适时添加衣物，产前产后都要避免受凉感冒。

（4）食物过敏的哮喘孕妇，要多吃些富含营养的蔬菜、水果，避免食用易过敏的动物蛋白。

（5）孕期外出时，要随身携带β受体激动剂等吸入型治疗药物，以免途中哮喘发作时缺氧对胎儿产生不良的影响，尤其是怀孕月份大时会造成胎儿一过性胎心增快，导致胎儿缺氧。

治疗妊娠合并高血压

孕妇在妊娠20周以前或未孕前血压即升高者，高于18.67/12千帕（140/90毫米汞柱），为妊娠合并原发性高血压。单纯的高血压，只要血压不超过21.33/13.33千帕（160/100毫米汞柱），一般不会影响妊娠与分娩。如血压高于21.33/13.33千帕（160/100毫米汞柱），会有1/3的原发性高血压孕妇在孕晚期合并妊娠高血压综合征，不仅胎儿死亡率明显增加，而且孕妇本身也会发生许多严重的并发症。对于有高血压病史或有家族病史者，在确诊妊娠后，要定期检测血压、尿液、水肿等情况，以便及早发现血压变化，合理用药，使其对母子的危害降到最低限度。孕妇要注意休息，调整饮食结构，少食含盐较多的食品，并根据病情轻重、胎盘功能、胎儿发育及胎儿成熟情况，在预产期前选择适当时机终止妊娠。如果治疗无效，并发心脏衰竭、肾衰竭、视网膜出血、高血压脑病及高血压危象时，应及时终止妊娠。

妊娠高血压综合征的饮食宜忌

患有妊娠高血压综合征的准妈妈在饮食方面应充分摄取优质蛋白质，适宜吃鱼、瘦肉、牛奶、鸡蛋、豆类，不宜多吃动物性脂肪。还应多吃新鲜蔬菜和水果，以及虾皮、骨头、乳类、蛋黄、黄豆、海带等含钙丰富的食物。同时还要减少盐的摄入，忌用辛辣调料。

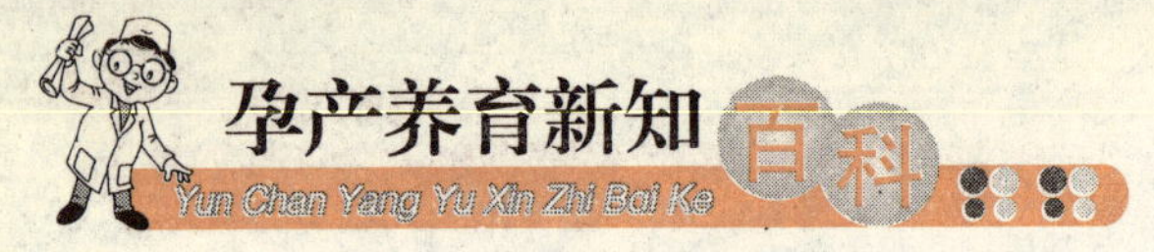

预防痔疮的食物

(1) 赤豆

赤豆与当归合煎，可治痔疮便血、肿痛。单味赤豆或与大米同熬成粥亦有良好作用，是防治痔疮的优良食品。

(2) 槐花

新鲜槐花可以做凉菜、包饺子，具有凉血止痛、止血消痔的功效，亦可代茶饮。

(3) 黑芝麻

黑芝麻对于痔疮兼有便秘者可长期服用，具有润肠通便，减轻痔疮出血、脱出的作用。

(4) 核桃仁

核桃仁可润肠、通便、补虚，可减轻痔疮脱出、便血症状。

(5) 竹笋

竹笋内含丰富的膳食纤维，具有润肠、通便的功效。

(6) 蜂蜜

蜂蜜有补益和润肠、通便的作用。

(7) 猪、羊等动物大肠

现代医学研究证明，猪、羊等动物大肠具有止血、止痛、消肿的良好作用。

手术切除卵巢肿瘤

有的孕妇在进行产前检查时，发现了没有自觉症状的卵巢肿瘤。卵巢肿瘤合并妊娠对妊娠和分娩的影响，主要看肿瘤的性质、所在部位以及有无并发症而定。卵巢肿瘤通常位于子宫两侧或后方，随着怀孕月份的增加，肿瘤的位置也随之上升到腹腔，活动范围增大，容易发生肿瘤

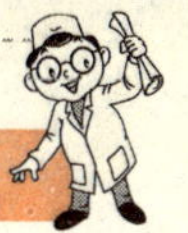

蒂的扭转，从而引起急性腹痛，肿瘤坏死、破裂，肿瘤组织在腹腔种植、扩散；如果卵巢肿瘤不上升到腹腔而是继续留在盆腔内，则会阻碍胎儿从阴道娩出，造成难产，或因宫缩和胎头压迫而破裂。

发现怀孕合并卵巢肿瘤后，要进一步明确肿瘤性质，但无论良性还是恶性，原则上均应采取手术治疗。良性者可在孕16~20周时切除，此时期的胎盘功能已经稳定，不易因手术而致流产；如果为恶性，应尽早手术，不要考虑胎儿的存活问题。肿瘤一旦发生蒂扭转、破裂和感染，应立即手术切除。如果肿瘤于孕晚期才发现，又没有恶性证据或阻塞产道等异常情况，可待自然分娩后再手术切除，或在剖宫产的同时切除肿物。

应对妊娠期糖尿病

（1）饮食治疗

妊娠期糖尿病的饮食治疗原则与非妊娠期的糖尿病治疗原则相同。由于胎儿生长发育需要营养，热量及蛋白质摄入量宜稍增加，怀孕开始3个月每天每千克理想体重需要125.58千焦（30千卡），以后渐增至146.50~159.06千焦（35~38千卡），最后3个月进食量酌减。身高160厘米的妇女于妊娠中期可试用以下食谱：每天主粮350~400克，鸡蛋1个，淡牛奶、肉类各200克，油25克，蔬菜700克，水果150克。

（2）运动

进餐后轻、中度运动如散步等，可使餐后血糖降低，减少使用胰岛素治疗者的胰岛素用量，同时胰岛素诱发的低血糖反应也会减少，使血糖更稳定。

（3）胰岛素

妊娠期糖尿病患者中85%的人可单用饮食治疗，10%~15%的患者饮食控制血糖效果不佳，需用胰岛素治疗。

(4) 分娩

若准妈妈血糖控制良好，胎儿生长正常，可待足月妊娠自然分娩；若准妈妈血糖控制不佳，足月分娩滞产可能性较大，宜于孕 36～38 周进行羊水检查，若提示胎儿肺已发育成熟，或胎儿监测及胎盘功能监测结果欠佳，应及时终止妊娠。新生儿出生后 24 小时内应严密监测血糖。

孕期失眠的缓解办法

一般来说，失眠的人当中，女性人数是男性的两倍，为什么女性更多地受到失眠问题的困扰呢？这是因为女性从月经初潮、恋爱、怀孕生子到绝经，一生都在与激素抗争，而激素水平的波动会明显影响女性的睡眠质量。所以无论是怀孕、分娩还是产后恢复，都会不同程度地影响到女性睡眠。因此，在妊娠期间出现各种各样的睡眠问题是十分常见的。而且，怀孕的女性在精神和心理上都比较敏感，对压力的耐受力也会降低，常会忧郁和失眠。

因此，只有自己进行适度地减压，再加上家人及时的关怀与照顾，才能在一定程度上缓解准妈妈的失眠状况。

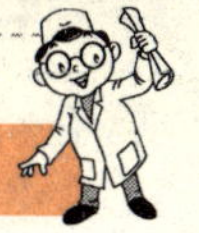

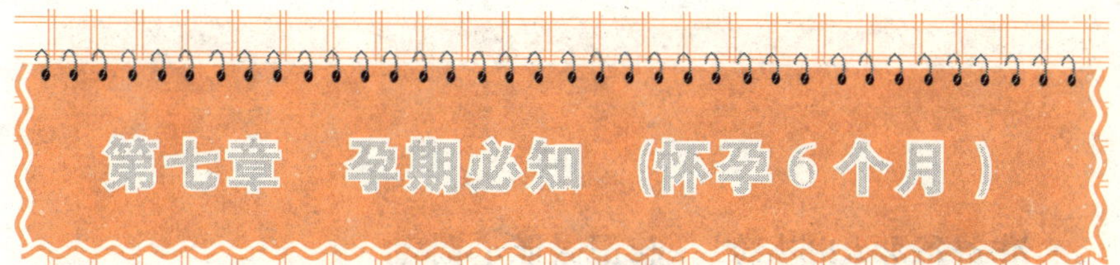

第七章 孕期必知（怀孕6个月）

第一节 胎儿和准妈妈的变化

胎儿的变化

此时的胎儿身长已达28～34厘米，体重在600～700克左右。此时，胎儿骨骼结实健全，关节开始发达，如摄X线片，其头盖骨、脊椎、肋骨、四肢的骨骼等都可清楚显示；大脑继续发育，大脑皮质已与出生后相似，手脚活动开始频繁。胎儿经常在羊水中变动姿势。胎儿的肺部已有一定的功能，如果此时早产，可有浅呼吸，能存活几个小时。

准妈妈的变化

身体已经适应怀孕状态，身心较为舒畅。

这个月的准妈妈肚子越来越凸出，腹部更沉重，体重日益增加，行动更为吃力。乳房不但外形饱满，而且用力挤压时会有初乳溢出。

由于子宫进一步变大，子宫底高度为18～20厘米，上升到肚脐上一指幅的高度，所以有时会压迫到膀胱而导致尿频。

此月几乎所有的孕妇都能清晰地感觉到胎动。

第二节　生活提醒

准爸爸要和准妈妈一起记录胎心跳动

怀孕6个月，准妈妈腹部隆起更加明显，活动不便，极易感到疲劳和腰痛。所以准爸爸责任重大，要时刻留意准妈妈的行动，确保其安全，并多让她休息，同时为准妈妈准备营养更加丰富的食物。此外，准爸爸除了陪同准妈妈产检和继续上个月的语言胎教外，还可以和准妈妈一起记录胎心跳动情况，并可用手在准妈妈的腹壁轻抚胎儿，以促进胎儿感觉神经和大脑的发育。

准妈妈要保证充足的睡眠时间

众所周知，睡眠是恢复体力，保证人们身体健康的最好办法。这个月准妈妈应保证每天睡够8小时，睡眠姿势以侧位、不压迫腹部为宜。如果条件允许的话，最好再有1小时午睡时间。午睡时，准妈妈最好脱去外衣和鞋，把双腿抬高，全身放松。晚上睡觉前，最好用温水泡泡脚，然后给腿部、脚部做做按摩，这样不仅有利于血液循环，还能保证睡眠质量。

准妈妈不宜久坐沙发

准妈妈久坐沙发容易得痔疮或使原来的痔疮加重。特别是孕中、晚期的孕妇，盆腔内动脉血流量增多，子宫体日益增大，在压迫盆腔的同

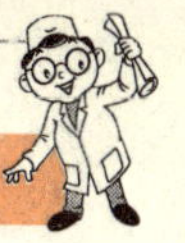

时，也压迫了直肠静脉血管，造成了血液循环受阻，引起淤血或血栓，形成痔疮。而沙发质地柔软，坐下后，孕妇的身体重量会更加集中，加剧淤血程度，使血液回流困难，诱发痔疮或是加重痔疮。

性生活不要过度

这一时期，胎宝宝在子宫内的羊膜腔内，漂浮在羊水中，羊水缓冲了外界的压力和冲击力，所以准妈妈和准爸爸过性生活相对比较安全。性生活不仅不会伤害到胎宝宝，还有益于夫妻恩爱和胎宝宝的健康发育。国内外的研究均表明：孕期夫妻感情和睦恩爱，准妈妈心情愉悦，能有效地促进胎宝宝的生长发育，生下来的孩子反应敏捷，身体健康。但性生活也不是多多益善，需合理安排，若经检查胎盘位置靠近子宫颈部，即胎盘前置，或子宫闭锁不全，或有其他可能引起流产、早产的现象，应绝对避免过性生活。即使没有上述原因，这一时期的性生活也应适当减少，注意性交姿势与频率，以每周1~2次为宜，性交可采取夫妻双方习惯和舒适的姿势，不要压迫妻子的腹部，体位可采用前侧体位、侧卧体位、前坐体位或后背体位。

一般来说，以性交后及第二天没有不适感为度。性交前，丈夫应清洗阴部，去除包皮垢，以免引起妻子阴道炎症及宫内感染。

准妈妈走路要小心

由于孕妇身体失衡，重心不稳，凸出的腹部影响视线，很容易摔倒，故在行走时要特别注意保持正确的姿势，过分弯腰或挺胸都是不正确的。行走过程中要看清路面，等前一只脚踩实了之后再迈另一只脚，以防摔倒。而且一旦感觉累，马上要停下来，找身边最近的凳子坐下歇息5~10分钟。

准妈妈要注意保暖

这一时期，准妈妈要注意保暖，注意温差的变化，以免感冒。感冒在普通人看来不是什么问题，吃吃药就好，但对于准妈妈来说不能轻易用药。若发生感冒，最好使用物理疗法和食疗法，坚持适量运动，用盐水漱口，呼吸茶杯热蒸气，或者喝鸡汤、鸡蛋姜汤等。

另外，准妈妈如果不注意保暖，很容易引起体表末梢血管急剧收缩或扩张，血管收缩会使血压升高，使准妈妈出现头晕、头痛等现象。

最好不用地毯

地毯中隐藏着人们从室外带入的铅、镉等容易致胚胎发育畸形的有毒物质，它们对蔬菜或水果上残留的农药及家用防腐剂的吸附力特别大，即使停用多年的有毒物品，在地毯中仍能找到。地毯中隐藏的细碎颗粒比地板中隐藏的要高100倍，而且螨虫最喜欢温暖舒适的地毯，它排泄出的小颗粒极容易被孕妇吸入体内而引发过敏性哮喘。所以，有孕妇的家庭最好不用地毯。

第三节 饮食营养指南

不宜多吃的水果

(1) 荔枝

从中医角度来说，妇女怀孕之后，体质一般偏热，阴血往往不足。所以，一些热性的水果如荔枝等应限量食用，否则容易产生便秘、口舌生疮等上火症状，尤其是有先兆流产的孕妇更应谨慎，因为热性水果还易引起胎动不安。

（2）西瓜

准妈妈每天吃水果不宜超过250克。适量吃西瓜可以利尿，但吃太多容易造成孕妇脱水。胎动不安和胎漏下血（有早产症状）者要忌吃西瓜。而且西瓜含糖量较高，吃多了容易引发妊娠糖尿病。

（3）柑橘

柑橘品种繁多，有甜橙、南橘、无核蜜橘、柚子等。它们都具有营养丰富、通身是宝的共同优点。但是，柑橘好吃，也不可多食。因为柑橘性温味甘，补阳益气，食入过量于身体无补，反而容易引起燥热而使人上火，发生口腔炎、牙周炎、咽喉炎等。孕妇每天吃柑橘不应该超过3只，总重量在250克以内。

应吃的蔬菜和水果

这一时期的准妈妈每天应吃3～5种蔬菜。如芹菜、莴苣、菠菜、白菜、青菜等。蔬菜中含有大量的维生素及矿物质，既可促进肠胃蠕动，又有利于大便畅通，可满足食欲又不至于长胖。但烹炒蔬菜不能太长时间，以免破坏维生素。另外，准妈妈还应多吃水果，如橘子、柠檬、番石榴、葡萄、西瓜、梅子、杏子、李子等。水果里面含有丰富的维生素，宜生吃，准妈妈每天应吃1～2种水果。

宜补充维生素 B_1

孕妇缺乏维生素 B_1，可直接影响胎儿的能量代谢，严重的可致新生儿发生先天性脚气病（这里所说的脚气病主要是指由于缺乏维生素 B_1，而损害神经血管系统，最终引起心脏问题的疾病。与真菌感染引起的皮肤病“脚气”是两回事），还可诱发早产。由患脚气病的母亲用母乳喂养的婴儿，可能会患脑型脚气病，其症状主要表现为食欲不佳、呕吐、呼吸急促、面色苍白、心率快等，甚至有突然死亡的危险。

我国的孕妇维生素 B_1 推荐摄入量为每天 1.8 毫克，可耐受最高摄入量是每日 50 毫克。一般从饮食中就可以补充，不需药物补充。

多吃含维生素 C 的食物

维生素 C 是组成眼球水晶体的成分之一。如果缺乏维生素 C，容易患水晶体混浊的白内障病。各种新鲜蔬菜和水果中都含有大量的维生素 C，其中含量最高的是青椒、黄瓜、菜花、小白菜、鲜枣、生梨、橘子等食物。

摄入足量维生素 K

维生素 K 有“止血功臣”的美称，若维生素 K 吸收不足，血液中凝血酶原减少，易引起凝血障碍，发生出血性疾病。孕妇如果缺乏维生素 K，流产率会增加，还会由于体内凝血酶低下，而易发生新生儿颅内出血，或者引起胎儿先天性失明和大脑发育迟缓及死胎。

宜多喝豆浆

蛋白质是脑细胞的主要成分之一，占脑比重的 30% ~ 35%，在促进语言中枢发育方面起着极其重要的作用。如果准妈妈蛋白质摄入不足，不仅会使胎儿脑发育出现重大障碍，还会影响乳汁蛋白质含量及氨基酸组成，最终导致乳汁减少。

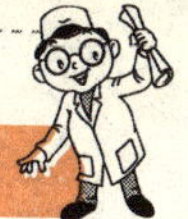

应限制摄取的食物

这个月，准妈妈在补充营养的同时，也应该注意对食物进行选择，并限制进食某些不利于健康的食物，如辣椒、胡椒、咖啡、浓茶、酒等，其中咖啡和酒有刺激神经兴奋的作用，不利于准妈妈休息，而且酒对胎宝宝还有毒性作用；此外，饮食不宜过咸，以免加重肾脏的负担或诱发妊娠高血压综合征。

第四节　孕6月胎教要点

适当地增加营养

怀孕6个月，孕妇和胎儿的营养需求猛增，因此孕妇要注意适当地增加营养，以满足身体的需要，孕妇体内能量及蛋白质代谢加快，对B族维生素的需要量增加，所以要多食用富含B族维生素的食物。

调节好情绪

怀孕的第6个月，胎儿情况已经基本稳定，准妈妈已经习惯了妊娠生活，而且没有了妊娠反应的影响，所以此时准妈妈的心情不会像怀孕初期那样战战兢兢，容易波动，情绪比较稳定。但不能由于情绪稳定了，就忽视了情绪胎教。别忘了，也要让肚子里的孩子拥有愉快的心情。所以，要趁着身体还能灵活行动时，多多外出调节身心，跟胎儿一起度过愉快的时光。

准爸爸趁现在带着准妈妈和肚子里的孩子做一次短期旅行，这也是一种很好的胎教。旅行不一定要离家很远，可以去离家较近的地方，对胎儿来说，空气清新、宁静的地方就很好。准妈妈愉快地呼吸清新的空气，肚子里的宝宝也会感觉心旷神怡。

听唱音乐和歌曲

这个月的音乐胎教同第5个月时一样，听听轻音乐，让休闲生活充满优美的乐声，使自己精神愉悦，并将这种美好的心情传递给胎儿。另外，准妈妈可以继续用柔和的声调哼唱轻松的歌曲，同时想象胎儿正在静听，从而达到母子心音的谐振。还可直接将胎教器放在腹部，让胎儿亲自欣赏音乐。前文已讲过，准爸爸在胎教中的作用是很大的，这个月准爸爸可以和准妈妈一起采用练习音符发音进行胎教，例如“1234567”、“7654321”，反复轻声教唱若干遍，让胎儿学唱。

和胎儿对话

准妈妈每天尽可能地与胎宝宝聊天，给他讲故事，陪他听音乐，并结合这些内容抚摸肚皮。抚摸肚皮除了可了解胎动的情况之外，还可以让胎宝宝感受到妈妈的关怀。

构想胎儿形象

准妈妈在构想胎儿形象的过程中，情绪会达到最佳状态，会促使体内具有美容作用的激素增多，使胎儿面部器官的结构组合及皮肤发育良好，从而孕育出自己理想中的胎儿。我们在日常生活中能看到许多相貌平平的父母生出非常漂亮的孩子，这与怀孕时母亲经常强化孩子的形象是有关系的。因此，母亲在怀孕期间要经常设想孩子的形象，那么出生后的宝宝一定会与孕妇所想象的孩子有某些相似之处。

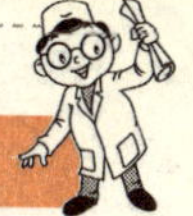

进行适量运动

妊娠到了第6个月，胎儿的发育处于稳定时期，孕妇应顺其自然地进行适量运动，这有助于顺利分娩。孕妇可适当地参加孕妇体操、游泳等项目的运动。

第五节　准妈妈健康课堂

预防中暑

孕妇中暑轻则头晕、胸闷、多汗、恶心，重则高热、昏迷、抽搐，不仅严重影响孕妇的健康，对胎儿的危害有时甚至是毁灭性的。

首先是中暑后，母体高温所引起的直接危害是造成胎儿先天性畸形或异常发育。科学家曾用大白鼠做实验，给怀孕9天的母鼠进行热水浴，当水温达到43～45.5℃的时候，仅需几秒钟，就能造成胎鼠畸形。当水温在42.5℃时需要5分钟，在42℃时需要10分钟，41.5℃时需20分钟，41℃的时候需1小时，而在40.5℃时经过了8小时也没有造成胎鼠畸形。这充分说明，“热”是胎儿的致畸因素之一。

人类的有关流行病学调查也证实了这一结论，比如在非洲的一些部落里，人们传统的堕胎方法就是给孕妇的腹部浇热水，敷热灰，以达到堕胎的目的。

此外，母体中暑时可发生血液循环障碍，这必将影响子宫与胎盘绒毛之间的营养和气体交换，导致胎儿供血不足、缺氧，严重时会导致胎儿宫内窘迫、胎死宫内、死产、早产等。所以，预防中暑关系到母亲和胎儿的安危，不可轻视。

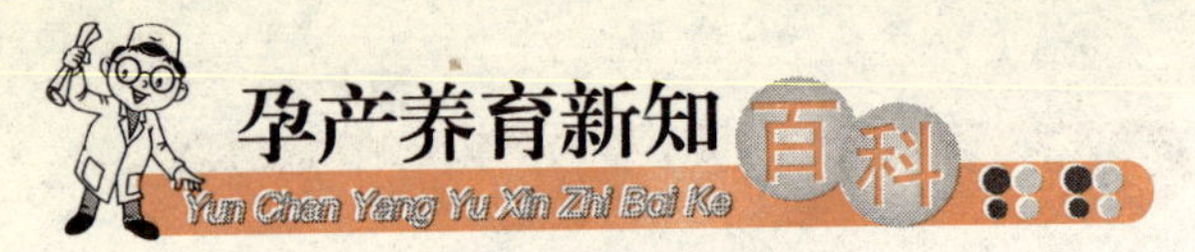

妊娠纹的形成及应对方法

形成妊娠纹的原因一般有：①怀孕时，肾上腺分泌的类皮质醇（一种激素）数量会增加，使皮肤的表皮细胞和成纤维细胞活性降低，以致真皮中细细小小的纤维出现断裂，从而产生妊娠纹。②怀孕中、后期，胎儿生长速度加快，或是孕妇体重短时间内增加太快等，皮肤来不及撑开，都会造成皮肤真皮内的纤维断裂，从而产生妊娠纹。

减轻妊娠纹的方法有以下几种：

（1）均衡饮食

怀孕期间应补充丰富的维生素及蛋白质。而由于胶原纤维本身是蛋白质和维生素 C 所构成，所以可以多摄取含丰富蛋白质的食物。避免摄取过油、过甜（容易肥胖）、过咸（容易水肿）的食物。

（2）控制体重增长

在怀孕时体重增长的幅度上，每个月的体重增加不宜超过 2 千克，整个怀孕过程中应控制在 11～14 千克。

（3）适当服用一些保健品

目前有一些针对孕妇的保健品，可以增加皮肤弹性，预防妊娠纹。但是建议不要随便用药，用时可请医生帮忙，否则误食激素类药物，会造成萎缩纹。

（4）使用托腹带

可以承担腹部的重力负担，减缓皮肤过度的延展拉扯。

（5）使用专业的去妊娠纹产品

这个是最有效的预防和消减妊娠纹的方法，有条件的准妈妈可以购买适合自己的去妊娠纹霜。

（6）沐浴前后保养皮肤

沐浴时，坚持用冷水、热水交替冲洗相应的部位，促进局部血液循环。沐浴后，在可能发生妊娠纹的部位涂上滋润霜。

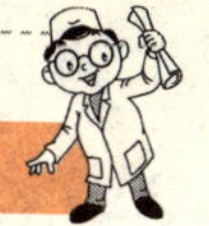

“抽风”的应对方法

“抽风”是民间的俗语，实际是指局部或全身的抽搐。妊娠晚期引起孕妇发生抽搐的常见疾病有癫痫、癔症和尿毒症等。

（1）尿毒症引起的抽搐发病较缓慢，有肾脏疾病史，其特点是有明显的氮质血症，呼吸深大且带有臭味。眼底检查可以看到蛋白尿性视网膜炎。

（2）癔症造成的抽搐，没有明显的异常疾病史，发病缓慢，抽搐时呈手足不规则的舞动。

（3）癫痫患者多有反复抽搐史，发作时瞳孔扩大，突然发病，强直性及阵发性抽搐。

（4）子痫是妊娠高血压综合征发展到最严重阶段的表现。妊娠高血压综合征是孕妇特有的疾病，常发生在妊娠24周以后，以高血压、水肿和蛋白尿为主要表现，如果没有及时发现和治疗，发展到最严重时就会出现抽搐和昏迷，称为子痫。

因此，一旦发现妊娠晚期的孕妇“抽风”，即使还来不及确诊，也要先当做子痫处理，以争取尽量减少损害。首先应让患者取头低位并向左侧卧于暗室中，禁食，保持安静，避免一切声、光等外来刺激，对患者的各种检查都要动作轻柔，防止再引起抽搐。为了保持呼吸道通畅，要将活动假牙取出，口中放置卷有纱布的压舌板，预防舌后坠。还可留置导尿管，保留导尿管除可进行尿常规检查之外，更便于及时观察尿量。如果进行全面的身体检查，发现有高血压、水肿或蛋白尿，就能够作出子痫的诊断，并需给予镇静、解痉挛和降压利尿药物。待病情有所缓解，还需考虑是否有必要终止妊娠。

背痛的防治

背痛是半数孕妇在孕晚期几乎天天会抱怨的症状。

怀孕期间，为了要让胎宝宝比较容易通过骨盆，韧带组织逐渐放松，而松弛的韧带会造成肌肉负担过重，尤其是支撑脊柱的那些肌肉。另外，腹部肌肉过度拉扯，迫使孕妇依靠背部来支撑体重，从而增加了背部肌肉的工作负担。尤其在孕晚期，一些工作过度的肌肉和背部韧带会因此产生疼痛。

背痛治疗方法：

（1）在疼痛的部位冷敷或热敷。

（2）淋浴时，用热水淋冲疼痛的部位。

（3）请准爸爸按摩背部：沿着脊柱两侧，利用拇指按压的方式，由上往下按摩。接下来，继续往下背部两侧，沿着骨盆上缘按摩。最后按摩肩膀，揉捏颈部和肩膀肌肉，然后往下按摩脊柱，以及横向按摩下背部。

假如疼痛向下延伸到腿部，甚至到脚上，就应该去看骨科医生，进行进一步的检查和治疗。

防止妊娠高血压综合征

准妈妈患了妊娠高血压综合征后，应积极治疗，防止病情发展。轻度妊娠高血压综合征患者一般可在门诊治疗，严密观察水肿、体重、血压和尿蛋白的变化，必要时检查眼底，观察眼底小动脉痉挛情况，以便了解妊娠高血压综合征的病情发展。

患者轻度水肿，可口服利尿药。血压轻度增高者，可口服降压药。

中度妊娠高血压综合征患者应卧床休息，低盐饮食，继续使用利尿药和降压药。病情较严重者，可肌注镇静解痉药。这些药物的使用要在医生指导下进行，不能擅自使用，以免发生意外。

重度妊娠高血压综合征患者应绝对卧床休息，在医护人员的严密观察下，根据病情变化及时采取急救措施，以保障孕妇和胎儿的安全。

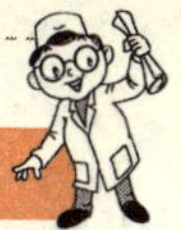

做手指操消除水肿

爱美之心人皆有之。准妈妈在妊娠第7个月，脸部会慢慢出现肿胀现象，心情难免会失落和难过，甚至连照镜子都不愿意。之所以出现这种问题、多半是由于脸部血液循环受阻、新陈代谢失衡所致。准妈妈不用过于忧虑，教你几个简单的手指按摩操，即可帮你轻松解决苦恼。

手指按摩操的操作方法和功效

名称	操作步骤	操作要领	操作功效
双手大拇指按摩操	准妈妈用双手大拇指的指根部轻轻按住同侧的太阳穴，以局部酸痛为宜，持续5秒钟即可	按压时，准妈妈可以先向太阳穴的斜上方按压，然后朝外侧慢慢推移	可以有效地消除双眸水肿，并还准妈妈一对迷人的大眼睛
双拳敲打按摩操	准妈妈将两只手握成拳，轻轻放置在太阳穴处，然后从太阳穴一直敲打到脸颊，可反复来回敲打数次，注意敲打时用力要适度	双拳来回敲打时，准妈妈一定要注意掌握好敲打的力度，不可太过用力，尤其是太阳穴，以免产生不适	可以调整、美化准妈妈的脸部线条，让其脸部线条更纤细、完美
三指指尖按摩操	准妈妈用食指、无名指、中指的指尖，轻轻按摩整个脸部，重点按摩从嘴角到太阳穴的各个部位	按摩时，可以采用轻轻揉按式，也可以采用划圈式，力度以自我感觉舒服为宜	能够有效地缓解面部水肿，舒缓肌肤，并放松心情

尽早治疗淋病

孕妇患淋病，既祸害自身又殃及胎儿，应引起育龄期妇女的高度警惕。

在怀孕初期感染淋菌后，因宫腔尚未闭塞，淋菌会沿生殖道直上而引起淋菌性输卵管炎、淋菌性盆腔炎，使孕妇更可能因宫腔感染而流产。

因此，孕妇感染淋病，必须尽早治疗。治疗时首选青霉素类抗生素，对青霉素过敏或耐药者，可用头孢霉素类药物（如大观霉素）。只要用药及时、足量、彻底，治愈率可达100%，一般不影响胎儿。

此外，在治疗过程中切忌滥用四环素类抗生素及诺氟沙星等药，以免危害胎儿发育。

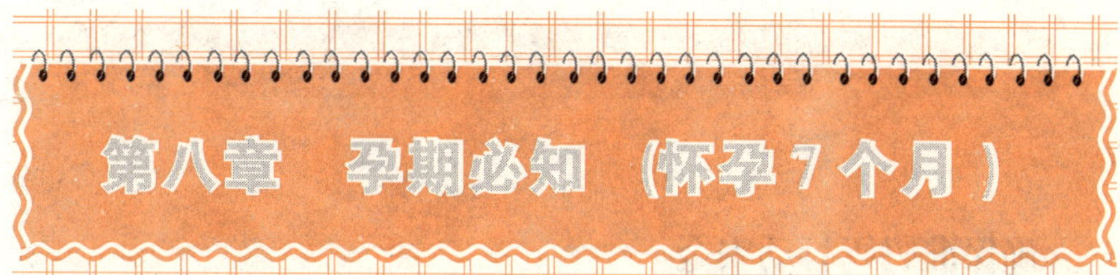

第八章　孕期必知（怀孕7个月）

第一节　胎儿和准妈妈的变化

胎儿的变化

此时的胎儿重1000～1200克，身长35～38厘米。胎儿大脑知觉和运动开始发达，动作能够自控，脸部有表情，听觉反应能力充分，出现记忆、意识萌芽。胎儿骨骼关节以及肌肉继续不断发育生长，心、肝、肾和肺等内脏器官相继发育成熟，并运转有力。从外表看来，皮下脂肪继续增多，皮肤由暗红变为深红，皱纹仍多，全身被毳毛覆盖，头发已长出5厘米左右。眼睑分界清楚可见，眼睛已能睁开，男性睾丸未降，但女性小阴唇、阴核已明显突起。此时的胎动更加频繁，并且动作有力。

准妈妈的变化

子宫底高23～26厘米，可在肚脐上方二指的地方触摸到子宫底。

这个月的准妈妈上腹部已明显凸出、胀大，向前突出成弓形，并且常会有腰酸背痛的感觉。

因子宫增大，下肢静脉被压迫，下肢、外阴部静脉曲张更加明显，腹部子宫对各种刺激开始敏感，孕妇时常有疲劳之感。

另外，此月胎动亦渐趋频繁，乳房也会变得更加饱满。

第二节　生活提醒

确保准妈妈行动安全

怀孕7个月，准妈妈腹部向前凸出成弓形，几乎看不到自己的脚，所以为防止发生意外，准爸爸要更加留意准妈妈的行动以确保其安全，尤其是上下楼梯时。另外，准爸爸还须全程陪护准妈妈做产检，共同参与孕妇课堂学习，继续和准妈妈一起测量胎动次数与胎心情况，同时进行胎教。

应注意乳房保健

孕晚期，准妈妈要注意乳房保健。

（1）不可挤压乳房

怀孕使准妈妈乳房增大不少，睡眠侧卧时要先把乳房的位置放好，这样就可以避免在睡梦中挤压到乳房。孕晚期过性生活时，丈夫不要触压妻子的乳房和乳头。准妈妈的乳头分布着丰富的神经，在怀孕期间乳头更敏感，不要刺激乳头，其原因一是避免过快增长，二是避免子宫过度收缩，引发流产。

（2）勤洗澡，勤换内衣，保持乳房清洁

准妈妈最好每天用温开水清洗乳头，尤其是夏天更要勤洗。文胸要松紧适宜，既不束缚胀大的乳房，以利于分娩后哺乳，又能使乳房不下垂，保持乳房的形象美。如果文胸过紧会影响乳腺的发育，甚至导致腺管阻塞，产后乳汁排出不畅，造成乳腺炎。

（3）防止出现大小乳房

睡觉时应不断地变换睡姿，要均匀地两边侧睡，以免产后乳房变成一边大一边小。平时也可适当多按摩较小一边的乳房，以促进血液更好地流通。

（4）选择合适的文胸

选用大号、肩带宽的文胸，以便有效地托起乳房重量；选择全罩杯包容性好的款式，最好有侧提，可以将乳房向内侧上方托起，防止外溢和下垂。面料最好是吸汗、透气性佳的纯棉。

自行调整衣着

准妈妈怀孕7个月后，子宫变大越来越明显，腹部因此向前方扩张，为了配合这种变化，准妈妈所穿的衣、鞋、袜必须加以调整，除了选择质地轻柔、吸汗保温性好的纯棉制品外，还需考虑衣服不要太紧，如果太紧容易影响腹部的血液循环而使胎儿发育不良，准妈妈也容易出现水肿等现象。鞋子要选择防滑、轻便、透气性好的，并且要有一个能牢牢支撑身体的大后跟，有一点坡度更好，可减轻身体沉重带来的腰部酸痛及脚跟痛。袜子要选择袜口不太紧，并有吸汗防滑功能的。准妈妈还需戴孕妇专用的文胸。内裤应选择腹带式内裤，这样不仅能保暖，还可自行调节松紧度。

采取左侧卧位睡姿

妊娠中晚期准妈妈的睡姿会影响到子宫的位置及胎儿的健康，不正确的睡姿会增加妊娠子宫对周围组织及器官的压迫，影响子宫和胎盘的血流量。孕妇在妊娠中晚期，应采取左侧卧位的最佳睡眠姿势。

（1）保证胎盘血液供给

左侧卧位可减轻增大的子宫对动脉的压迫，可维持子宫正常的血流量，保证胎盘血液供给，给胎儿提供生长发育所需的营养物质。

(2) 减轻妊娠高血压疾病

左侧卧位可减轻子宫对下腔静脉的压迫，增加回心血量，使肾脏血流量增多，改善脑组织的血液供给，有利于避免和减轻妊娠高血压综合征的发生。

(3) 有利于胎儿的发育

在妊娠中晚期，子宫呈右旋转，左侧卧位可改善子宫的右旋转程度，由此可减轻子宫血管张力，增加胎盘血流量，改善胎儿的供氧状态，有利于胎儿的生长发育，这对于减少低体重儿的出生和降低围生儿死亡率有重要意义。特别是在胎儿发育迟缓时，采取左侧卧位可使治疗取得更好的效果。

不宜染发、烫发

在怀孕期间，准妈妈不要染发、烫发，以免这些化学物质损伤皮肤。少数女性会对它产生过敏反应，影响胎儿的正常发育。而且，女性在怀孕后，精神状态不稳定，发质也随之改变，由于很难预料发质会出现怎样的变化，所以从这个角度来说，也应该尽量不要烫发及染发。

不宜离家远行

孕晚期，准妈妈已经大腹便便，出于生理和安全的考虑都不适宜出远门、远游或出差。这是因为随着生理负担的加重，准妈妈适应环境的能力远不如以前。如果此时出远门，因长时间的车船颠簸，准妈妈会出现疲惫、心情烦躁、失眠等情况，进而引起身体上的各种不适。而且在旅途中，准妈妈避免不了车船上的碰撞、拥挤，再加上空气污浊，很容

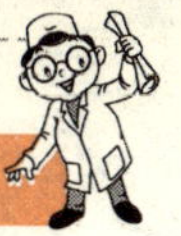

易感染各种致病菌，甚至发生早产、急产等意外。因此，准妈妈在怀孕晚期最好不要离家远行。

参加孕妇学校的好处

参加孕妇学校可以了解孕期医学常识（孕早期、孕中期、孕晚期保健）、孕妇合理营养、孕妇运动与睡眠、孕妇性生活与产道维护、孕妇美容、胎教、分娩前心理指导等知识。孕妇还可以与丈夫一起到学校听课，丈夫可以学会对妻子进行家庭监护的知识，如测宫高与腹围、听取胎心、分辨异常等。

第三节　饮食营养指南

要“少吃多餐”

怀孕第7个月，胎宝宝发育速度较快，为了不使胃的负担过重，又利于食物更好地消化，准妈妈可以尝试“少吃多餐”的方法，把一天之中的饮食分成4餐食用。在保证全面营养的同时，着重补充钙与维生素E，应多吃大豆、牛奶、猪排骨汤、胡萝卜、玉米等食品。既重质量，重营养，不超量，又重视蛋白质、维生素、热量、矿物质等元素的充分摄取；日常饮食以清淡为主，多吃鱼、瘦肉、鸡蛋、蔬菜和水果，减少盐的摄入量。

但营养补充不能“过”，避免吃得过多引起肥胖，进而带来一系列的不利影响，每周体重的增加控制在350克左右，以不超过500克为宜。

治疗黄褐斑的食物

研究表明，黄褐斑的形成与孕期饮食有着密切的关系，如果准妈妈的饮食中缺少一种名为谷胱甘肽的物质，皮肤内的酪氨酸酶活性就会增加，出现黄褐斑的可能性也会增加。然而做好黄褐斑的预防工作，得先从饮食着手，可适当多吃以下这些有助于消除黄褐斑的食物：

（1）猕猴桃

猕猴桃中的维生素 C 能有效抑制皮肤内多巴醌的氧化作用，使皮肤中深色氧化型色素转化为还原型浅色素，干扰黑色素的形成，预防色素沉淀，保持皮肤白皙。

（2）番茄

番茄具有保养皮肤、消除雀斑的功效。丰富的番茄红素、维生素 C 是抑制黑色素形成的最好武器。实验证明，常吃番茄可有效减少黑色素的形成。

每天用 1 杯番茄汁加微量鱼肝油饮用，能使准妈妈面色红润。也可用番茄汁敷面，15～20 分钟后再用清水洗净，对治疗黄褐斑有很好的疗效。

（3）柠檬

柠檬是抗斑美容水果。柠檬中所含的柠檬酸能有效防止皮肤色素沉着。使用柠檬制成的沐浴露洗澡能使皮肤滋润光滑。

准妈妈忌吃的鱼

准妈妈应避免吃 4 种鱼：鲨鱼、旗鱼、鲭鱼和方头鱼。因为这几种鱼所含的汞较高，会伤害胎儿发育中的大脑。之所以没有把金枪鱼列入上述 4 种鱼的名单中，在于金枪鱼所含的汞比上述 4 种少得多。

多吃补脑食品

这一时期，胎宝宝的大脑细胞增殖分化速度加快，大脑体积增大，这标志着胎宝宝的大脑发育将进入一个高峰期，因此，准妈妈可以多吃一些核桃、芝麻、花生之类的健脑食品，以及富含蛋白质的食品，为胎宝宝大脑发育提供充足的营养。

不宜采用高脂肪饮食方案

日常生活中，孕妇不仅要重视加强营养，适量多吃些营养丰富的食物，而且膳食结构及食品选择等方面也应当注意，不宜长期摄入高脂肪饮食，以保证自身健康及优生。

在妊娠期，孕妇肠道吸收脂肪的功能有所增强，血脂相应升高，体内脂肪堆积也有所增多。但是，妊娠期热量消耗较多，而糖的储备减少，这对分解脂肪不利，因而常因氧气不足而产生酮体，容易引发酮血症，孕妇可出现尿中酮体含量升高、严重脱水、唇红、头昏、恶心、呕吐等。

科学饮水

水是生命之源，准妈妈和胎儿自然也离不开水，那么准妈妈在喝水时应该注意哪些问题?

（1）清晨起床后应喝一杯新鲜的凉开水

日本的一项研究表明，白开水对人体有“内洗涤”的作用。另有研究表明，早饭前30分钟喝200毫升25～30℃的新鲜开水，可以温润胃肠，使消化液得到足够的分泌，以促进食欲，刺激肠蠕动，有利于定时排便，防治痔疮、便秘。早晨空腹喝下的水能很快被胃肠道吸收进入

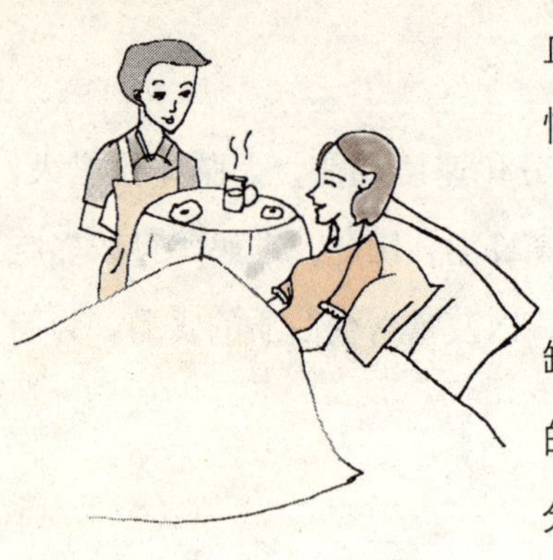

血液，使血液稀释，血管扩张，从而加快血液循环，补充细胞夜间丢失的水分。

(2) 切忌口渴才饮水

口渴犹如田地龟裂后才浇水一样，是缺水的结果而不是开始，是大脑中枢发出的要求补水的救援信号。口渴说明体内水分已经失衡，脑细胞脱水已经到了一定的程度。准妈妈饮水应每隔 2 小时一次，每日 8 次，共 1600 毫升。

适当摄取糖类食物

糖类食物是热量的主要来源，具有保护肝脏和解毒的作用，是构成细胞质和细胞核的重要成分，故孕妇适当摄取糖类食物有利于母体健康与胎儿正常发育，但不宜长期进食含糖量高的食物。

医学专家发现，血糖偏高的孕妇生出体重过高胎儿的可能性和胎儿先天畸形的发生率分别是血糖偏低孕妇的 3 倍、7 倍。另一方面，孕妇在妊娠期，肾的排糖功能有不同程度的降低，如果血糖过高，则会加重孕妇的肾脏负担，不利于孕期保健。

第四节　孕 7 月胎教要点

欣赏音乐

怀孕的第 7 个月是胎儿听觉功能发育基本完成的时期，此时的胎儿可以听到各种各样的声音，所以此时的音乐胎教最好给胎儿传达多种声

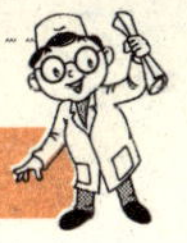

音，除音乐欣赏外，可经常听鸟鸣、水声、风声等自然的声音。要根据不同的情况选取不同的音乐，做家务时可听轻快的小步舞曲；独自一个人冥想时最好听“弥撒曲”或“弥赛亚”等宗教歌曲；整理一天的工作和写日记时听小夜曲；忧郁时，与其立即听高兴的音乐，不如先听一会儿单调的悲伤的音乐，然后再听高兴的音乐；稍微有点不安时，听旋律稳定的弦乐器演奏的音乐；不要只听古典音乐，也可听自己喜欢的流行歌曲或歌谣、爵士乐等来转换心情。另外，觉得好听的音乐要反复听，这样可以让胎儿加深印象，促进胎儿记忆力的发育。在听音乐的同时，还可以做腹式呼吸，这样的胎教会收到双倍的效果。

与胎儿对话

西方一些国家的胎教学校为胎儿设有语言训练课，据说凡是受过美国凡德卡胎教学校语言训练的胎儿，在出生时大脑中约记有50个单词，所以有些胎儿出生后两周就会说“哦哦”、“爸爸”等，这说明用准爸爸准妈妈充满爱的讲话声刺激胎儿的听觉和语言中枢神经，可使胎儿的语言中枢神经、大脑发育得早、发育得快、发育得好。凡德卡的儿子经胎教，出生后4个月就能讲简单的话，4岁就能讲英语、西班牙语，而且懂得照顾自己。

语言刺激是听觉训练的一个主要内容，尤其是准爸爸的话很容易透入宫内。每天家里安静的时候、准妈妈觉出胎动较活跃的时刻可以与胎儿对话，对话的内容要简单。在与胎儿进行对话时可以给胎儿起个乳名，一直用这个乳名呼唤他，他会感到亲切，并有安全感，对于将来健康人格的形成是很有利的。胎儿时期活动较强的宝宝，出生6个月后，要比活动较差的宝宝动作发育快。他们出生后，在站立、爬行、行走等运动方面的能力，要比一般的宝宝超前发育，手脚较灵活，步履也更稳健。准爸爸准妈妈与胎儿讲话不仅能够增加夫妻间的感情，共同享受天伦之乐，还能将准爸爸准妈妈的爱传达给胎儿，这对于胎儿的情感发育也具有莫大的好处。

进行听觉胎教

到怀孕的第 7 个月时，胎儿的听力已发育到能分辨出各种声音，并在母体内作出相应的反应。有人曾做过这样一个实验：在妊娠中期让孕妇给胎儿经常朗读《戴帽子的猫》，当胎儿出生后进行吸吮试验时，先准备两篇韵律完全不同的儿童读物，一篇是婴儿在母亲体内听到过的《戴帽子的猫》，另一篇是婴儿从未听到过的《国王、小耗子与奶酪》，婴儿通过不同的吸吮方法才能听到这两篇不同的儿童读物，结果发生了让人非常吃惊的事情，这些婴儿完全选择了他们出生之前听过的《戴帽子的猫》。通过这个实验可以得出结论，胎儿在未出生前是有听力的，并且能够记住那些经常听到的声音。

通过听力训练，还可以对患有先天性耳聋的胎儿作出初步的诊断，有利于优生优育。

进行光照胎教

光照胎教法是指通过光源对胎儿进行刺激，以训练胎儿视觉功能的胎教法。尽管胎儿在妊娠 25 周前和 32 周之后，不愿睁开眼睛，总是把小眼睛紧紧地闭着，好像是看不到任何东西。其实，胎儿的视觉在怀孕第 13 周就已经形成了，虽然胎儿不愿去看东西，但对光却很敏感。用胎儿镜观察可发现，妊娠 4 个月时胎儿对光就有反应。当胎儿入睡或有体位改变时，胎儿的眼睛也在活动。

怀孕晚期，如果将光射进子宫内或用强光多次在母亲腹部照射，可

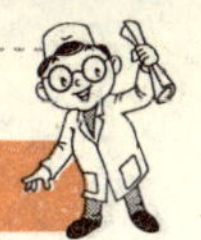

发现胎儿眼球活动次数增加，胎儿会安静下来。用B超检查仪还可发现，用手电筒一闪一灭地照射孕妇的腹部，胎儿的心率就会出现剧烈变化。因此，光照胎教法正是基于胎儿具有视觉而实施的。

具体方法：每天用手电筒紧贴孕妇腹壁照射胎头部位，每次持续5分钟左右。结束时，可以反复关闭、开启手电筒数次。

在胎儿期适时地给予光刺激，能促进胎儿视网膜光感受细胞的功能尽早完善。

讲述精彩的故事

讲故事时，准妈妈应取一个自己感到舒服的姿势，精力要集中，吐字要清楚，声音要和缓，既要避免高声尖气地喊叫，又要防止平淡无味地照书念，而应以极大的兴趣绘声绘色地讲述故事的内容，一定要注意把感情倾注于故事情节中去，通过语气声调的变化，将喜怒哀乐传递给胎儿，使胎儿受到感染。单调和毫无生气的声音是不能唤起胎儿的感受的。

故事的内容宜短小、轻快、和谐，最好选择那些色彩丰富、富于幻想的故事。内容可以选择提倡勇敢、理想、幸福、友爱、聪明、智慧等的故事，那些容易引起恐惧、伤感以及使人感到压抑的故事，如《灰姑娘》、《白雪公主》等，就不适宜讲给胎儿听。除利用幼儿读物进行讲述外，也可以由父母自编，任意发挥故事内容。此外，准妈妈还可以给胎儿朗读一些轻快活泼的儿歌、诗歌、散文以及顺口溜等。

用爱心带给宝宝美好的初始记忆

当新生儿哭闹不止时，如果将宝宝的耳朵贴近母亲的胸口，让宝宝听到母亲的心跳声，宝宝就会立即停止哭闹。这是因为宝宝在母体内时对母亲的心跳声就已经有了记忆，一旦又听到熟悉的心跳声，宝宝就会产生安全感，停止哭闹。

研究证明，外界有意识的激励行为将会长期保留在胎儿的记忆中，而且会影响胎儿将来的智力、能力、个性等。同时，母亲通过胎盘将营养和神经反射的信息传递给胎儿，胎儿则在脑细胞分化、成熟过程中不断接受母体的这种调节与训练。因此，妊娠期母体的情感调节与宝宝记忆的形成、优势潜能的发展有很大的关系。

第五节 准妈妈健康课堂

预防和控制妊娠水肿的方法

正常孕妇到了妊娠中晚期常有轻度下肢水肿，这是由于增大的子宫压迫了下腔静脉，使血液回流受阻引起的。一般白天有水肿，经一夜卧床休息后，水肿即能消退。如果休息后仍不能消退，就属于不正常现象，表现为孕妇下肢皮肤紧而发亮，弹性降低，用手指按压后出现凹陷。水肿的程度从轻到重一般是由踝部开始，逐渐向上扩展到小腿、大腿、腹壁、外阴，严重的可蔓延全身，甚至伴有腹水。

下肢水肿虽然是孕期的正常现象，但并不一定就要忍受这些不适，下面我们介绍一些方法来预防和控制水肿。

（1）坐着时把脚稍稍垫高

为了使腿部积存的静脉血能够回到心脏，坐在椅子上的时候，可以把脚放到凳子上，与臀部同高；坐在地板上时，可用坐垫把脚垫高。

（2）平躺时把脚抬高

下半身的静脉血很难返回心脏是因为人类的心脏离脚实在太远了。

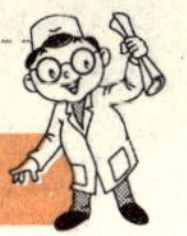

静脉血是依靠肌肉的收缩和血管里的某种“阀门”而被送回到心脏的。因此，平躺时把脚稍稍抬高能够使血液更容易回到心脏，水肿也就比较容易消除了

（3）踏步抬腿运动

可以抓住一个支点保持身体平衡，然后进行踏步抬高大腿运动。

（4）按摩小腿、脚背

可以由准爸爸帮忙做一下按摩，按摩时要由下往上，这样才有助于血液返回心脏，力度以舒服为宜。睡前的按摩，可以解除腿部酸痛，有助于睡眠。另外，洗澡时按摩也是个不错的选择。

（5）热水泡脚

血液循环不畅时，体内多余的水分会排出困难。特别是冬天，双脚泡个热水还会感觉暖和。足浴后擦干脚，再进行按摩，效果会更好。

防治坐骨神经痛

怀孕后发生坐骨神经痛，绝大多数是因腰椎间盘突出引起的。

对准妈妈的这种坐骨神经痛最好不要做X光检查，而用超声波检查代替。即使无法代替，也要安排在妊娠后期检查，那时胎儿发育接近成熟，不易引起不良反应。另外，准妈妈应首选硬板床休息和做牵引治疗；常规的佩戴腰围容易限制胎儿活动，不利于其发育，故不宜选用；活血化淤的中药会影响胎儿发育，应禁止使用。某些药物虽然效果好，但也不主张在这个时候使用。中期症状若严重者，可考虑终止妊娠。临产时则建议采用剖宫产的分娩方式，以免加重病情。一般情况下，大部分准妈妈在分娩后，其坐骨神经痛能自愈，只有少数需要分娩后再手术。预防的关键在于孕期劳逸结合，避免做剧烈的体力活动，尤其是在临产前3个月。平时最好采用侧卧位睡觉，平卧时要在膝关节下面垫上枕头或软垫，此外不要穿高跟鞋。

防治小腿抽筋

半数以上的准妈妈会发生小腿抽筋，多发生于怀孕7个多月后。较易发生在熟睡醒来后，或是在长时间坐着、伸“懒腰”伸直双腿时。

应对小腿抽筋的办法主要有以下几个：

(1) 抬脚热敷

睡眠时保持下肢温暖，尤其入睡前，不要直接让小腿吹风，并采用侧卧姿势，可以减轻症状；休息时可平躺将脚部稍微抬高，脚趾向上伸展，可使小腿后部肌肉舒张，减轻肿胀、不适感；常按摩抽筋的脚部肌肉使循环增加以利于排除代谢物；还可以搭配热敷，晚上洗澡时，双脚泡热水10分钟，效果会更加显著。

(2) 调整饮食习惯

平时多吃含钙丰富的食物，增加维生素的摄取量（尤其是维生素D），少吃太咸、腌制食物，以免造成水肿。每天喝数杯新鲜橙汁、石榴汁或番茄汁补充矿物质，这都可以预防抽筋。

(3) 抽筋时立刻脚着地

发生抽筋的时候，可下床以脚跟着地，或平躺时脚跟抵住墙壁；也可以将脚掌上弯以抽伸小腿；另外，伸直膝盖，并把脚掌向膝盖的方向翘，向上屈曲，小心地以踝为中心进行绕圈运动，也可减轻症状。

警惕急性阑尾炎

准妈妈应对急性阑尾炎有足够的认识，提高警惕。孕妇一旦出现右下或右侧腹痛且持续不缓解，有时难以忍受，同时伴有恶心、呕吐、发热等症状，再加上按压右侧腹有明显疼痛，腹肌也较硬，则是急性阑尾炎的征象，应立即去医院检查。

预防泌尿道感染

(1) 适当增加营养、增强体质。

(2) 节制性生活，尤其是怀孕头3个月和最后3个月，应尽量避免性生活，即使偶有性生活，男女双方均应清洗性器官及外阴部，女方还应在性生活后小便一次，利用尿液冲洗尿道，减少尿路感染的可能性。

(3) 坚持每日清洗外阴部、勤换洗内裤。

(4) 定期到医院查尿，做尿常规或尿培养检查。

流鼻血的预防及处理

准妈妈流鼻血是较常见的一种情况，在怀孕的早期、中期、晚期都可能会出现，尤其是在怀孕的中、晚期会更严重，所以不必太着急。

(1) 如何预防流鼻血

1) 注意调整饮食结构，少吃辛辣的食物，多吃含有维生素C、维生素E的食品，比如：绿叶类蔬菜、黄瓜、番茄、苦瓜、苹果、芒果、桃子，以及豆类、蛋类、乳制品等食物，以巩固血管壁，增强血管的弹性，防止破裂出血的情况发生。

2) 少做比如擤鼻涕、挖鼻孔等动作，避免因损伤鼻黏膜血管而出血。

3) 每天用手轻轻地按摩鼻部和脸部的皮肤1~2次，促进局部的血液循环与营养的供应，尤其是在冬天。

(2) 流鼻血的处理

随身携带一些纸巾备用。若有发生流鼻血，请不要紧张，可走到阴凉处坐下或躺下，抬头，用手指部捏住鼻子，然后将蘸冷水的药棉或纸巾塞入鼻孔内。

如果不能在短时间内止住流血，则可以在额头上敷上冷毛巾，并用手轻轻地拍额头，从而减缓血流的速度。

积极治疗甲亢

一般来说，患有甲状腺功能亢进症（简称甲亢）的妇女尽量不要怀孕，等甲亢治好后再怀孕为好。因偶然而怀孕的甲亢妇女，如果不急于要小孩，最好还是做人工流产；怀孕后才患了甲亢或因要小孩心情迫切而怀孕的甲亢妇女，如果不终止怀孕，甲亢也应同时进行治疗。

甲亢的孕妇可有心慌、甲状腺肿大、突眼、怕热、多汗、体重减轻、神经过敏、食欲亢进、手指震颤、疲乏、腹泻等症状。在孕早期，这些症状可忽然加重，孕中期以后渐趋稳定。孕晚期时可在分娩、引产、感染、手术时又趋严重。

在整个怀孕期均可用抗甲状腺药，但剂量不能大，因为甲状腺药可经胎盘进入胎儿体内，造成胎儿甲状腺功能也同时受到抑制，导致胎儿发育障碍。

在怀孕 4 ~6 个月期间也可以考虑进行甲状腺手术治疗，但在怀孕的头 3 个月和末 3 个月则不宜手术。孕妇不能用放射性碘治疗甲亢，因放射性碘可能损伤胎儿的甲状腺。

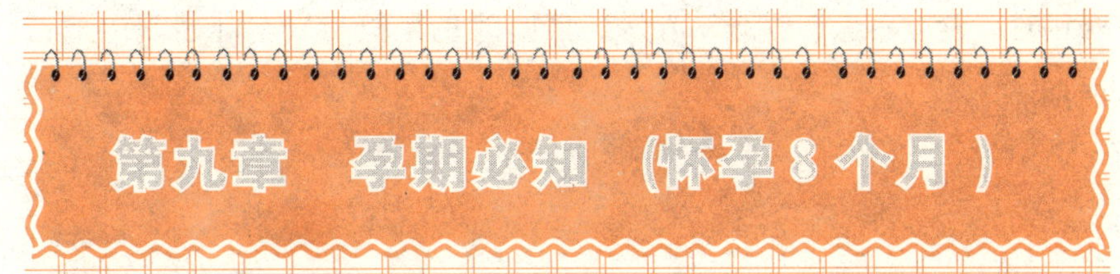

第九章　孕期必知（怀孕8个月）

第一节　胎儿和准妈妈的变化

胎儿的变化

此时的胎儿体重可达到1500～1700克，身长为40～44厘米。胎儿大脑皮质功能继续发育和活跃；胎儿的味觉、嗅觉和视觉已具功能；肺、肾、胃等重要器官发育完成，但器官功能都还较差。从外表看，胎儿胎脂继续蓄积，皮肤皱纹仍多，面部如小老头。这时胎儿已有一定生活能力，如果早产，在良好的护理条件下可以存活。

羊水量从此期起不再迅速增加了。胎儿身体紧靠子宫，位置固定。这时，准妈妈腹壁和子宫很薄，胎儿能听到母亲的声音，降生后即可很快辨认。

准妈妈的变化

子宫底高27～29厘米，在肚脐和心窝间可以触摸到子宫底。

这个时期的准妈妈下腹部更显凸出，腰部更容易感到酸痛，下肢可出现水肿，静脉有曲张现象，同时会出现妊娠斑。乳头四周及外阴部有黑色素沉淀。

此外，子宫将内脏向上推挤，心、肺、胃受到压迫，孕妇会感到呼吸困难，食欲不振、腹胀、心悸。且此时也是第二次孕吐出现的痛苦时期。

第二节　生活提醒

保护准妈妈的安全

孕 8 月，准妈妈腹部更大，且出现第二次孕吐反应，准爸爸应该仔细监测准妈妈血压、胎动、胎心，保护准妈妈的安全。稍有异常及时陪准妈妈就诊。另外，全方位做好分娩前的准备，以便随时应对可能发生的早产情况。

护好眼睛

妊娠期间，准妈妈的内分泌、血液、心血管、免疫乃至新陈代谢等，都会在不知不觉中发生种种改变，以适应胎宝宝的生长需要。这些身体变化会间接地影响到准妈妈的眼部。

（1）眼角膜水肿

这是由于准妈妈体内黄体素分泌量增加及电解质不平衡引起的。正常人眼角膜含有 70% 的水分，准妈妈的眼角膜及水晶体内水分却增加了，这就形成了眼角膜轻度水肿，其眼角膜的厚度平均可增加约 3%，且越到怀孕晚期越明显。由于角膜水肿，敏感度将有所降低，常影响角膜反射及保护眼球的功能。这种现象一般在产后 6 ~ 8 周即恢复正常。

（2）屈光不正

这是由于准妈妈眼角膜的弧度在妊娠期间会变得较陡造成的，其结果可导致远视及睫状肌调节能力减弱，看近物模糊。原本近视的准妈妈，此时眼睛的近视度数则会增加。这种现象会在怀孕晚期更加明显。这种异常现象也多在产后5～6周恢复正常。建议准妈妈不必忙于配换眼镜，可在分娩一个多月后再验配，那时验出的度数才相对准确。

（3）干眼症

正常眼睛有一层泪液膜，覆盖在角膜及结膜之前，起保护眼球及润滑作用。由于受孕期激素分泌的影响，准妈妈的泪液膜的均匀分布遭到破坏。到妊娠晚期，约80%的准妈妈泪液分泌量会减少。泪液膜量的减少及质的不稳定，很容易造成干眼症。

建议准妈妈多摄入对眼睛有益的维生素A、维生素C等营养素。

做做呼吸操

呼吸操是专为怀孕女性设计的一种运动方式，有利于其增强体质和分娩。呼吸操分为胸式呼吸、轻快呼吸和屏气、哈气。

步骤1：胸式呼吸——先用鼻子深吸一口气，待胸部鼓起后再张嘴慢慢吐气，如此交替进行多次。

步骤2：轻快呼吸——有节奏地快速吸气、呼气变替进行，大约每2秒钟一次，注意不要吸气太深。这种呼吸方式特别有利于子宫口开大以及强烈宫缩时的胎儿娩出。

步骤3：屏气——先吸气至最深时再屏住气，过会儿后再吐气，反复练习，直至屏气时间能达30秒钟以上。屏气也特别适用于胎儿娩出。

步骤4：哈气——呼吸节奏加快，大约1秒钟呼吸一次，嘴呈半开状，这项练习在胎儿娩出末期特别有帮助。

掌握这四种呼吸方式后，可采取分娩期在产床上的姿势再次练习，背靠垫子或枕头，抬高上身，曲起双腿，分开大腿。

保持室内良好的通风

有些准妈妈由于害怕受凉感冒，居室门窗整日紧闭，这样在把污染的空气关在室外的同时，也人为地限制了新鲜空气的流通。长此以往，必将给准妈妈和胎宝宝的健康带来不良的影响。负离子不足的环境，会让准妈妈产生头晕、恶心、欲呕等不适。另外，家庭装修中的有害气体也严重地影响着准妈妈和胎宝宝的健康。所以，必须注意配备良好的通风设备，并保持室内空气的清新。

监护好胎心

胎心监护是一种简单、无痛的产前检查，用于评估胎儿的状况。在胎心监护检查过程中，医生能够监测胎儿的心跳，包括宝宝休息和活动时的胎心率分别是多少。你活动的时候心跳会加速，胎儿也一样，他活动或踢腿的时候胎心率应该加快。如果你孕期一切正常，那么医生通常会建议从你怀孕第 36 周开始每周做一次胎心监护。但如果你有妊娠并发症，可能根据情况从怀孕第 28 ~ 30 周就要开始做胎心监护了。

不宜戴隐形眼镜

怀孕期间准妈妈平均体重可以增加约 11 千克，且体内多储存了约 65 升的水分。而角膜含有 70% 的水分，所以它是眼球前半部受怀孕水分增加影响最大的一部分。根据研究指出，怀孕期间角膜的厚度平均增加约 3%，且越到怀孕末期，角膜厚度增加越明显。

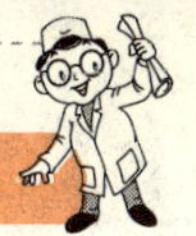

另外，角膜的敏感度在怀孕期间却是降低的，这与角膜厚度的增加无关，却会影响角膜反射及保护眼球的功能，这种现象在生产后6周至8周可以恢复正常。角膜的弧度在怀孕期间也会有些改变，且在怀孕末期更明显，角膜弧度的改变会使得原先配戴合适的隐形眼镜变得不合适。

如果平常是配戴有框的普通眼镜，在怀孕期间不宜改戴隐形眼镜，如果原先配戴的隐形眼镜没有不适，则怀孕初期仍可继续配戴，不过最好要减少配戴的时间，并在清洁方面要加强（因为镜片上的沉积会增加）。

不宜打麻将

玩麻将，本是一种娱乐，但不少人打麻将通宵达旦，废寝忘食。如此玩法，无疑有损健康。若玩者是孕妇，那危害就更大了。它不仅危害到准妈妈的身体健康，还会影响胎儿的生长发育。

（1）麻将上致病微生物多

一副麻将，你打出去，我抓进来，经年累月，上面沾染着多种致病微生物。一旦孕妇由此患上传染性疾病，则可能殃及胎儿。如果是妊娠头3个月期间患病用药，胎儿患先天性疾病的可能性会大大增加。

（2）情绪状态直接影响宝宝

优生学家十分强调孕妇保持心情舒畅、精神安定的重要作用。而打麻将时，孕妇往往处于大喜大悲、患得患失、惊恐无常的不良心境中，加之语言粗暴，争论激烈，自主神经高度紧张，母体内的激素分泌异常。这些恶劣刺激对胎儿大脑发育造成的损害，会远远超过对母体本身的损害。

（3）长时间地固定于一种姿势

打麻将时，长时间处于坐位，胃肠蠕动减弱，胃酸反流增加，会刺激黏膜，引起便秘、厌食、呕吐、咽喉与上腹部烧灼感。同时腹部的压迫会使盆腔静脉血液回流受阻，肛门周围静脉丛充血，引发痔疮、下肢静脉曲张和下肢严重水肿，甚至小腿抽筋。由于孕妇的血液处于高凝状态，久坐有引起下肢血栓形成的危险。

不宜乘坐飞机

在妊娠32～34周前，航空公司尚允许孕妇空中旅行，安检不会对胎儿造成伤害，飞机中氧浓度足够乘客使用，只要不过分颠簸应该是安全的。但32～34周后，旅途劳顿有可能造成孕妇早产，因此要有医生证明才允许购买机票。

如有合并症或并发症，如妊娠高血压疾病、先兆流产、先兆早产、前置胎盘、胎膜早破等，则不适合异地旅行，应就地治疗。

第三节 饮食营养指南

宜常吃预防早产的食物

这一时期，准妈妈可常吃能预防早产的食物。如：多吃鱼有防止早产的作用，增加准妈妈足月分娩健康婴儿的可能性。鱼类，特别是富含ω-3脂肪酸的鱼，可以延长孕期、防止早产，从而增加孩子出生时的体重。研究人员发现，吃鱼多的准妈妈生下早产和体重过轻婴儿的几率较小。从不吃鱼的准妈妈早产的可能性为7.1%，而每周至少吃一次鱼的准妈妈，这一几率只有1.9%。

我国传统也有说法，准妈妈多吃鱼有很大的补益作用。我们常见的

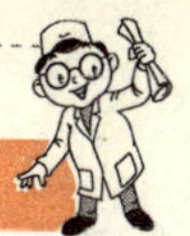

鱼，如鲤鱼、鲫鱼等，其中鲤鱼有清热解毒、利水消肿、通乳、滋补健胃的功效，对各种水肿、腹胀、乳汁不通都有好处，尤其是对准妈妈妊娠水肿、胎动频繁有不错的食疗效果。鲫鱼不仅营养价值极高，而且营养素多，尤其是它所含的蛋白质因质优而容易消化吸收。炖鲫鱼汤给准妈妈喝，既可以补虚，又有通乳、催奶的作用。

另外，菠菜也是最佳的保胎蔬菜，因其含有大量的叶酸，位居保胎蔬菜之首。每100克菠菜中，叶酸含量高达350毫克。菠菜中的大量B族维生素，还可防止孕妇盆腔感染、精神抑郁、失眠等。

摄取足够的热量

如果孕妇妊娠期热量供应不足，就会动用母体内储存的糖原和脂肪，人就会消瘦、精神不振、骨骼肌退化、脉搏缓慢、体温降低、抵抗力减弱等。准妈妈热量摄入过少，还可使胎儿出生体重过低。

（1）孕期热量需要更多

女性在妊娠期间热量消耗要高于未妊娠时期。因此，孕妇对热量的需要会随着妊娠的延续而增加。所以，保证孕期热量供应极为重要。

（2）重视糖类食品的摄入

妇女怀孕后代谢增加，各器官功能增强，为了加速血液循环，心肌收缩力增加，糖类可作为心肌收缩时的应急能源。脑组织和红细胞也要靠糖类分解产生的葡萄糖供应能量。因此，糖类所供能量对维持妊娠期心脏和神经系统的正常功能、增强耐力及节省蛋白质消耗有非常重要的意义。因此，孕妇必须重视糖类食品的摄入。

准妈妈所需要的热量来自产热营养素，即蛋白质、脂肪和糖类，如各种粮谷物食品等。

宜多吃植物油

女性在怀孕期间吃植物油过少，出生的宝宝湿疹发生率就高。

婴儿湿疹是一种常见的与“变态反应”有密切关系的皮肤病，有着剧烈的瘆痒，多种形态的皮肤损害、反复发作等特点。婴儿湿疹大多发生在其出生后1~3个月，6个月后逐渐减轻，一岁半后，大多数病儿可逐渐自愈。

人体所必需的脂肪酸，如亚油酸、亚麻酸和花生四烯酸等，人体自身是不能合成的，而是只能靠食物供给。这些脂肪酸在动物油含量极少，主要存在于植物油中。如果人体缺乏脂肪酸，就会引起皮屑增多，头发易断、皮肤粗糙等症状，婴儿则易患湿疹。所以，为了预防婴儿患湿疹，准妈妈应多吃植物油。

多吃鱼可防早产延长孕期

研究发现，孕妇吃鱼越多，怀孕足月的可能性越大，出生时的婴儿也会较一般婴儿更健康、更聪明。

经常吃鱼的孕妇出现早产和生出体重较轻婴儿的可能性，要远远低于那些平时不吃鱼或很少吃鱼的孕妇。调查还发现，每周吃一次鱼，就可使从来不吃鱼的孕妇早产的可能性从7.1%降至1.9%。

研究人员推断，鱼肉之所以对孕妇有益，因为它富含ω-3脂肪酸，这种物质有延长孕期防止早产的功效，也能有效增加婴儿出生时的体重。

多吃嫩玉米好处多

玉米的营养价值很高，但我们在此说的是嫩玉米。用老玉米粉做成食物后损失的营养成分较多，但是嫩玉米中的营养物质基本上没有损失。由于在储存的过程中，玉米的营养物质含量会快速下降，所以嫩玉米中的水分、维生素、活性物等各种营养成分也比老熟玉米高很多。对准妈妈来说，多吃嫩玉米有很多好处，因为嫩玉米粒中含有丰富的有助于安胎的维生素 E，可以用来防治习惯性流产，宝宝发育不良等。另外，嫩玉米中所含的维生素 B_1 能增进准妈妈食欲，促进宝宝发育，提高神经系统的功能。嫩玉米中富含的粗纤维，能够加速致癌物质和其他毒物的排出，准妈妈妊娠便秘者食用，能够起到缓解病情的作用。

以柠檬汁调味

柠檬有减盐效果，所以，准妈妈在使用酱油或其他调味酱前，先淋一些柠檬汁，使口味更富有变化，达到减盐的效果，对减轻水肿也有帮助。

第四节　孕 8 月胎教要点

选择令人舒服愉快的音乐

除了可以选择悦耳舒服的音乐之外，有些专业医师认为莫扎特的曲子因为较类似母亲的心跳声，可以给胎宝宝安全感，是对胎教有帮助的音乐。

只要是能让准妈妈感到舒服愉快的音乐，就是适合准妈妈的胎教音乐，可以在每天起床后，开启轻柔的音乐，以愉悦的心情迎接新的一天。

与胎儿对话

到了怀孕的第8个月，生活在母亲腹中的胎儿已经是一个能听、能看、能“听懂”话、能理解父母的有生命、有思想、有感情的人了，父母对胎儿说话绝不是“对牛弹琴”。凝聚着父母深情的呼唤和谈话，一定会使胎儿聚精会神地倾听，作为父母应不失时机地加紧与胎儿之间的语言沟通与交流，对他施予良性刺激，以丰富胎儿的精神世界，这对开发胎儿的智力是有极大的好处的。比如可以告诉胎儿：“我的小宝宝，不久以后你就要出来了，妈妈好盼望这一天。你也一定很想和妈妈见面了，是吗?”或者与丈夫一起对胎儿说：“爸爸妈妈为了迎接你的诞生，已经准备了整整10个月，外面的世界很美丽，你一定会喜欢的。”

在与胎儿讲话、给胎儿讲画册、讲故事、教胎儿学文字的基础上，可通过视觉印象将图形的形状、颜色和母亲的声音一起传递给胎儿，教胎儿学算术和认识图形。在教胎儿学算术和认识图形的时候，要充分发挥想象力，将数字和图形变成立体的形象，这样会使胎儿学起来饶有兴趣；如将数字“1”联想为竖起来的铅笔。做算术也是一样，例如，教胎儿1加1等于2的时候，母亲可以这样对胎儿说：“这里有1个苹果，又拿来了1个苹果，现在一共有2个苹果了。”这就将具体的、有立体感的形象，导入语言刺激中去了。

抚摸、触动胎儿

目的是激发胎儿在母体中运动的积极性，感受母亲的爱抚。

(1) 抚摸法

自胎动起，孕妇在休息、睡觉前，将身体平躺、放松，双手捧住胎儿，作来回抚摸状（一般10分钟左右）。

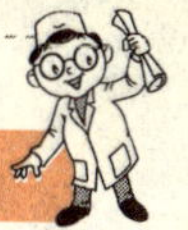

（2）轻压、慢推法

可用手指做轻压胎儿随后放松的动作，到妊娠晚期，还可采用轻缓推动胎儿的动作。一开始或许胎儿因受压、受推不太习惯，一旦胎儿熟悉了母亲的手法后，也就会接受这种爱抚，主动地配合运动。这时，如果再伴之以母亲轻柔的说话声，效果会更好（动作要轻缓适度，时间不能过长，一般不超过10分钟）。

进行运动胎教

此期还应该对胎儿进行运动胎教，主要还是帮助胎儿运动，动作可较以前大一些。准妈妈仰卧或侧卧在床上，平静均匀地呼吸，眼睛凝视着正前方，全身肌肉最大限度地放松。准妈妈可用双手从不同的方向抚摸胎儿，左手轻轻压，右手轻轻放，右手轻轻压，左手轻轻放；或者用双手手心紧贴腹壁，轻轻地做旋转动作。可以左旋转，也可以右旋转，这时胎儿就会作出一些反应，如伸胳膊、蹬腿等。这种帮助胎儿运动的做法坚持一段时间后，胎儿就习惯了，或者形成了条件反射，只要母亲用手刺激，胎儿便很快进入运动状态。如果在帮助胎儿运动时，能够有适当的音乐伴奏，则效果更为理想。

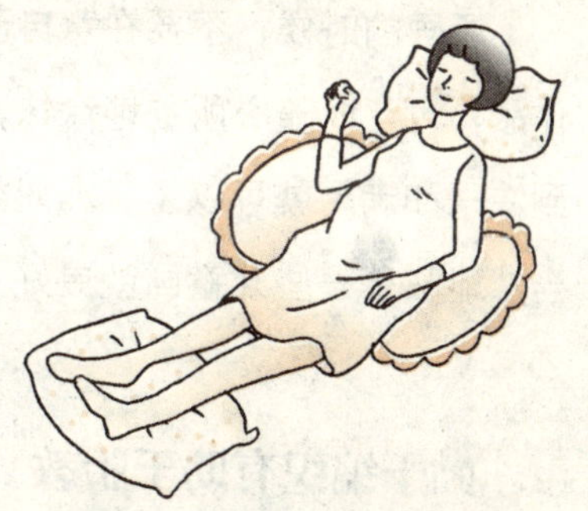

除了帮助胎儿运动外，此时的准妈妈还应该做孕妇体操。这时由于身体笨重，很多准妈妈就不运动了，再加上吃得多，很容易发胖。一般而言，体重超重的话，容易患妊娠高血压综合征之类的各种各样的疾病，同时也容易难产。而适当的运动可以锻炼分娩时必要的脚、腰以及肚子的肌肉，能使分娩顺利地进行，还可以避免体重的增加。

抽时间学习绘画

由于胎儿生长在子宫这个特殊的环境里，胎教就必须通过母体来施行，并通过神经来传递到胎儿未成熟的大脑中，对其发育成熟起到良性的刺激，而且一些刺激可以长久地保存在大脑的某个功能区，一旦遇到合适的机会，惊人的才能就会发挥出来。因此，除了听音乐外，准妈妈还应当多接触美丽的图画，还可以抽出时间学习绘画。

心理学家认为，画画不仅能提高人的审美能力，产生美的感受，还能通过笔画和线条释放内心情感，调节心绪平衡。画画具有和音乐治疗一样的效果，即使不会画画，你在涂涂抹抹之中也会自得其乐。

画画的时候，不要在意自己是否画得好，准妈妈可以持笔临摹美术作品，也可以随心所欲地涂抹，只要准妈妈感到是在从事艺术创作，感到快乐和满足就可以了。准妈妈还可以向胎宝宝解释自己所画的内容。当然能临摹一些儿童画就更好了。

勤于编织有助于胎教

经胎教实践证明，孕期勤于编织的准妈妈所生的孩子都会比在孕期不喜欢动手动脑的准妈妈所生的孩子更“手巧、心灵”一些。

运动医学研究证明，在进行编织时，会牵动肩膀、上臂、小臂、手腕、手指等部位的30多个关节和50多块肌肉。

这些关节和肌肉的伸屈活动，只有在中枢神经系统的协调配合下才能完成。管理和支配手指活动的神经中枢在大脑皮质上所占面积最大。手指的动作精细、灵敏，可以促进大脑皮质相应部位的功能发展，通过信息传递的方式，可以促进胎儿大脑发育和手指的精细动作。

第五节　准妈妈健康课堂

防治压力性尿失禁

有些孕晚期的孕妇在大笑、咳嗽或打喷嚏等增大腹压等活动时，会有尿液不自觉的从尿道流出，这种现象就是压力性尿失禁。

其发生主要与胎儿压迫膀胱有关；骨盆底肌肉发育不良或锻炼不足，承托功能差，随着子宫增大，盆底肌变得柔软且被推向下方，对盆腔内器官的承托、收缩功能减退，可导致尿失禁的发生。

若觉得尿失禁让人受窘，可以做一做骨盆放松练习。有助于防治压力性尿失禁。即四肢着地呈爬行状，背部伸直，收缩臀部肌肉，使骨盆推向腹部。再弓起背，持续几秒钟后放松。如有早产的风险，事前应征求医生的意见，注意避免过于激烈的运动。

防治肝内胆汁淤积症

许多孕妇在妊娠中晚期，甚至妊娠早期就出现全身广泛性瘙痒，最典型是首发于手掌和脚掌，然后逐步延及小腿，大腿，上肢，后背，前胸及腹部，除了抓痕以外还伴有皮损，瘙痒程度各有不同，可从轻度偶然的瘙痒到严重的全身瘙痒。在这种情况下，应考虑是否得了妊娠肝内胆汁淤积症。它的临床表现以皮肤瘙痒为主，严重时出现黄疸，肝功能检查 GPT 升高，少数患者感到乏力、腹泻、腹胀。孕妇出现了这些警示信号，应该及时就诊，以免病情继续发展。

许多孕妇患了妊娠肝内胆汁淤积症，因临床症状比较轻，所以思想上不重视，虽然皮肤瘙痒、黄疸这些表现在分娩之后都会自然消失，肝功能也恢复正常，但该病对胎儿有很大影响，可引起胎儿窒息、早产、死胎、孕妇产后大出血。据报道，在未发现此病以前，有很多不明原因早产死胎，其实是因该病引起的，所以孕妇千万不能把它当做“胎气”，疏忽大意，一定要及时去医院诊治。

孕妇一旦患了妊娠肝内胆汁淤积症必须严密观察胎儿情况，勤数胎动，由家属听胎心，发现异常情况及时与医生联系，遵医嘱服用中西药，以确保宝宝安全渡过难关。

产期焦虑的产生及影响

产期焦虑是孕产妇最常见的心理问题。随着分娩的临近，许多孕妇出现焦虑情绪。住院前为期待性焦虑，住院后为分娩性焦虑。

这种心理问题对产程、产时疼痛、产后出血、阴道分娩率、新生儿阿氏评分及母乳喂养成功率均会产生一定的不良影响。

乙肝病毒母婴传染的预防

预防乙肝病毒母婴传染的作用及方法如下：

(1) 注射疫苗

婴儿的免疫功能不够完善，HBV－DNA 与其干细胞 DNA 整合后就逃避了 T 淋巴细胞的攻击，因此婴儿在围生期被感染后将有 80% 成为 HBsAg 持续携带者。

HBIG 是专门针对乙肝病毒的“抗－HBs”，能中和血液、细胞外液和黏膜表面的乙肝病毒，以达到清除病毒的目的。唯一的不足是 HBIG 无法进入肝细胞，只能在病毒进入肝细胞之前将之中和。因此，越早注射越好，最好是在新生儿出生后 6 小时内。

（2）阻断传播的方法

现在阻断乙肝病毒传播的方法主要是疫苗接种。

一般来说，HBsAg阴性母亲产下的婴儿要在0、1、6月这三个月接种10微克的乙肝疫苗；HBsAg单项阳性母亲产下的婴儿要在0、1、6月这三个月接种20微克的疫苗；HBsAg和HBeAg阳性母亲产下的婴儿应在出生后6小时内及1个月肌内注射乙肝免疫球蛋白100微克，并在2、3、6个月时分别接种20微克疫苗。

另外，在分娩和产后哺乳时要注意保护婴儿的口腔、咽、气管、食管、胃黏膜等不受损，避免母体体液中的乙肝病毒通过毛细血管进入孩子身体的血循环而引起感染。

减轻静脉曲张的方法

妊娠期静脉曲张是可以减轻和预防的。除妊娠造成的原因外，主要是孕妇在妊娠期休息不好，特别是那些久坐、久站和负重的孕妇，出现下肢静脉曲张者较多。针对此情况，孕妇应注意：

（1）加强休息

每天夜里保证8个小时的睡眠，中午最好休息1个小时。

（2）选择正确的坐姿

孕妇坐椅子的正确姿势应该是：要深深正正地坐在椅子上，后背笔直地靠着椅背。大腿和小腿要呈直角，大腿呈水平状态。坐在椅子边缘上容易滑倒，如果椅子放不稳还有跌倒的危险。

坐椅子前，一定要先检查椅子稳不稳，然后把屁股放在椅面上，再一点一点向后移动，靠上椅背。孕妇最好坐有椅背的椅子，不要坐无背的方凳，方凳无依靠，危险性大，容易摔倒。坐椅子时间长时，要在脚下放木台阶，有利于休息。

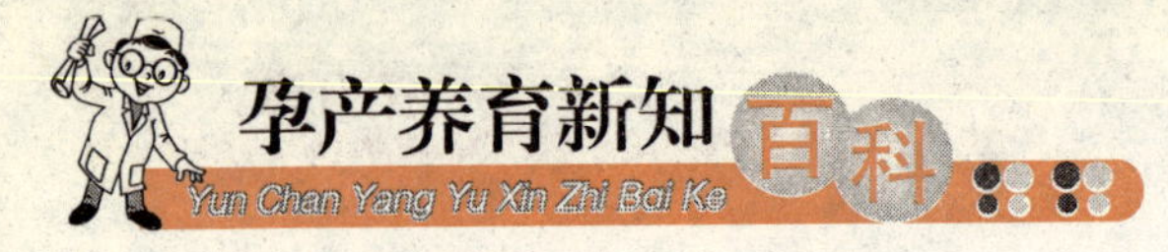

（3）走姿要正确

抬头，伸直脖子，挺直后背，绷紧臀部，使身体重心稍向前移，并能使较大的腹部抬起来，保持全身平衡地向前行走，眼睛既能远眺前方又能平视脚前，这样一步一步踩实了再往前走，既可防止摔跤，又能轻松不累。

（4）减少负重

一些体力活可以由丈夫和家里人干。在单位里，也不宜从事体力活，可要求调换工作岗位等。

腹部增长过快的原因

（1）多胎妊娠

妊娠中晚期，腹部增大的程度与妊娠的月份明显不相符合，但腹围增大的速度仍表现为循序渐进，同时腹部压迫的症状较轻，腹围超过100 厘米；在腹部的不同部位听诊时，可听到不同速率的胎心音。

（2）巨大儿

妊娠期间腹围逐渐增大，到妊娠晚期，腹围增大的程度超过正常范围，与妊娠月份明显不符，但孕妇压迫症状较轻，脐部的腹围大于100 厘米。巨大胎儿的发生，除与孕妇的产次因素有关外，还常与孕妇合并糖尿病、孕妇营养过剩等密切相关。

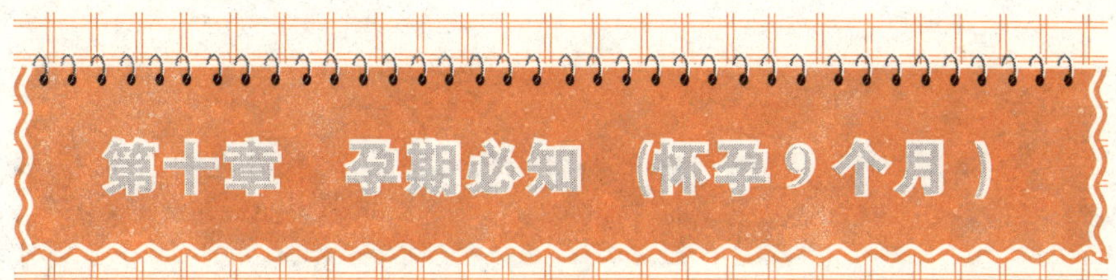

第十章　孕期必知（怀孕9个月）

第一节　胎儿和准妈妈的变化

胎儿的变化

此期胎儿重2000～2500克，身长为45～48厘米。此时，胎儿大脑发育良好，听觉已敏感，意识进一步发展，可有喜、怒等表情，内脏发育齐全、成熟，性器官发育完成，男性睾丸下降，女性大阴唇隆起。从外面来看，皮下脂肪增加，全身变得圆润，皮肤皱纹减少，肤色淡红，毳毛减少，指（趾）甲很快长出。

这一时期胎儿大脑皮质发育得更好，同时已具备呼吸、吸吮等能力，如早产较易存活。

准妈妈的变化

子宫底高30～32厘米，随着子宫的胀大，胃、肺与心脏都受到压迫，心跳、气喘加剧，呼吸困难，影响食欲。

这个月的准妈妈肚子越来越大，身体的分泌物还会增加，排尿次数增多，而且排尿后仍会有尿意。按压乳房，会有乳汁流出，可用干净的软布进行擦拭、清洁。

另外，腹部会发硬、紧张，所以平时应多平躺休息。

第二节　生活提醒

检查、备齐生产用品

孕9月，准妈妈开始准备待产，准爸爸再次检查、备齐生产用的物品，并多了解些分娩的知识，以便在关键时期帮助准妈妈放松精神，消除准妈妈对分娩的紧张恐怖情绪，以求顺利生产。

不要久坐久站

妊娠晚期由于胎儿已逐渐发育成熟，子宫逐渐膨大。为了避免更多的腰酸背痛，孕妇应该避免久坐久站。

孕妇站立时，腹部向前突出，身体的重心随之前移，为保持身体平衡，孕妇上身代偿性后仰，使背部肌肉紧张，长时间站立可使背部肌肉负担过重，造成腰肌疲劳而发生腰背痛，故应避免久站。在站立时应尽量纠正过度代偿性姿势，可适当活动腰背部，增加脊柱的柔韧性可减轻腰背痛。

妊娠晚期由于增大的子宫压迫腔内静脉，阻碍下肢静脉的血液回流，常易发生下肢静脉曲张或会阴静脉曲张。若久站久坐因重力的影响，可使身体低垂部位的静脉扩张、血容量增加、血液回流缓慢，造成较多的静脉血潴留于下肢内，致下肢静脉曲张。常表现为下肢酸痛，小腿隐痛，踝及足背部水肿，行动不便。

避免攀高取物

准妈妈在高处取物时，注意不要将双脚的脚尖点地，以防止因站立不稳而摔倒的情况发生。另外也不要过高的抬起手臂，避免抻到。如果是摘取晾晒的衣物，也要先注意地面是否有湿滑情况，防止滑倒。

如果在高处的物体过重，还是不建议准妈妈独自取物的。日常生活中的小细节是非常重要的，希望准妈妈们一定倍加小心。

洗澡不要太久

在浴室内沐浴，准妈妈容易出现头昏、眼花、乏力、胸闷等症状。这是由于浴室内的空气逐渐减少，温度又较高，氧气供应相对不足所致。加之热水的刺激，会引起全身体表的毛细血管扩张，使准妈妈脑部的供血不足。同时胎儿也会出现缺氧、胎心率加快，严重者还可使胎儿神经系统的发育受到不良影响。因此，准妈妈在进行热水浴时，每次的时间应控制在20分钟以内。

不宜操作复印机

现在随着当代办公室自动化技术的发展，许多办公室已普遍使用复印机，其方便之处人所共知。但是，许多人可能不了解复印机对人的身体有一定损害。由于复印机操作时高压放电，使空气中的氧气变成臭氧，臭氧对人体的神经系统和呼吸系统有严重的损害。主要表现为胸闷、心痛、呼吸困难，甚至可以致癌。而且臭氧的比重比空气大，所以常集中在工作场所的下层空气中，不易流动，即使抽风机也很难使其排出。作为孕妇，为了腹中宝宝的健康，最好不要操作复印机，也不要到复印机房中逗留。

不要常去公共场所

妇女怀孕以后身体抵抗力下降，易受病毒、细菌感染。公共场所中各种致病微生物密度远远高于其他地方，所以孕妇应尽量少去公共场所。鉴于以下种种原因，孕妇不宜常去公共场所。

(1) 人多拥挤，易出意外

孕妇在人多拥挤的地方，要避免挤来挤去，一旦腹部受压，很容易诱发流产、早产。去商场、乘公交车，最好有人陪护。

(2) 污染环境，易受感染

孕妇很容易染上病毒和细菌性疾病。公共场所人多嘈杂，很难防范病菌的传染，所以对于孕妇和胎儿来说是很危险的。

(3) 空气污浊，氧含量减少

公共场所会使孕妇感到胸闷气短，胎儿氧供应随之受到影响。

(4) 人声嘈杂，噪声分贝高

公共场所的噪声污染可影响胎儿的生长发育及其情绪。

骑自行车的注意事项

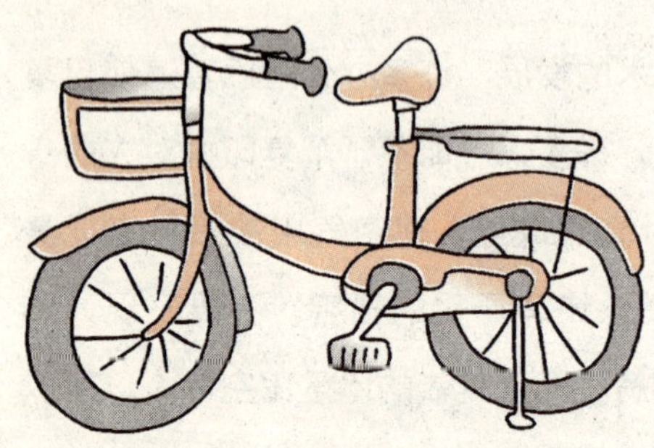

骑自行车上下班比挤公共汽车好处更多，这不但是准妈妈的一种适量的体育活动，而且还能避免因乘公共汽车遭受碰、撞、挤而发生意外。不过准妈妈骑自行车应注意以下几件事：

骑自行车对于许多准妈妈来说，是锻炼更是代步的常用方式，在孕期骑自行车本身是没有什么危险的，但如果你要骑车经过交通混乱的路段就非常危险了，尤其是在怀孕四五个月以后，身体越来越沉重，反应

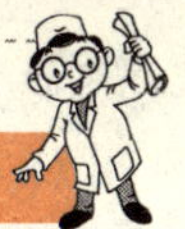

力和身体的灵敏度也会有所下降，如果碰到突发情况，不幸跌倒的话容易发生危险。尤其到了围生期，最好还是减少或停止以车代步。

适当调节车座的坡度，让车座后边略高一些，选择柔软的坐垫，最好在车座上套一个海绵座，以缓冲车座对会阴部的反作用力。一般情况下，准妈妈不适于长时间骑车，因过于疲劳及气候环境的变化，对准妈妈和腹中的胎儿都是不良的刺激。骑车遇到上下陡坡或道路不太平坦时，不要勉强骑过，剧烈震动和过度用力易引起会阴损伤，也容易影响胎儿。

不适宜去的地方

妊娠期间，孕妇最好不去以下地方：

（1）人多拥挤的公共场所，如商店、影剧院等，以免传染感冒，影响孕妇和胎宝宝健康。

（2）噪声大的地方，如工厂车间、马路交叉路口、建筑工地，以免噪声刺激、损伤胎宝宝的神经系统和听力器官。

（3）不到卫生条件差的街头饭馆、流动餐车上购买食品、吃饭，以免传染肠道传染病。

（4）太冷或太热的天气，不要在室外停留时间过长。

（5）尽量不去公共游泳场所，以免传染生殖道传染病。

（6）有异常气味的场所，如刚喷洒过农药的地里、果园、新装修的居室，以免影响胎宝宝神经系统的发育。

提前为宝宝准备日用品

怀孕9个月时，准妈妈可以为宝宝准备日用品了。

类别	用品	说明
喂食用具	奶瓶2个（一大一小，大的容量240毫升，小的150毫升）	选择微波炉适用且广口的玻璃奶瓶
	奶嘴5个	选择小号、十字开口的
浴具	小盆2个	给宝宝洗脸、洗屁股
	洗澡盆1个	主要用来洗衣服
	天然海绵	也可以用纱布澡巾，家里有新口罩也可
	浴巾2~3个	除了擦身体，还可以当被子盖，侧着喂奶时还可垫在宝宝身后
	水温计1个	用来测量宝宝洗澡水的水温
寝具	睡袋1个	不会发生踢了被子着凉的情况
	包被2条	可根据天气购买夏天或冬天用的
衣物	衣服3套	和尚袍、中号、长袖，可以买大点儿
	裤子3条	婴儿经常吐奶，汗湿，衣服和裤子多备点没坏处
	婴儿袜子3双	注意不要选太紧的，避免勒腿
	帽子1~2顶	避免宝宝着凉
	防抓手套1双	避免宝宝双手舞动时指甲划破皮肤
	口水肩3~5条	出生婴儿吃奶、喝水、吃药弄脏了可以马上替换
	布尿片20~40条	可以自制，买白色的棉纱布剪即可
其他	小玩具若干	鲜艳、会发声、可悬挂
	指甲钳1个	必须是婴儿专用的，可以防止剪伤手指
	体温计1个	用来测量宝宝的体温
	纸尿裤1包	小号的即可
	棉签1包，脱脂棉花1包，消毒酒精1瓶	给宝宝清洁面部、脖子、屁股，比较卫生、方便

第三节　饮食营养指南

适当控制饮食

怀孕进入第9个月，也就说临近预产期了，胎宝宝在这一时期发育得最快。如果准妈妈担心自己的胎宝宝不够胖而毫无节制地进补就大错特错了。其实，只要准妈妈整个孕期饮食起居有规律，营养适量，生出的宝宝一般都是健康的。在孕晚期，准妈妈如果吃得太多，胎宝宝的个头自然也就较大，但会给自然分娩带来不小的麻烦，甚至因难产而出现危险。如果准妈妈的体重超标，还有可能引起妊娠糖尿病或妊娠高血压综合征等病症。因此，准妈妈在最后一个月，应控制饮食，尽量少吃主食和甜食，可适当喝点粥，多吃蔬菜、水果和瘦肉。

另外，准妈妈最好是每天食用富含维生素 B_2 的食物，如牛奶、奶酪、酸奶、干酵母、蛋黄、动物肝脏、卷心菜、菠菜和萝卜等。这些食物中的维生素 B_2 对生物体有氧化还原的作用。如果摄入不足，人体就会因为糖和脂肪的代谢障碍引起口腔、口唇、黏膜异常及胎宝宝发育不良，而这些病症是导致准妈妈发生流产和早产的原因之一。

宜多吃黑色食品

当前，国内出现了一股食用黑色食品热，黑色米饭、黑豆、黑色面包、黑色蘑菇，黑色橄榄、黑色海藻，黑芝麻色拉等，这些食品成为健身的佳肴。

（1）黑芝麻

黑芝麻古称胡麻，含有丰富的不饱和脂肪酸、蛋白质、钙、磷、铁等。它还含有多种维生素等营养素。黑芝麻作为食疗品，有益肝补肾、养血润燥、乌发美容的作用，是极佳的保健美容食品。

黑芝麻的神奇功效还在于它含有的维生素 E 居植物性食品之首。维生素 E 能促进细胞分裂，推迟细胞衰老，常食可抵消或中和细胞内衰老物质“自由基”的积累，起到抗衰老和延年益寿作用。

(2) 黑豆

黑豆入药的保健之效高于大豆，突出优点是蛋白质含量高、每百克高达 45 ~ 50 克，而且质量好。黑豆还含有丰富的不饱和脂肪酸，钙、磷、铁及胡萝卜素、B 族维生素等。常食黑豆食品对健康有益。黑豆有较全面的营养，含有蛋白质、脂肪、淀粉和胡萝卜素，维生素及少量叶酸、泛酸、生物素等。有活血、利水、祛风、解毒功效。

(3) 黑米

黑米是我国水稻中的珍品，古为“贡米”，其营养价值比一般白米高，每百克含蛋白质 11.3 克，而普通白米仅含 6 ~ 8 克。黑米中蛋白质所含的必需氨基酸也较多，达 8 种，其中赖氨酸是白米的 2 ~ 2.5 倍。另外，黑米还含有多种维生素和锌、铁、铝、硒等人体必需的微量元素。

黑米能滋阴补肾，补胃暖肝，明目活血，健身功效显著。用它入药，对头昏、贫血、白发、眼疾等疗效甚佳。黑米无论煮粥或焖饭都不失为一种理想的滋补食品。

促进视力发育的食物

(1) 油质鱼类

孕期多吃油质鱼类，如沙丁鱼，则宝宝的视觉就有可能比较快地达到成年人的程度。油质鱼类富含一种构成神经膜的要素，被称为 ω - 3

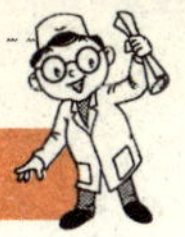

脂肪酸，而ω-3脂肪酸含有的DHA与大脑内视神经的发育有密切关系，能帮助胎儿视力健全发展。孕妇应少吃鱼类罐头食品，最好购买鲜鱼自己烹饪。准妈妈每周至少要吃一次鱼。

（2）含维生素A的食物

维生素A缺乏，眼睛对黑暗环境的适应能力将减退，严重的时候容易患夜盲症。维生素A还可以预防和治疗干眼病。因此，多吃含有维生素A的食物对眼睛有益。各种动物的肝脏、鱼肝油、奶类和蛋类，植物性的食物，如胡萝卜、苋菜、菠菜、韭菜、青椒、橘子、杏子、柿子等，都含有丰富的维生素A。

（3）含维生素C的食物

维生素C是组成眼球晶状体的成分之一。如果缺乏维生素C容易患晶状体混浊的白内障病，所以为了保护眼睛应多吃含有维生素C的食物。

维生素C的主要来源是植物性食物——水果（尤其是柑橘类）和蔬菜。水果中以酸枣、山楂、柑橘、草莓、野蔷薇果、猕猴桃等含量高，蔬菜中以番茄、辣椒、豆芽含量最多。

富含膳食纤维的蔬菜

孕晚期，准妈妈容易出现便秘。为了防止便秘，避免早产，准妈妈应注意摄取富含膳食纤维的食物。膳食纤维不但有防治便秘的功效，而且还有排毒的功效。

富含膳食纤维的蔬菜有芹菜、油菜、小白菜、空心菜、菠菜等，其中菠菜被誉为最佳保胎菜，因含有丰富的叶酸和大量的B族维生素，能防止准妈妈盆腔感染、精神抑郁、失眠等常见的孕期并发症；水果有香蕉、梨、苹果、甜橙等；还有玉米面、小米、燕麦和全麦面包等谷物类食品。

为胎儿的牙齿补充营养

儿童牙齿的好坏不仅取决于后天的牙齿卫生要求，先天的牙齿营养基础也不容忽视。胎儿营养缺乏会导致牙齿发育障碍，影响牙齿结构完好。因此，在妊娠期，准妈妈要注意摄取孩子牙齿发育所需的营养。

人类为两生齿类。怀孕第6周时，胎儿的口腔上皮形成牙板，牙板上有20个牙蕾，由此逐渐发育乳牙（小人牙）。怀孕5个月起，恒牙胚在乳牙胚的深部开始发育，延续到出生后3～4年，以后逐渐发育成恒牙（大人牙）。牙齿在发育的过程中需要大量的营养。

牙齿的不同组织所需的营养物质是不一样的。牙齿基质所需的重要营养是蛋白质，因此孕妇要多吃鸡、鱼、肉、蛋、豆腐等食品，牙釉质发育更需要维生素A、镁离子、磷离子，它们有助于牙齿的钙化，要多吃牛奶、鱼肝油、肉骨头、带鱼、猪肉和豆腐；氟离子有助于提高牙齿抗酸能力，海虾、海带、麦面中含有丰富的氟离子。

对胎儿有害的食物

怀孕了，作为准妈妈的你在各方面都要注意一些，饮食也应格外讲究一些，那么到底那些不该吃呢，对宝宝又有何影响呢？

对宝宝有害的食物：

（1）菠菜

一直以来菠菜被人们认为富含铁质具有补血的功能所以菠菜被当成孕期预防贫血的最佳蔬菜。其实，菠菜中含铁不多，而是含有大量的草酸。草酸会影响锌、钙的吸收。如果准妈妈体内钙、锌的含量减少，就会影响宝宝的生长发育。

（2）热性作料

准妈妈吃热性作料如胡椒、八角、花椒、小茴香、桂皮、五香粉

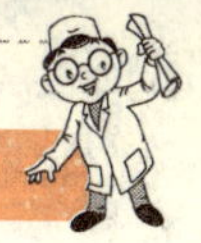

等，容易消耗肠道内的水分使胃肠液分泌减少，从而导致肠道干燥便秘。发生便秘后准妈妈必然用力屏气解便，使腹压增加，压迫子宫内的胎宝宝，容易造成胎动不安、早产等不良的后果。

（3）味精

味精的主要成分是谷氨酸钠，血液中的锌与其结合后便从尿中排出，味精摄入量过多会消耗大量的锌，导致准妈妈体内缺锌。而锌是宝宝生长发育之必需品，故准妈妈要少吃。

（4）腌制酸菜

含有亚硝胺，可导致宝宝畸变。

（5）石榴

贫血的准妈妈要少吃。

（6）荔枝、桂圆

性温热，易致胎热。

防治感冒的食疗法

妈妈患感冒，宜多喝温开水，不宜吃糖果、饼干等甜食，对于易上火的食物，如花生、瓜子、油炸物等也应禁食。下面介绍一些民间常用的食疗法。

（1）冰糖炖梨

将新鲜的梨去皮，剖开去核，加入适量冰糖，放入锅中隔水蒸软即可食用。

（2）白萝卜饴

将白萝卜切成1厘米大的小丁，放入干燥、干净容器中，加满蜂蜜，盖紧，浸渍3天左右，白萝卜会渗出水分与蜂蜜混合，放入冰箱保存。每次舀出少许加温开水饮用，止咳效果非常好。若临时要喝，没时间浸渍，可将白萝卜磨碎，加1/3 量的蜂蜜拌匀，再加温水饮用。

（3）糖煮金橘

将金橘洗净，用牙签戳两三个洞，加水淹没煮沸，加入冰糖，用小火熬烂，趁热食用。没喝完的放凉存入冰箱，每次舀一些温热食用。

第四节　孕9月胎教要点

精神要放松

由于此时马上要面临分娩的到来，很多准妈妈精神会极度紧张，对分娩充满了恐惧感，这样会给胎儿带来一定的影响，不利于胎儿的发育。其实，准妈妈完全可以放下这种不必要的心理负担，因为孕期是一个正常的生理过程，从怀孕时的“合二而一”到分娩时的“一分为二”，就像瓜熟蒂落一样的自然，不必为之过于紧张不安。作为生理过程，分娩时难免一疼，疼痛是对新生儿降临世界时第一次身体的“按摩”，其程度是大多数人能够承受的。情绪的放松还有助于分娩的顺利进行，缓解分娩时的疼痛。

另外，孕期全程的各种检查指标未必每次每项都正常，不要为一项不正常而提心吊胆地过日子。去做自己感兴趣的事情，如散步、听音乐等，转移自己的注意力。

选择舒缓的音乐听

选择舒缓、轻柔、旋律明朗、温和自然、有规律性，节奏和妈妈心跳相近的音乐或乐曲，莫扎特的音乐、大自然的河川、溪流声、虫鸣鸟叫声等是不错的选择，具有安抚胎宝宝、调节昼夜规律的作用。

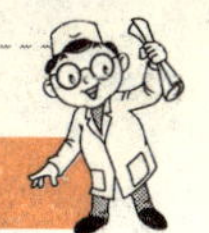

光照胎教教出聪明宝宝

在妊娠的第9个月时，胎儿已经对光线的明暗有了反应，但此时的胎儿还看不到东西，因为胎儿的视神经和视网膜都尚未发育成熟，强光会刺激胎儿的眼睛，使胎儿觉得很不舒服，所以如果使用强光照射孕妇腹部，为了避免受到光线刺激，胎儿会将脸转到一旁或闭上眼睑。而不太刺激的光线，可给予胎儿脑部适度的明暗周期，刺激脑部的发达，会使胎儿有眨眼的动作，并且会感兴趣地将头部转向光源的位置。

所以在此时，当胎儿醒觉（胎动）时，用手电筒的微光一闪一灭地照射孕妇腹部，以训练胎儿昼夜节律即夜间睡眠，白天觉醒，促进胎儿视觉功能及脑的健康发育。光照胎教可选择在每天早晨起床前与每晚看完新闻联播及天气预报之后进行，以便日后养成孩子按时起床、学习的好习惯。日本一位胎教专家说，只要胎教方法得当，完全能够生出一位脑力非凡的婴儿。但并非光线刺激胎儿，就一定会生出聪明的孩子。对胎儿而言，他最喜欢的亮度为透过母亲腹壁，进入子宫的微弱光线。在晴朗的日子到公园散步时，可将手放在腹上，轻轻地对宝宝说：“小家伙，你知道现在的天气多好吗?”适量的光线和母亲温柔的声音，对即将出生的胎儿而言，是一种舒服的刺激。

进行美育胎教

生活中到处充满了美，把美的信息传递的过程叫美育。美育能陶冶性情净化环境开拓眼界，具有奇妙无比的魅力。美育是准妈妈与宝宝交流的重要内容，也是净化胎教氛围的必要手段。

对宝宝的美育胎教就是音美、色美和形美的信号输入。轻快柔美的抒情音乐能转化为宝宝的身心感受，从而促进其脑细胞的发育。大自然对促进宝宝细胞和神经的发育也是十分重要的。另外，准妈妈可欣赏一些绘画、书法、雕塑以及影视文艺作品戏曲，接受美的艺术熏陶，准妈妈可把内心的感受描述给腹中的宝宝听。

因此，准妈妈在工作之余，要经常哼唱些自己喜爱的歌曲，把自己愉快的信息通过歌声传递给宝宝，使宝宝分享你喜悦的心情。唱的时候尽量使声音往上腹部集中，唱得甜甜的，字音要清楚，宝宝定会非常喜欢的。

第五节　准妈妈健康课堂

“大象腿”无须治疗

晚期的孕妇身体出现水肿是非常常见的现象。用手指按压足踝内侧或小腿胫骨前方会出现局部凹陷。

如果妊娠期水肿的范围局限在膝盖以下，而且没有伴随血压升高或蛋白尿等其他症状，经过一夜卧床休息后，水肿可消退，就属于正常现象，不必担心，也无须治疗。

积极应对高危妊娠

高危妊娠对孕妇及胎儿的危害是很大的。对于医生和孕妇来说，更重要的是采取措施，将对孕妇及胎儿的危害减少到最低程度。以确保孕妇及胎儿的健康和安全。高危妊娠的注意事项：

（1）增加营养

孕妇的健康及营养状态对胎儿的生长发育极为重要。凡营养不良、显著贫血的孕妇所分娩的新生儿，其出生体重均较正常者轻。故应给予孕妇足够的营养，并积极纠正贫血。对伴有胎盘功能减退、胎儿宫内生长迟缓的孕妇，应给予高蛋白、高热量的饮食，并补充足量维生素和铁、钙等。

（2）卧床休息

卧床休息可改善子宫、胎盘血循环，减少水肿和妊娠对心血管系统造成的负担。

（3）改善胎儿的氧供应

给胎盘功能减退的孕妇定时吸氧，每日3次，每次30分钟。

缓解孕晚期心理压力

克服分娩恐惧，最好的办法是自己了解分娩的全过程以及可能出现的情况。对孕妇进行分娩前的有关训练，这对有效地减轻心理压力，解除思想负担以及作好孕期保健均大有帮助。

做好分娩准备。分娩的准备包括孕晚期的健康检查、心理上的准备和物质上的准备。

家人支持理解。家人尤其是丈夫应该明确表态，不管孩子性别是男是女都喜欢，这会很大程度减少孕妇的担心。

胎盘钙化对胎儿的危害

临近预产期的孕妇，有时B超检查会报告胎盘钙化。胎盘钙化是由于妊娠晚期胎盘发生局灶性梗死引起的，梗死灶越多，出现的钙化点就越多，B超下表现的较强光斑点就越多。可根据胎盘钙化斑点的分布大小及胎盘小叶的分支情况将胎盘成熟度分为三度，即Ⅰ度、Ⅱ度、Ⅲ度。B超诊断的钙化情况不一定与实际相符，确诊须通过产后检查胎盘钙化面积来断定。

胎盘钙化的不良后果是胎盘血流减少，胎盘功能减退。这是妊娠晚期阶段不可避免的现象。

胎盘钙化并不一定会引起胎盘功能严重减退而危及胎儿。正常情况下，孕足月后，B 超检查均会发现胎盘Ⅱ～Ⅲ度成熟。这是胎儿已近足月的间接标志。只有当Ⅲ度成熟并伴有羊水过少时才提示胎盘功能不良，胎儿有危险，这时须提前住院做计划分娩。

消除产前恐惧、焦虑情绪

产期焦虑是孕产妇最常见的心理问题。随着分娩的临近，许多孕妇出现焦虑情绪。住院前为期待性焦虑，住院后为分娩性焦虑。这种心理问题对产程、产时疼痛、产后出血、阴道分娩率、新生儿阿氏评分及母乳喂养成功率均产生一定不良影响。

脐带绕颈应及早治疗

胎宝宝的健康平安是准妈妈最大的期盼，但是像脐带绕颈、脐带扭转等意外事故，事前毫无警讯，准妈妈应该对这样的情况有所了解，以便早发现早治疗。

（1）关于脐带

脐带连接子宫的胎盘和胎宝宝的肚脐，脐带是由母体供应胎宝宝氧气与营养成分以及胎宝宝排除代谢废物的专用通道，也可以说是胎宝宝赖以生长发育和维系生存的生命线。

一旦脐带血流遭到外力阻碍，直接危及胎宝宝的健康，轻微阻碍者只是产生短暂的缺氧现象，持续严重阻碍者将导致胎儿窘迫甚至胎死腹中。

（2）脐带绕颈

脐带绕颈是胎儿较常见的情况，脐带内的血管长度比脐带长，血管卷曲呈螺旋状，而且脐带本身由胶质包绕，有一定的弹性，一般绕颈一圈，脐带有一定长度，多不发生意外。而绕颈多周，由于胎动牵拉，导致绕颈过紧，也可引起胎儿缺氧，甚至死亡。

（3）临产时脐带绕颈

在临产时，随着宫缩加紧，下降的胎头将缠绕的脐带拉紧时，才会造成脐带过短的情况，以致不能顺利分娩。这时缠绕周数越多越危险。通过B超检查可在产前看到胎儿是否有脐带绕颈。因此，这时更需要勤听胎心，注意胎动，以便及时采取措施。发现脐带绕颈后，不一定都需要进行剖宫产，只有胎头不下降或胎心有明显异常（胎儿窘迫）时，才考虑是否需要手术。

羊水是维系胎宝宝生存的要素之一，从胚胎开始形成之前，就必须先要有羊水将厚实的下宫壁撑开来，提供胎宝宝生长发育所需的自由活动空间。但羊水也有个适当的量，过多过少都不好。

预防早产

（1）提早进行产前检查，找出自己的危险因子，评估营养、身心及过去的生产史。

（2）补充钙、镁，维生素C、维生素E等营养素。深海鱼油中含有亚油酸，可以调节免疫功能，预防早产，同时还能大大减少新生儿将来患多动症的可能性。

（3）充分休息，减少压力。

（4）如出现下腹不适、分泌物大量增加、膀胱不适、尿频及阴道点状出血或出血等症状，应尽早就医。

（5）注意宫缩情况，如果出现不规则收缩增加或疼痛逐渐规则的情形，就应及早就医。

（6）若患有生殖道感染疾病，应该及时请医生诊治。

（7）孕晚期最好不要进行长途旅行，避免路途颠簸劳累。

（8）不要到人多拥挤的地方去，以免碰到腹部。

（9）走路时，特别是上、下台阶时，一定要注意一步一步地走稳。

（10）不要长时间持续站立或做下蹲的动作。

（11）在孕晚期，须禁止性生活。

（12）怀孕期间，孕妇要注意改善生活环境，减轻劳动强度，增加休息时间。

（13）孕妇心理压力越大，早产发生率越高，特别是紧张，焦虑和抑郁与早产关系密切。因此，孕妇要保持心境平和，消除紧张情绪，避免不良精神刺激。

（14）要摄取合理充分的营养。

（15）孕晚期应多卧床休息，并采取左侧卧位，减少宫腔向宫颈口的压力。

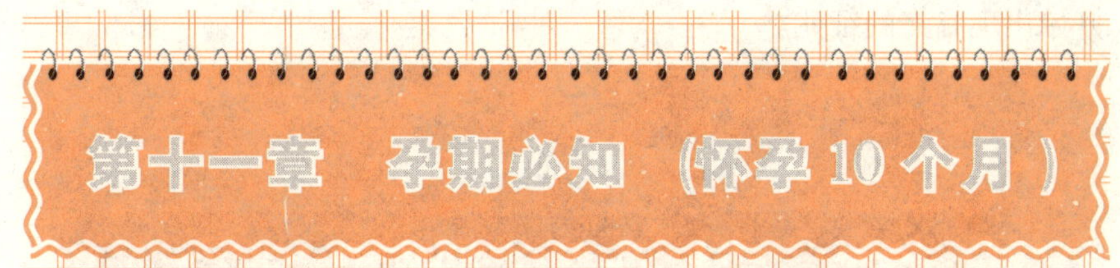

第十一章　孕期必知（怀孕 10 个月）

第一节　胎儿和准妈妈的变化

胎儿的变化

此时的胎儿已达到新生儿的标准长度和重量，身长约为 50 厘米，体重可达到 3000～3200 克。此时，胎儿头盖骨变硬，内脏和神经系统的功能健全，手、脚肌肉发达。从外表来看，胎儿外形、模样已形成，头发长 2～3 厘米，指（趾）甲超过指端，皮肤呈粉红色，皱纹消失，皮下脂肪蓄积完成，体态圆润。

这时，胎儿比以前安静了许多，不太爱活动了，这是因为胎儿的头部此时已固定在骨盆中，他更多地将会是向下运动，压迫子宫颈，想把头伸到这个世界上来。

准妈妈的变化

子宫底高 30～35 厘米，到足月时，胎位下降，子宫底位置有所下移。由于胎头朝下，腹部凸出部分有稍减的感觉。

这个月的准妈妈易出现心慌、胃部胀气、尿频、便秘加重等现象，且乳胀感明显，食欲会有所增加。

另外，接近分娩时，子宫收缩会渐渐频繁，阴道的黏液分泌增加，开始出现临产的征兆。

第二节　生活提醒

为准妈妈的分娩做好准备

孕10月，分娩临近，准妈妈外出应有人陪伴，动作应该轻缓，而准爸爸要为准妈妈的分娩做好所有的准备。要时刻陪伴在准妈妈的身边，密切注意临产前征兆，等待分娩时刻的到来，帮助准妈妈顺利生产。

室内温度要适宜

准妈妈居室内的温度最好控制在20～22℃。如果太高（高于25℃）的话，会让人感到精神不振、全身不适；太低，则会影响准妈妈的正常生活，而且很容易着凉感冒。需要注意的是，夏天用风扇降温的时候，准妈妈不宜对着风扇直吹，用空调时，则应注意要时不时打开门窗通风。如果是冬天烧火取暖，要特别注意空气的流通，以防止一氧化碳中毒，危及准妈妈和宝宝的生命健康。倘若用电暖炉，则要注意不能离电暖炉太近，以免受到电磁辐射。另外，

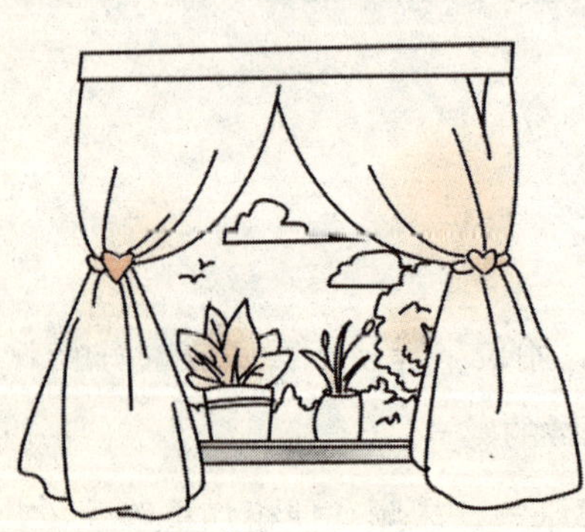

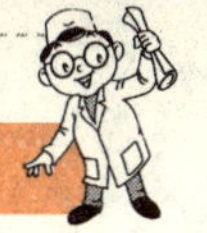

准妈妈应注意室内与室外的温差，随时调整自己的饮水以及服装，使自己生活的环境中的温度与湿度保持在一个相对恒定的范围，以利于准妈妈身体健康和宝宝的健康发育。

居室不宜放花草

准妈妈的卧室里不宜摆放花草。因为有些花草容易引起准妈妈的不良反应。有些花草，如五彩球，仙人掌、万年青、报春花、洋绣球等会引起接触过敏。如果是准妈妈的皮肤触及它们或其汁液弄到准妈妈的皮肤上，就会发生急性皮肤过敏反应，出现疼痒、皮肤黏膜水肿等症状。除此之外，一些具有浓郁香气的花草，如水仙、丁香、茉莉花、木兰等会引起准妈妈嗅觉不敏，食欲不振，甚至出现恶心、呕吐、头痛等症状。所以，准妈妈的卧室应避免摆放花草，尤其是芳香馥郁的盆花。

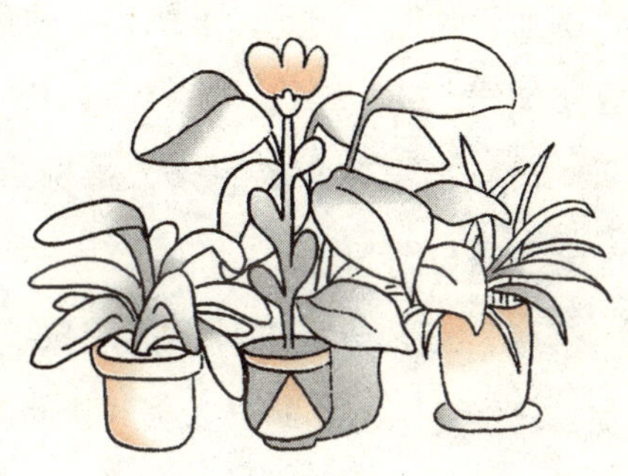

准妈妈不宜独自出门

这个月，一般情况下，有工作的准妈妈都已经休假待产了，准妈妈应当避免独自出门。因为大多数准妈妈都会比预产期提前分娩，阵痛可能会随时随地来临，所以，如果出门应尽量和丈夫或亲友在一起。以免因出门造成身体疲劳，导致提前分娩。如果身边没有人陪伴是非常危险的。有报道，有的准妈妈在一个人上街的时候，突遇阵痛，惊险地生下小孩。

准妈妈一旦必须独自出门时，就应告诉家人自己的行踪。出门时，应随身携带医保卡，以防发生意外情况。

准妈妈要学会调节情绪

人的情绪对身体有不小的影响。人体的肾上腺髓质分泌出去甲肾上腺素。当情绪紧张或环境剧变时，肾上腺髓质的分泌增加，交感神经系统的活动明显加强。当人在紧张或惊恐状态下，人体血液中去甲肾上腺素浓度可增加到正常值的数十倍，可引起心率加快、心脏收缩力加强、周围血管收缩。因此，准妈妈必须用理智来控制愤怒情绪，学会克制和调节情绪。

（1）遇事要冷静思考，辩证分析，不钻牛角尖。既要宁静淡泊，又要变通与圆润。

（2）正视分娩这种自然现象。不惊慌，不惧怕，给自己信心，相信自己能在医生和助产人员的帮助下安全、顺利地分娩。

（3）孕晚期常听音乐，哼唱歌曲，保持轻松快乐的情绪及良好的精神状态。

（4）不要不自觉的强迫自己做一些不利于健康、不利于良好情绪的事情，不自觉的陷入心理学所讲的“强迫症”的状态，把眼前的事情放一边，让自己轻松一下。

准妈妈应拒绝坐浴

孕妇体内激素水平发生变化，使阴道上皮细胞通透性增强，脱落细胞增多，宫颈腺体分泌功能增强，以致造成孕期阴道分泌物增多，改变了阴道的正常酸碱性，易发生感染。坐浴时水中含有多种病原微生物，可以乘虚而入，从而发生阴道炎、宫颈炎和宫内胎膜及胎儿感染。而到了孕晚期，宫颈短而松，也是造成宫内感染的因素之一。前者在分娩时可增加软产道裂伤概率，后者可引起胎儿宫内感染，增加围生儿的发病率和死亡率。

第三节 饮食营养指南

分娩前的进食要领

临产前，准妈妈因阵阵发作的宫缩疼痛，严重影响了胃口，甚至因疼痛而吃不下饭。但尽管如此，也要采取各种办法让自己尽量进食。准妈妈如果体力不足，对即将到来的分娩有不利的影响，会导致产程的延长和其他不利情况的发生。因此，准妈妈要学会在宫缩间歇期进食的方法。

这个月的饮食原则仍然是少吃多餐，每天进食4～5次。食物选择以富含糖分、蛋白质、维生素及比较容易消化的食品为佳。准妈妈可根据自己的爱好，选择蛋糕、面汤、稀饭、肉粥、点心、牛奶、藕粉、苹果、西瓜、果汁等多种多样的食品，以达到营养全面的要求。

临近分娩，准妈妈的食欲会恢复很多，这是因为接近预产期时，胎宝宝会向盆腔滑动，减轻了子宫对胃的压迫。工作中的准妈妈此时也开始休息了，没有了工作的压力，每天在家里很容易吃多。但要注意，准妈妈在分娩之前可不能暴饮暴食，要管好自己的嘴巴，避免临产前体重骤增，给分娩带来麻烦。

准妈妈可以吃的零食

有些准妈妈在听到众多的孕期饮食禁忌后，就再也不敢随便吃零食，其实怀孕后并不是什么零食都不能吃。零食一般以新鲜的天然果实为原则，这些食品味道香美，并且富含多种营养素，准妈妈常吃不仅可以满足爱吃零食的嗜好，还能补充各种营养。下面列举几种自然界中营养丰富的果实：

（1）板栗

板栗又称为栗子，它与红枣、柿子一起被称为“三大木本粮食”。板栗富含蛋白质、脂肪、糖类、钙、磷、铁、锌、多种维生素等营养成分，有健脾养胃、补肾强筋、活血止血之功效。准妈妈常吃板栗不仅可以健身壮骨，而且有利于骨盆的发育成熟，还有消除疲劳的功效。

（2）红枣

红枣被人们称为“天然维生素丸”。它富含使人延年益寿的维生素P，且含量居百果之冠；红枣内维生素C的含量比梨高出数十倍，还富含蛋白质、脂肪、有机酸、钙、磷、铁、胡萝卜素及B族维生素等多种营养成分，是准妈妈滋补的佳果。

红枣性平、味甜，具有补血安神、补中益气、养胃健脾的功效，还能够显著地预防肝病。红枣中含有一种治疗高血压的药物成分——芦丁，准妈妈常吃红枣可防治妊娠高血压。

应对其说“拜拜”的食物

（1）忌食苋菜等寒凉、对子宫有刺激作用的食物。

（2）不能吃霉变的食物。

（3）慎食大补食品。

不宜过量吃甘蔗

准妈妈过量吃蔗糖很容易引起高血糖。无论是糖尿病患者妊娠，还是妊娠者高血糖，都容易引发各种感染。

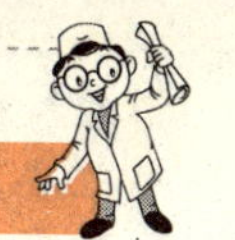

甘蔗是很多人喜爱吃的食品，准妈妈们也不例外。甘蔗糖经胃肠道消化分解后，可以引起体内血糖浓度增加。吃糖越多，血液中葡萄糖浓度就越高。血糖超过正常值时，对身体有两种不良的影响。

血液中葡萄糖浓度过高会促进金黄色葡萄球菌等化脓性细菌的生长繁殖，从而诱发疖疮或脓肿。一旦病菌侵入毛囊底部，又成为菌血症之根源，严重威胁到胎宝宝生存的内环境。当糖在身体内分解为热量时，会产生大量的乳酸、丙酮酸等酸性代谢废物，使血液从正常的弱碱性变成酸性，并且形成酸性体质，这种体质是导致宝宝畸形婴儿夭折的原因之一。即使分娩时宝宝正常，其成年后也有可能患糖尿病。所以，严格控制准妈妈高血糖是预防后代患糖尿病的关键。

补充维生素K

怀孕后期，尤其是预产期前一个月，准妈妈应注意摄取富含维生素K的食物。这是因为，维生素K有凝血、止血的功效。维生素K经肠道吸收，在肝脏能生产凝血酶原及一些凝血因子。准妈妈若维生素K吸收不足，血液中的凝血酶原减少，易引起凝血障碍，这对分娩失血很不利。而且产后新生宝宝因缺乏维生素K，易引起颅内、消化道出血等。

所以，准妈妈应注意每天多吃些富含维生素K的食物，如菜花、大白菜、莴苣、苜蓿等，必要时可每天口服1毫克左右的维生素K来补充。

吃红糖的危害

红糖属热性食物，孕妇少量食用没什么问题，但吃多了会引起燥热，进而会引起胎热，有些严重的还会见红，所以建议尽量少吃。并且糖吃多了胎儿会长得过大，会造成顺产困难，也不利于以后体形的恢复。整个怀孕期间建议多食用高蛋白的食品，如：核桃，牛奶；多吃新鲜水果（反季节的要少吃），尽量避免吃蛋糕、肯德基等“垃圾”食品，既没营养，又会使你的胎儿长得很胖。

吃易消化的食物

临产前，由于阵痛，准妈妈的食欲减退，所吃的食物也感觉难以消化，所以准妈妈吃的食物应容易消化吸收。在菜肴制作上应以煮、蒸、焯等烹调方法进行深加工，以减少胃的负担和便于吸收。除了均匀摄取一些基础食品外，还应增加菜肴的种类，要制订多种食谱，让准妈妈一天能够吃到牛奶、紫菜、猪排骨、菠菜、豆制品、胡萝卜、鸡蛋等各种食物。食物的口味要清淡一些，做菜的时候尽量使用天然调味料，并选择减少盐分的烹饪方法，如为了增加汤的味道，可加入紫菜、虾等鲜香食物，提高准妈妈的食欲。

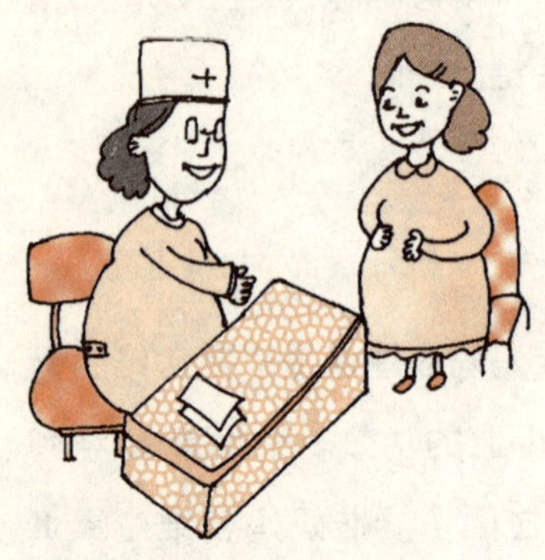

饮食要有节制

孕晚期，孕妇一定要控制食物的摄入量，食量不可过大，尤其要控制淀粉、糖、食盐的摄入量，以免引起孕妇营养过剩。因为孕妇营养过剩一方面可以引发妊娠期糖尿病、妊娠高血压等疾病的发生。另一方面，还会使胎儿过度增长，造成巨大儿。这样的胎儿并不一定是很健康的，而且还可能会造成分娩时的难产。

第四节　孕10月胎教要点

不要紧张

接近最后时刻，准妈妈越是紧张，所以建议准妈妈多与过来人分享交流，准备宝宝的物品，分散一下自己的注意力。写字、画画都是让自己心神安宁的方法。

多听优美的音乐

此时，准妈妈可采用多种方法综合使用来对胎儿进行胎教，有利于胎儿大脑的发育，但要注意选用声波成分中不含声压很强的高频声波以及舒缓优美、节奏不强、力度不大的音乐。每晚餐后2小时，胎儿醒着时听10~12分钟。

最常用的是音乐熏陶法，母亲每天欣赏音乐名曲，在欣赏音乐中，既可以调节情绪，又可以通过准妈妈丰富的联想将音乐的美好传递给胎儿，让胎儿间接接受音乐的熏陶。此外，准妈妈还可继续利用哼歌谐振法来对胎儿进行胎教，每天可以哼唱几首歌，最好选择抒情歌曲或轻歌，唱的时候心情要舒畅，富于感情，如同面对亲爱的宝宝，倾诉一腔的母爱，让胎儿感受到母亲的关爱。

抚摸或轻轻拍打胎宝宝

准爸爸和准妈妈在宝宝活跃时，用手轻轻抚摸胎宝宝或轻轻拍打胎宝宝，通过准妈妈的肚皮传达给胎宝宝，形成触觉上的刺激，促进胎宝宝感觉神经和大脑的发育。还可以边触摸，边说话，加深胎宝宝和爸爸妈妈的感情。

光照胎教的益处

这个月还应该对胎儿进行视觉胎教，因为这个时期的腹壁、子宫壁已变得较薄，光线易于透过，用不刺眼的柔和光线可以增加胎儿对于明暗的感觉和节奏，以此提高胎儿对光的敏感度，初步促进生物钟的建立，对大脑的发育和成熟有利。具体的做法是：每晚在听音乐之前和之后，用一号电池的手电筒，玻璃光罩直贴在腹壁上，约在宫底以下三横指处对胎儿进行照射，每次照射 2 ~3 分钟。

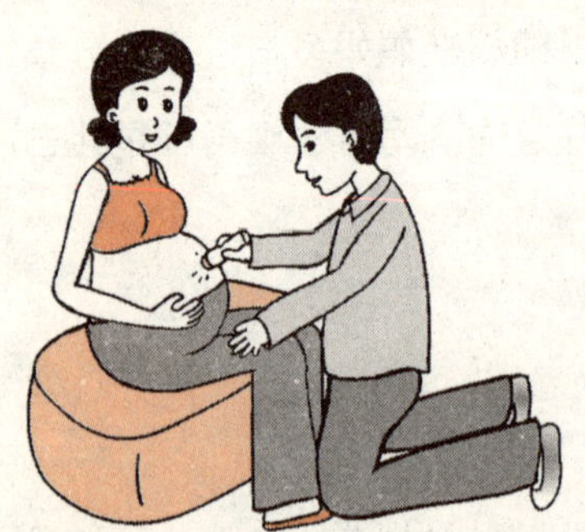

卡片学习

可以用我们前文提到的闪光卡片学习语言、文字、算术和图形。

进行综合胎教

这个月，胎儿的各系统已经发育得比较完善，此时各种胎教方法对胎儿都可以使用，所以准妈妈在这时要将各种胎教方法综合进行，灵活应用，对胎儿进行胎教。

一般的做法是，每天清晨起床，都要拍着腹中的胎儿对其说一些关于天气或问候的话语；然后到户外散步，可以边散步边对胎儿进行抚摩和说话；晚上睡觉前则进行音乐胎教，一边听音乐一边抚摩胎儿。当然每个准妈妈可以根据自己的实际情况来选择适合自己的胎教方法，只要是对胎儿有益的都可进行。另外在进行胎教时，应按照各种方法提出的要求进行，这样做，收效会更大。

第五节　准妈妈健康课堂

前置胎盘的危害

胎盘的正常附着处在子宫体部的后壁、前壁或侧壁。如果胎盘附着于子宫下段或覆盖在于官颈内口处，位置低于胎儿的先露部，称为前置胎盘。前置胎盘是妊娠晚期出血的主要原因之一，为妊娠期的严重并发症。多见于经产妇，尤其是多产妇。其典型症状为妊娠晚期或临产时，发生无痛性反复阴道出血，偶有发生于妊娠20周者。由于反复多次或大量阴道出血，产妇可以出现贫血，出血严重者即陷入休克，胎儿发生缺氧、窘迫，以致死亡。

过期妊娠的影响及预防

过期妊娠对胎儿的影响很大。由于过期妊娠，胎儿可能会继续增长，过大的胎儿会使自然分娩的过程变得困难。而且分娩并发症也增加，常常需要剖宫产结束分娩。过期妊娠也常常合并胎盘功能不良，羊水减少及脐带受压迫等现象，使胎儿供血供氧发生障碍，胎儿发生窘迫的可能性增加。

此外，过期妊娠会导致孕妇羊水减少，使脐带受压的发生率增加，羊水中胎便的浓度增加，会导致新生儿发生“吸入性肺炎”。还有一些胎儿会发生胎儿过熟综合征，其症状包括：皮肤干燥、多皱纹、皮下脂肪消失、表皮脱落，胎膜及脐带上染有绿色或黄色的胎便。

所以这部分胎儿会有较高的患病率和死亡率。过期妊娠也会给孕妇带来危险容易产后大量出血。

孕妇要坚持定期做产前保健检查，听取医生的建议，通过各种方式确定预产期。怀孕 36 周后要多运动，或做一些分娩的准备练习，以避免过期妊娠。

过了预产期 1 周，应住院待产，对胎儿在宫内健康状况、胎盘功能进行监测，必要时进行引产。

避免异常宫缩

孕晚期子宫会自然出现零星且不规则的收缩，这种宫缩通常强度不大，是孕期正常现象，不必担心。但要尽量避免一些外力导致的异常宫缩，因为这可能会对胎宝宝不利。

(1) 避免外力撞击腹部

准妈妈跌倒或腹部不慎受到撞击时，不但会压迫到子宫内的胎宝宝，也会因疼痛、惊吓导致子宫内血液供给变少，引起宫缩，严重的撞击甚至还会造成胎盘早期剥离，危及妈妈与胎宝宝的生命，这时应及时就医。

(2) 放松心情

孕妇长期处于过度紧张与疲劳的环境下也较容易出现频繁的宫缩，压力积攒后也容易出现腹部变硬，最好能做到不要积存压力，身心放松。

(3) 不要提重物

在孕晚期，提搬重物时，会在腰及下腹部用力，引起腹部的压迫及子宫的充血，引起宫缩。准妈妈要及时躺下休息，保持安静，会很有效。

（4）避免进行激烈运动

身体处于长期的摇晃状态、进行激烈的运动，常会不自觉出现宫缩，疲倦时躺下休息，保持安静，会很有效。

（5）谨慎性生活

剧烈的性交动作及射精，容易引发子宫收缩，男上女下的姿势也会压迫腹中的宝宝，一定要注意，孕晚期应尽量避免性生活。

（6）防止着凉

空调使下肢和腰部过于寒冷，也容易引起宫缩。可以穿上袜子，盖上毯子。

羊水过少的危害

羊水过少，子宫紧包胎儿，母体有较强的胎动感，常常在胎动时感到腹痛。

羊膜较小，胎儿生长发育受阻，容易使胎儿脊椎弯曲，肢体粘连造成畸形。

胎儿与羊膜易粘连。

分娩进程不顺利，子宫收缩多不协调，宫口张开缓慢，使产程延长。往往在临产后阵痛较正常分娩剧烈，分娩时脐带、胎盘易受压，导致胎儿宫内窘迫。

臀位危害多

臀位是以头部在上，臀部或下肢在下的胎位，约占所有分娩胎位的3%～4%，临床上以经产妇出现居多。

（1）对产妇的影响

胎臀形状不规则，不能紧贴子宫下段及宫颈内口，容易发生胎膜早破或继发性宫缩乏力，使产后出血与产褥感染的机会增多。

（2）对胎儿及新生儿的影响

常导致胎膜早破，脐带在胎儿出生前自阴道脱出，导致脐带受压发生胎儿窘迫甚至死亡；胎膜早破，使早产儿及低体重儿增多。

阴道分泌物增多需及时治疗

孕早期受激素和新陈代谢的影响，阴道内往往有多量的清澈或白色的分泌物。只要分泌物的颜色为透明或乳白色，且没有瘙痒症状，就不必担心。

这时准妈妈可以使用淡色的卫生护垫，但要避免使用阴道除臭剂和有香料的肥皂。如果感到痒、疼痛或分泌物有异味时必须立刻去医院检查。

第十二章　分娩必知

第一节　分娩前的各方面事项

科学推算预产期

怀孕以后，算算哪天能生，以便做些准备，这是很必要的。那么怎样推算预产期呢？

一般说来，从妊娠到分娩需要280天。计算预产期的方法，是从末次月经来潮的第一天算起，在月份上减去3或加9，而在日期上加上7就可以了。例如末次月经是阳历2003年10月9日，那么10减去3则是7，日期9加上7则是16，算下来的预产期是2004年7月16日。又如末次月经是阳历2004年1月3日，在月份上减去3则成负数了，就不能减去3而应加9，日期加上7，算下来，预产期为2004年10月10日。

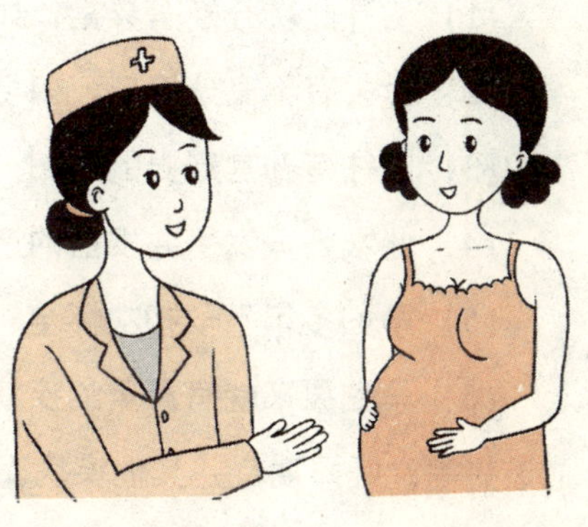

很多农村青年记日期是记农历，那就在日期上加15。月计算方法和前法一样，还是月份上减3或加9，算出的预产期还是农历。

预产期的计算，仅仅是一般估算。根据经验来看，前后可能相差七天左右。

有些粗心的孕妇，忘了末次月经的日子，还有的孕妇平时就月经不准，怎么推算预产期呢？那只好按下面的情况进行估计了。譬如要回忆一下“害口”，也就是早期妊娠反应是从哪一天开始的？一般说来，多在怀孕第六周，就是从末次月经算起40天左右开始有晨起恶心、呕吐、嗜异食、懒倦、嗜睡等症状。根据早孕反应的时间，可粗略估计一下预产期。不过早孕反应的时间，因每个人敏感程度不同而异，或早或晚，有的甚至没有，所以只凭这些感觉来估算的预产期和实际产期的误差要大一些。那怎么办呢？比较可靠的办法还是到医院去检查一下，根据子宫的大小也是可以估计预产期的。

需要提前住院待产的情况

（1）估计此次分娩有异常，如存在头盆不称、胎位不正。

（2）过去有不良分娩史，如习惯性流产、早产、死产、死胎等。

（3）以往有剖宫产史的产妇；多胎妊娠。

（4）此次妊娠发生并发症的产妇（如前置胎盘、胎盘早剥等）。

（5）孕妇多年不孕初次怀孕、高龄初产等。

（6）孕妇原来就有严重的疾病，如糖尿病、肾炎、肝炎、高血压、血液病等；妊娠期合并其他疾病，如病毒性肝炎等。

如有以上情况之一者，这次怀孕一定要更加重视，提前住院待产，以免造成严重的后果。

到了预产期不一定分娩

月经周期正常的妇女，自末次月经第一天计算满280天即为预产期。有些妇女月经周期不正常，排卵的时间可能提前或错后，再加上胎宝宝在母体内发育成熟的程度不同，因此妊娠期就不一定恰好是280天了。若平常经期很准的妇女，怀孕后有可能在预产期那天分娩，但这种情况是很少的；有80%的妇女月经周期并不那么准确，这样的产妇一般在预产期前3周或后两周分娩。月经周期只有25天左右的，分娩多在预产期前；平时月经周期较长，或并月的，分娩多发生在预产期后。还有15%左右早产或过期产，一般情况下早产的原因主要是母体患有疾病，如妊娠高血压、糖尿病等，或胎宝宝患有疾病，但大多数的早产都找不出确切的原因。

过期妊娠主要是胎宝宝过大或头过硬，分娩时不容易通过产道，或胎盘老化、羊水减少等。一旦确诊为过期妊娠，应该积极地采取相应措施，以保障母婴安全。

因此，预产期只不过是个分娩的大概日期，不一定就在预产期的那一天。

为分娩积蓄体力

最后阶段孕妇往往因为心理紧张而忽略饮食，许多孕妇会对分娩产生恐惧心理，觉得等待的日子格外漫长，这时丈夫应帮助爱妻调节心绪，做一些妻子爱吃的食物，以减轻心理压力，正常地摄取营养。如果营养不足，不仅所生的婴儿常常比较小，而且孕妇自身也容易发生贫血、骨质软化等营养不良症，这些病症会直接影响临产时的正常子宫收缩，容易发生难产。

分娩前期必须充分进食，以摄取各种营养，积蓄体力，满足分娩时的各种消耗，同时为新生儿哺乳做好准备。

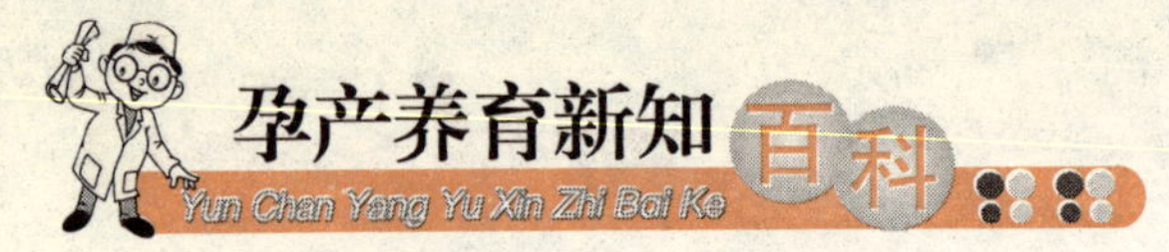

分娩前的心理准备

十月怀胎，一朝分娩。当你得知怀孕后最初的情感是喜悦，想象着小生命的降生，心中充满了即将做母亲的喜悦。经历了妊娠反应后，当你感到胎动时，对正常婴儿出生的期待更明显，这种随妊娠月份增长而日益急切的期待心情，是支持孕妇承受妊娠后期各种生理负担极为有利的心理因素。随着胎宝宝降生日的临近，更因我们的国策只生一个孩子，你可能对胎宝宝的顾虑更多，加之周围的人们对你的关心和体贴等诸方面的原因，越到临产时，孕妇的心理可能越不稳定，这就要求孕妇首先要将自己从准妈妈的位置调整到做母亲的角色上来。作为丈夫，此时更应关心、体贴妻子，和她一起向有经验的人，如妈妈、嫂嫂或医护人员了解并认识这样一个道理：分娩是一个正常的生理过程，绝大多数孕妇是能够顺利分娩的。要树立自信和勇气，解除不必要的顾虑，消除对分娩的恐惧心理，保持精神愉悦、轻松，以愉快的心情迎接宝宝的诞生，积极配合医生参加分娩活动。

分娩前的物质准备

（1）证件

记录有关孕妇本人平时身体健康情况的原始病例册、孕期保健手册、献血证。办理医保及出生证明用：医保证、生育服务证、住院证、妊娠登记表等。

（2）妈妈服装

需准备一些准妈妈们平时在家喜欢穿的用的，这样可以改善和放松她的心情。例如：肥大易于脱睡的睡衣（敞胸的，便于喂奶）、棉袜 2 双、防滑拖鞋 1 双、内裤 3 条以上、大号乳罩或背心、防溢乳垫、帽子、外衣（去卫生间、离开病房做其他检查时用）、束缚带 1 条。

（3）宝宝用品

尿布、奶嘴、喝水瓶、奶粉、喝奶瓶、纸尿裤、干湿纸巾、纱布、毛巾、指甲刀、小手帕、奶瓶刷、消毒器具、防水尿垫、宝宝澡盆、浴床、沐浴液、洗发液、香皂、爽身粉、护臀霜、润肤油、宝宝洗屁股盆、洗尿布盆、宝宝洗澡浴巾、宝宝服装、宝宝包被等。

（4）妈妈洗漱用品

洗脸毛巾、洗脚毛巾、洗下身毛巾、清洗下身专用的脸盆、洗脚盆、牙刷、牙膏、肥皂、头梳、镜子、发夹、洗面奶、护肤品等洗漱用具1套。

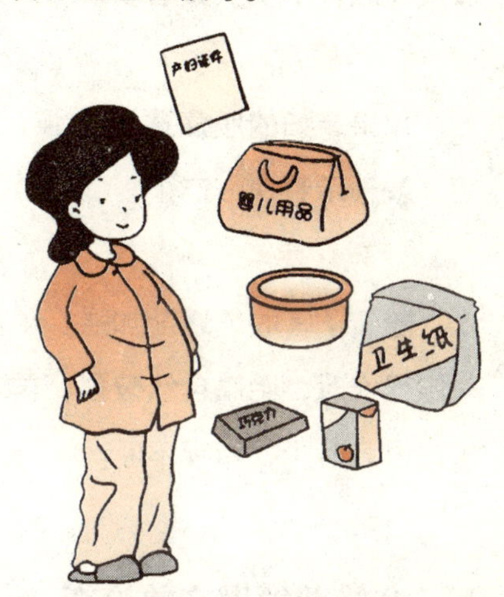

（5）妈妈食物

藕粉（剖宫产用于排气前）、巧克力（自然分娩用于补充体力）、红糖、牛奶、煮鸡蛋（剖宫产排气前是不能吃煮鸡蛋的）。

（6）卫生用品

干湿纸巾、卫生巾若干（最好选夜用的）、吸奶器、消毒棉垫或纱布垫若干（为宝宝哺乳时清洁乳房用）。

（7）药品

棉签、75%酒精（清理脐带及孕妇伤口）、维生素A软膏（抹在乳头上）、鱼肝油。

注意临产征兆

（1）见红

见红是分娩即将开始的一个可靠征兆。因此如果孕妇预产期已到，并已有了不规律的宫缩，应及时发现这种征兆。

(2) 子宫底下降

初产妇约在分娩前 3 周宫底就开始下降。孕妇觉得上腹部轻松多了，呼吸比以前畅快，但是感觉下腹部沉重，有下坠感。有的孕妇感到腰酸腿胀，小便次数增多，阴道分泌物增多。

(3) 腹痛

如果产妇的腹痛逐渐增强，持续时间越来越长，间隔时间逐渐缩短，就预示着快临产了。

(4) 破水

随着子宫收缩逐渐加强，子宫腔内的压力越来越高，当压力增高到一定程度时，胎膜自然破裂，羊水流出，孕妇突然感到有水自阴道内流出，时多时少，持续不断。

分娩前须做产前检查

随着妊娠月份的增加，孕妇的身体代谢增加、迅速变化，同时胎儿也在迅速生长，孕妇此时需要负担的是平时的数倍，极易超出身体的耐受能力，出现一些问题。分娩前的产检可以随时发现问题、及时应对问题。可通过计胎动听胎心了解胎儿的生长发育情况，便于及时有效地预防早产、妊娠高血压综合征及胎位异常等问题。产前检查也便于医生对孕妇进行指导，有助于医生根据孕妇的胎位、身体状况确定分娩方式（自然生产还是剖宫产），以及决定孕妇是否需要提前住院待产。如果出现异常情况，医生还会要求增加检查的次数。

分娩前的饮食

在分娩前，产妇一定要重视饮食营养，很多产妇在临近分娩时因子宫阵阵收缩带来疼痛而不愿进食，甚至还会发生呕吐，这对于分娩是非常不利的。正确的方法是应该尽量少食多餐，吃些容易消化、高热量、低脂肪的饮食，如稀饭、面条、牛奶、鸡蛋等，以增加体力。为有利于分娩，还要注意补充足够的水分，多喝糖水或含铁元素多的稀汤，为分娩时失去过多的水分做储备。

有人对分娩前的饮食进行了研究，并拟订出分娩前的食物种类和食谱。现记录如下，供大家参考。

临产前可准备1~2千克优质羊肉（或猪肉）、250克红枣、250克红糖、50克黄芪、50克当归。待临产前3天，每天取以上原料的1/3，洗净（除红糖外），加入1升水，同放入锅中煮汤，待煮熟后取出，分为2份，早、晚各1次，服至分娩时为止。这既可增加孕妇的体力，有利分娩，还可以安神，并防止产后恶露不尽，有益产后疲劳的消除。

分娩前准爸爸应做的事

在妻子分娩的过程中，你是不是比她还要焦虑和恐惧呢？学好几招吧，聪明的男人在女人的关键时刻一定要表现出色，当好配角，让妻子在分娩过程中享受你的体贴，增加自信心，让宝宝健康顺利地和你见面。

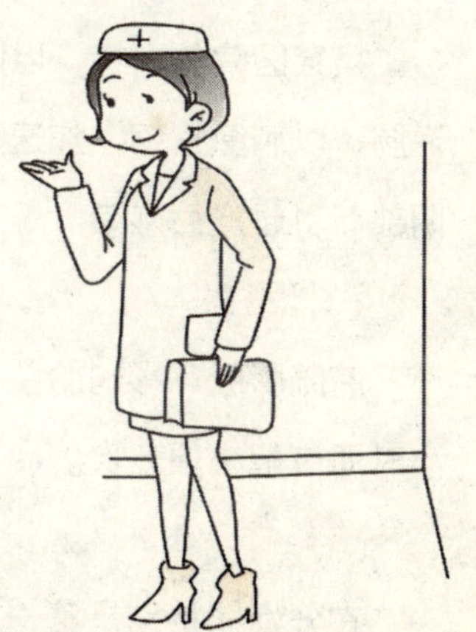

(1) 营造气氛

在分娩过程中，妻子正忍受着极大的痛苦。为了转移她的注意力，鼓励她忍住疼痛，在阵痛间隙可以和她一起回忆以前可笑的生活事件，畅想即将诞生的宝宝的模样，调侃宝宝会像彼此的缺点，以及将来怎样培养他，生活会如何精彩等等，竭尽全力制造轻松气氛。

（2）语言鼓励

你的语言鼓励是产妇的“安心丸”。在陪产的过程中坚持鼓励她表现出色，表现出对她能够顺利分娩具有信心，一再表白对她的感情和感激之情，一定要让她知道她将带给你们的生活一个崭新的开始。

（3）点滴关怀

妻子在分娩过程中，体力消耗巨大，汗水淋漓，虽然没有胃口吃什么东西，但是需要喝水。对于产程长的妻子，准爸爸有时候需要强迫她进食，要准备好充足的水或点心。在整个过程中温柔地帮准妈妈擦干汗水，也是给她最好的关怀。

临产时的注意事项

临产的重要标志是出现规律性和阵发性子宫收缩，间歇 5～6 分钟左右，持续 30 秒钟以上。为确保分娩过程的顺利进行，产妇在待产过程中必须注意以下几点：

（1）清洁卫生

换穿医院的衣裤，以防交叉感染；剃去阴毛，以保持会阴清洁，需灌肠，以刺激宫缩、加速产程进展，并避免分娩时由于排出粪便污染外阴部而引起产后感染。

（2）排尿

膀胱膨胀可影响胎头的下降和子宫收缩，因此，临产前每隔 2～3 小时即应解小便一次。

（3）饮食

在分娩期特别是第一产程，时间长且阵痛频繁，产妇体力消耗大，应进食高热量、易消化的饮食，如面条、粥、蛋糕、巧克力等。这样才能保证有足够的体力完成第二产程。否则，产力会减弱，产程要延长，顺产有可能因子宫收缩乏力而变成难产。第二产程时可吃一些巧克力，大多数产妇不愿进食，不必勉强，以免引起呕吐。正常分娩后稍微休息一下，应进食易消化的半流食，如鸡蛋挂面、蛋羹、藕粉等以补充消耗的体力，在三餐之外，还可加餐2~3次。

(4) 活动与休息

如果胎膜未破，宫缩不强，待产妇可以起床走动。下床活动可促进子宫收缩。倘若胎膜已破，则必须卧床休息，不能起床，不然，很有可能并发脐带脱垂而危及胎宝宝生命。为了保存精力，在宫缩间隙要抓紧时间休息。

(5) 情绪

精神状态可影响产程进展。紧张、焦虑和恐惧常使子宫收缩不协调或子宫颈口迟迟不扩张，产程因而延长。所以，临产时必须稳定情绪，保持精神愉快，多想想即将出世的小宝贝就会高兴。宫缩时应安静泰然，切忌烦躁不安、高声喊叫，这样就会额外消耗精力。

第二节 顺产知识早知道

常用的分娩方式

产妇的分娩方式有自然分娩、产钳助产术、胎头吸引术和剖宫产术四种。

(1) 自然分娩

这是大多数产妇采取的分娩方式，占分娩总数的70%~80%。产程中随着宫缩、胎头下降，产妇子宫口开全后用力，胎宝宝即可娩出。

自然分娩后，产妇的体力恢复较快，稍加休息，即可活动自如。

(2) 产钳助产术

这种方式占分娩总数的5%~10%，多在子宫口开全后因宫缩乏力或胎位不正时采用，以防止产程延长；或因有妊娠并发症而采用，以缩短第二产程；或因胎宝宝出现异常，为抢救胎宝宝，采取阴道产钳助产。采用此方法时，为使产钳放正，使胎宝宝免受挤压，产妇的会阴伤口要稍大些，出血量也稍多，故对产妇的损伤稍大。如产钳使用不当会造成产妇或胎宝宝产伤，因此使用此方法要正确，按程序操作。产钳术较剖宫产方便、快捷，且牵引力较大，是临床较多采用的阴道助产术。

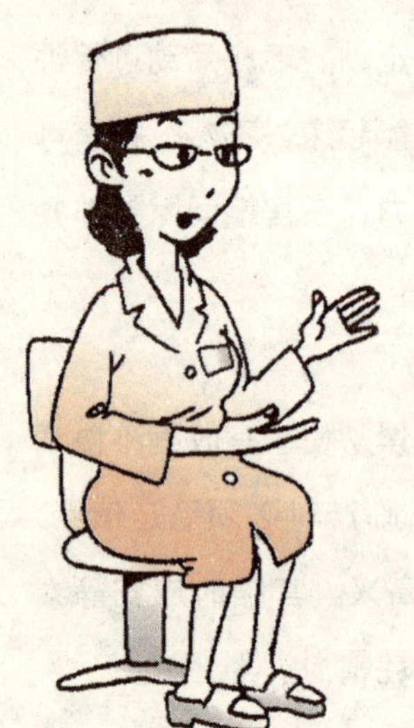

(3) 胎头吸引术

这种方式约占分娩总数的5%。一般用于胎宝宝即将娩出，生产力不足者。由于其牵引力没有产钳大，虽然其使用适应证与产钳助产术相似，但使用率却低于产钳术。

(4) 剖宫产术

产妇有并发症或胎宝宝出现问题才采取此术。也有因产妇怕宫缩痛或产程进展不顺利而行剖宫产的，但多不提倡。

自然分娩的影响因素

分娩是人类几千年来繁衍后代的一个必不可少的过程，一般身体健康的产妇只要能保持正确的心态和足够的信心，肯定能平安度过自然分娩阶段。

当然，凡事都有利弊两面，自然分娩的缺点就是会让产妇疼上十几个小时，即使不是每个人都死去括来，准妈妈们还是要咬牙忍受下来。如何才能减少分娩的痛苦，以期顺利度过分娩，就是每一位准妈妈迫切希望知道的问题了。

那么，产妇的自然分娩要受哪些因素的影响呢?

（1）把胎儿逼出来的力量

准妈妈的预产期到了。这个时候准妈妈就需要一种把胎儿逼出来的力量。也就是医学上所说的“产力”。

产力一般在孕晚期就开始出现了，越接近预产期出现的频率就越高。它在孕妇身上的表现就是子宫忽然像球一样隆起变硬，然后很快消失，并且没有规律。真正临产时的信息是10分钟之内有两次宫缩，且规律性明显，还伴随着宫颈口的扩张和胎头的下降。到子宫扩张完全并娩出宝宝，一共需要12~14小时，在这段时间内，产妇只是感觉到一阵阵有规律的腹痛（宫缩所产生的)，且不断加重。对初产妇来说，想要完成上述的过程并不是短时间的疼痛。

（2）胎儿娩出的通道

胎儿从阴道中娩出所路过的通道就是医学上说的“产道”，其中有软产道和硬产道之分。

软产道是一条弯曲的管道，主要由子宫下段、子宫颈、阴道以及盆底软组织构成。在其他情况下，软产道保持紧闭的状态，分娩时产生的强有力的宫缩以及胎头下降过程中的挤压会使其被动地慢慢扩张，直到直径10厘米时才能保证宝宝顺利通过。

而通常说的“硬产道”就是骨产道（骨盆)，它的四壁并不光滑，而是一个仅8~9厘米深，且形态不规则的椭圆形弯曲的管道。在这不规则的弯曲管道中，还有坐骨棘形成的两个路障。这也是对宝宝的一个考验，因为他只能从这两者之间通过，在这个间径仅仅10厘米左右的地方，大脑袋的宝宝会很容易被卡住。

(3) 胎儿条件

自然分娩中还有一个相当重要的因素就是宝宝的大小及其在子宫中的位置。

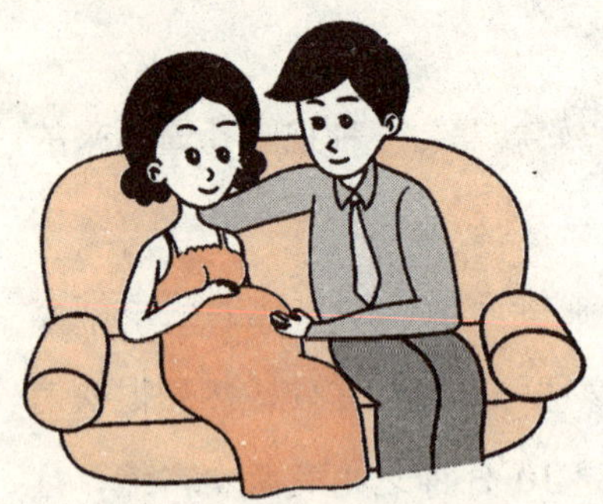

足月的胎儿的双顶径（头径）一般是91～93毫米，而妈妈骨盆中最窄的径线宽度大约是100毫米，所以如果胎儿的双顶径非常接近100毫米，通过产道时就会比较困难。

(4) 产妇的精神因素

在宝宝诞生的过程中，准妈妈要听从医生的指示发动宫缩以促进分娩，那就需要大脑皮层神经中枢司令部的配合。分娩时产妇的情绪直接就影响了她大脑皮层神经中枢命令的表达和传送，影响了产力的强弱。而过强或者过弱的产力会直接影响宝宝的下降及转动过程，可能减缓产程的进展。

另外，精神上的原因还可能导致产妇出现产后大出血。

自然分娩的优点

自然分娩是比较合适的分娩方式。

胎宝宝发育正常，孕妇骨盆发育也正常，孕妇身体状况良好，靠子宫阵发的有规律收缩将胎宝宝推出体外，这便是自然阴道分娩。自然阴道分娩是最为理想的分娩方式，因为它是一种正常的生理现象，对母亲和胎宝宝都没有多大的损伤，而且母亲产后很快能得以恢复。

“十月怀胎，一朝分娩”。分娩是人类繁衍过程中的一个正常生理过程，是人类的一种本能行为。产妇和婴儿都具有潜力主动参与并完成分娩过程。从受精卵开始胎宝宝在母体内经历 280 天的生长发育逐渐成熟，而孕妇的身体结构也逐渐地发生变化，变得更有利于分娩。

分娩的过程中子宫有规律的收缩能使胎宝宝肺脏得到锻炼，肺泡扩张促进胎宝宝肺成熟，孩子出生后很少发生肺透明膜病。有统计资料表明剖宫产儿肺透明膜病率是阴道分娩儿的 20 倍。而严重的肺透明膜病会导致小儿呼吸困难，甚至死亡。同时有规律的子宫收缩及经过产道时的挤压作用，可将胎宝宝呼吸道内的羊水和黏液排挤出来。新生儿的并发症湿肺、吸入性肺炎的发生可大大地减少。

经阴道分娩时，胎头受子宫收缩和产道挤压，头部充血可提高脑部呼吸中枢的兴奋性，有利于新生儿出生后迅速建立正常呼吸。

自然分娩的三个产程

分娩过程分为三个阶段，也叫三个产程。

(1) 第一产程

是从有规律地子宫收缩开始到子宫口开全。初产妇的宫颈较紧，宫口开得较慢，这一产程时间较长，大约需要 11 ~ 12 个小时，生过孩子的经产妇宫颈较松，宫口扩张较快，这一产程较短，只需要 6 ~ 8 个小时。

(2) 第二产程

也叫胎儿娩出期，是从子宫口开全到孩子降临人间，初产妇约需 1 ~ 2小时，经产妇通常数分钟即可完成，但也有长达 1 小时的。

(3) 第三产程

是从孩子生出之后到胎盘娩出，多数产妇只需要 5 ~ 15 分钟。

减轻疼痛的方法

当宫缩开始时，可做腹式深呼吸或腹部按摩。感到腰部胀痛时，做腰部按摩也能减轻疼痛。

(1) 腹式深呼吸的方法

1）仰卧腹式深呼吸的方法：①两腿轻松地张开，膝盖稍微弯曲。②两手的拇指张开，其余四指并拢，轻放在下腹部上，围成三角形。两手的拇指约位于肚脐的正下方。③深吸气时，使下腹部膨胀般地鼓起。吐气时，使下腹部凹陷般地恢复原状。

2）侧卧腹式深呼吸的方法：①两膝轻松地弯曲，身体下方的手肘也弯曲，手掌放在脸旁。身体上方的手，像是要抱住腹部似的向下腹部斜滑。②深呼吸的方法、练习的秘诀等，与仰卧的情形相同。

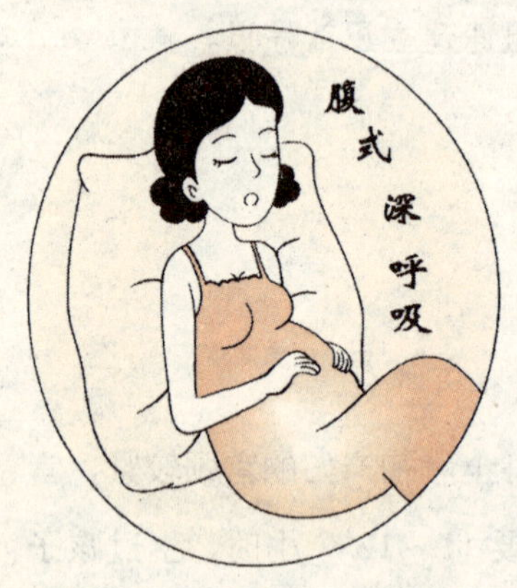

(2) 腹式深呼吸的秘诀

腹式深呼吸是最重要的基本动作，要反复练习，直到能持续 30 分钟左右也不疲倦为止。

由于刚开始容易感到疲倦，所以逐渐延长练习时间即可。

做腹式深呼吸时，胎动较为活跃，但不必担心。

最初即使用力也无妨，只要尽量使腹部膨胀即可。

当腹部膨胀至最大极限时，再慢慢地吐气。也就是反复“膨胀”“吐气”，多练习几次，就能做得很好。

反复练到习惯时，只要一吸气，腹部就会自然鼓起。

尚未习惯时，可能会做出肩膀用力、腹部稍稍鼓起，只有上腹部鼓起或胸部鼓起后腹部才鼓起等笨拙、不灵活的动作，但只要多练习几次，这些缺点就会逐渐消失。

第一、二产程中的呼吸技巧的运用

（1）第一产程早期

宫缩很轻微，可以在整个宫缩期间均匀地做深呼吸。对宫缩不要紧张而应作出欢迎的反应。

（2）第一产程后期

在宫缩时，进行不需下半身出力的轻轻的短促呼吸。当宫缩过后深吸一口气松弛一下，以对自己及周围的人作出宫缩已过去的信号。

（3）过渡阶段

试采用最浅表的呼吸，一边喘气一边仅用口呼吸，然而不要换气过度，以免身体缺乏二氧化碳。如果觉得头晕眼花，接生助手会在你呼吸时用手作杯状蒙在你的口、鼻部。

（4）第二产程

做深吸气并憋住，将气往下压，使得骨盆底往外膨出，使推力（产力）长而平稳。如宫缩仍强烈，再重复 1 次，宫缩过后要慢慢地、轻轻地躺下。

了解会阴侧切

当宝宝的头快露出阴道口时，医生在会阴附近施予局部麻醉，然后用剪刀剪开会阴，使产道口变宽，以利于胎儿的产出，防止会阴严重撕裂，这就是所谓的会阴侧切。

产妇的助产动作

产妇在临产时的助产动作是产妇分娩前应学会和掌握的，这样可在分娩过程中减轻阵痛，将胎宝宝顺利娩出。

(1) 深呼吸法

产妇在分娩开始时即可采用。方法是在每次宫缩开始时进行一次腹部深吸气，直到一阵宫缩完毕时才将气呼出。

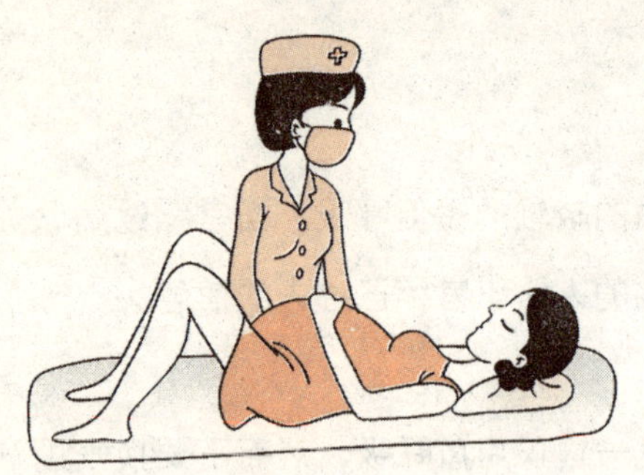

(2) 按摩法

用两手手指按摩下腹部皮肤，深吸气时，将两手移向中线，呼气时再将手向外侧按摩，按摩动作应与深呼吸动作相配合。

(3) 压迫法

阵缩时，用手或拳压迫自己觉得最不舒服的部位，如腰部、骶部或耻骨部等处。仰卧时可以自己用手压迫耻骨部或腰部。如压迫骶部，则可侧卧，也可请医务人员协助压迫。

(4) 屏气法

宫口开全后，宫缩时使用腹压，深深吸一口气，然后下行而不吐出来，时间越长越好。憋气要在腹部，不要在喉头，类似排便时向下憋气的动作。憋气的作用是增加腹压，随着宫缩的节律向下用力，帮助胎宝宝克服在产道中所遇到的内阻力，顺利生产。

临产前，孕妇不妨抽空坚持每天练习一段时间，不过有早产迹象的孕妇则绝对不能练习。

第十三章　产后指导

第一节　护理需细心

自然分娩后的新妈妈的护理

按摩子宫可以帮助子宫的复原及恶露的排出，亦可预防因收缩不良而引起的产后出血。

方法：先找出子宫的位置，自然分娩的产妇，可以轻易在肚脐下触摸到一个硬块，即子宫的位置。当子宫变软时，用手掌稍施力量于子宫位置环行按摩，使子宫硬起，则表示收缩良好，当子宫收缩疼痛厉害，则暂时停止按摩，可采俯卧姿势以减轻疼痛，若仍疼痛不舒服，影响休息及睡眠，可通知医护人员。

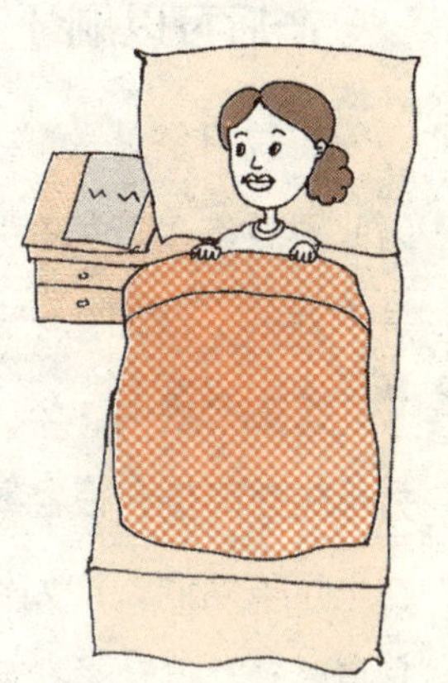

为新妈妈选择阳光充足的房间

新妈妈居住的房间最好是阳光充足的朝阳面，不用太大，居室周围不要有噪声，室内要保持安静、整洁、舒适。每天要开窗通风，除了避免对流风以外，还要注意不要让风直接吹到新妈妈和宝宝身上。即使顺产的新妈妈，在分娩过程中关节会因过分用力而产生或大或小的缝隙，但不会因为分娩结束而马上重新结合。如果分娩后着凉，寒气进入这些缝隙，日后容易得关节炎。有许多40岁以上的中年妇女有头疼、腿疼、腰疼等毛病，就是因为生孩子以后不注意而落下的病根。

分娩的时间不同，对新妈妈居住的环境要求也不同。若在夏季分娩，屋内的温度如超过了30℃，可依据个人需要适当开空调，但温度不可过低，一般控制在25～27℃，而且时间不宜太长，最好是开一会儿就关上。另外，一定要注意出风口的方向，不要让冷气直接吹到新妈妈和新生儿。若是冬季，可使用低功率的空气加湿器，或在暖气或炉火上放个水盆，让水汽蒸发出来。这样做的目的是，防止空气过于干燥，引起母婴上火。

产后可以刷牙

传统习俗认为“产妇刷牙，以后牙齿会酸痛、松动，甚至脱落”，因此导致许多产妇在月子里不刷牙。其实这种说法是没有科学根据的，是不对的。产妇比一般人更应注意口腔卫生。

产妇分娩时，体力消耗很大，犹如生了一场大病，体质下降，抵抗力也随之降低，很容易被病菌侵入而致病；另外，为了产妇的迅速康复，在坐月子期间，产妇经常吃富含维生素、高糖、高蛋白的营养食物，尤其是各种糕点和滋补品，都是含糖量很高的食物，如果吃后不刷牙，这些食物残渣长时间停留在牙齿的缝隙、沟凹内，经发酵、产酸后，可促使牙釉质脱磷、脱钙，牙质软化，这时口腔内的条件致病菌就会乘虚而入，导致牙龈炎、牙周炎和多发性龋齿的发生。同时由于产妇进餐的次数多，食物残渣存留在牙齿表面和牙缝里的机会增多，使产妇口腔感染的机会增加，而口腔感染还是产褥感染的来源之一。另外妇女在怀孕后，由于内分泌的变化，或维生素C的摄入不足，可能出现牙龈充血、水肿，容易出血，特别是在刷牙时出血。也有的会出现牙龈有乳头状增长，可达黄豆粒大小，甚至如指头大小。再有，怀孕后牙齿的钙质往往补充不足，牙齿的坚固性差。基于以上种种原因，因此，产妇应该每天早、晚各刷一次牙，如能在每次进餐后都刷牙、漱口，对健康更为有利。

曾经有一名口腔生疮并且高烧不退的婴儿被抱到医院就诊，经诊断发现婴儿染病的原因是其母亲月子里不讲口腔卫生所致，由于该产妇在分娩后一个月不敢沾凉水、不刷牙，致使口腔细菌滋生，诱发口腔溃烂。而她经常口对口地亲吻孩子，致使孩子的口腔也受到感染。因此，为了产妇的健康，预防牙病的发生，产妇坐月子期间，不但应该早、晚用温水刷牙，而且应做到餐后漱口。漱口有盐漱、含漱、药液漱。盐漱是指每天早晨把约3克盐用温水慢慢溶化，用其冲洗牙齿。这样做，可以使牙齿牢固，避免松动。含漱是指每次饭后，用温水漱口几遍，清除食物残渣。

饭后漱口和晚上刷牙后就不要再吃东西，特别不要吃甜食。若有吃宵夜的习惯，吃完宵夜后再刷一次牙。

祖国医学主张产后3天内宜用指刷，疗法是：将食指洗净，或用干净纱布裹缠食指，再将牙膏挤于指上，犹如使用牙刷样来回上下揩拭，然后用食指按摩牙龈数遍。指刷有活血通络、牢固牙齿的作用，长期使用指刷，能治疗牙龈炎、牙龈出血、牙齿松动等。产妇素有牙疾者，应当多以指刷为佳。

产后防脱发

大部分新妈妈在生完宝宝后会脱发。这是由于怀孕期间偏食挑食、食欲不振，造成体内蛋白质、微量元素和某些矿物质摄取不足；还有与分娩后性激素失衡有关；生小孩时由于失血过多，易形成营养毒性，也会使毛囊细胞发育粗糙、毛发易脱落。

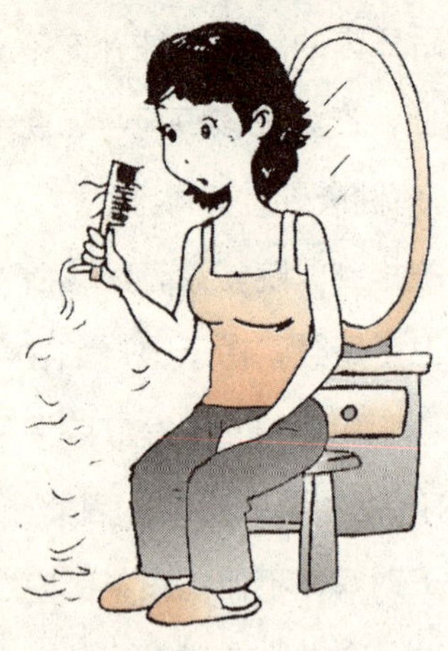

在怀孕期及产后若能及时补充营养，这种现象应该是能避免的。所以，产后应多吃些补血食物，如动物的血、红糖，软体动物（如牡蛎）等含锌食物应多吃点，更应多吃些富含蛋白质、维生素和矿物质的食物。

另外，注意秀发的护理。勤洗头，使用质量优的洗发液、护发素。勤洗头不仅能使头发光亮，还能增加毛囊的呼吸，促使头皮血液循环，有益于头发新生。但要注意的是洗发不能用碱性大的肥皂。

产后注意外阴卫生

外阴部易被尿液、粪便及阴道分泌物所污染，特别是在产后，恶露自阴道流出，如果不注意卫生，很容易发生产后感染，因此产后会阴部的护理是格外重要的，否则，可能导致产后生殖道感染，会阴伤口愈合不良，影响今后生活。保持外阴卫生应注意以下几点：

（1）保持外阴清洁。平时应尽量保持会阴部的干燥和清洁，需要垫上无菌的会阴垫。平时要勤换会阴垫及内衣裤，大小便后勤用清水洗会阴，每天用温开水、1∶5000 高锰酸钾溶液或 0.2% 浓度的新洁尔阴冲洗外阴，每天可冲洗 2～3 次。直至会阴伤口拆线。产后 7 天内，每次大小便后，应用棉球蘸无菌清水或生理盐水擦拭外阴部，擦去恶露。注意应先擦阴阜部及两侧阴唇、会阴部伤口，最后擦至肛门，绝对不可

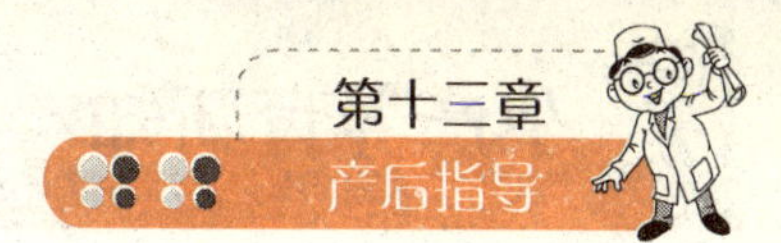

由肛门开始向上擦。

（2）早期下床活动，促进恶露的排出，并且减少感染的机会。如果会阴部有伤口者，除上述措施外，产后应该向会阴伤口的对侧保持卧位或坐位姿势。这样，一方面可使产后恶露尽量不侵及伤口；另一方面可以改善局部伤口的血液循环，促进伤口愈合。

（3）外阴伤口肿胀疼痛者，可温湿热敷外阴，也可利用物理疗法，如红外线局部照射等。还可以用95%浓度的乙醇（酒精）纱布或50%浓度的硫酸镁湿敷外阴。

总之，对大多数产妇来说，由于会阴切口愈合力强，只要产后护理得当，多能愈合，不会发生感染。一般在产后3～5天拆线，若用可吸收线皮内缝合则不需拆线。

产后护理好腹部伤口

现在越来越多的孕妇因为怕痛、怕孩子在分娩中有意外发生而选择剖宫产。据统计，我国的剖宫产率达到40%以上，一些大城市剖宫产率更高，甚至达到80%以上，所以剖宫产之后的护理成为产妇非常关心的问题。

剖宫产主要是为了帮助无法顺产的产妇能安全生下胎儿，大部分的伤口位置部是横切在腹部的下方，较美观，伤口约10～12厘米。

剖宫产的伤口愈合约需要一个星期，完全复原则需要4～6个月，在产后7天内不要淋浴，以擦浴代替。产后10天，如果伤口没有渗液就可以开始淋浴了，并在淋浴后迅速擦干伤口。为了预防伤口留下疤痕，可以多贴一段时间的胶布，以帮助伤口完全愈合，其实疤痕的严重程度除了体质的因素外，也与良好的护理密切相关。

剖宫产后的产妇最好能使用束腹带，因为束腹带能够减少因咳嗽所产生的疼痛和站立或走动时牵动伤口的疼痛。由于手术后麻醉药作用消失，产妇会感到伤口疼痛，而平卧位是对子宫收缩疼痛最敏感的体位，所以产妇在分娩后应采取侧卧位，使身体和床成20°~30°角，或者将被子或毛毯垫在背后，以减轻身体移动时对切口的震动和牵拉痛。

第二节　科学饮食保健康

产后饮食必知

（1）清淡少油，保证热量

月子里卧床休息的时间比较多，所以食物应以高蛋白低脂肪为主，例如黑鱼，鲫鱼，虾，黄鳝，鸽子，避免因脂肪摄入过多引起产后肥胖。

（2）有荤有素，粗细搭配

每种食物所含的营养成分是不同的，挑食、偏食的不良饮食习惯在月子里都要改掉。

分娩后头几天的饮食安排

为了恢复体力和早日下奶，保持充足奶量，产后头几天的饮食调剂很重要，既要易消化，又要保证营养，特别是会阴侧切及剖宫产术后者，更应合理安排饮食。

（1）正常分娩后几天内的饮食安排

正常分娩 2 小时后产妇即会有食欲。由于分娩出血，蛋白质损失；产时大量出汗，产后排尿增加，可能会有轻度脱水；加之胃纳差，消化能力弱，体虚等情况，因此，在产后1或2天内饮食以流质、半流质或软饭为主，加工也要精细一些。产后第1天应给流质食物，多喝汤水；第2天则可给较稀软清淡的半流质，可选用稀粥、汤面、馄饨、面包、牛奶、豆浆、荷包蛋、鸡蛋挂面、蒸鸡蛋羹、蛋花汤和藕粉等，以后则可根据产妇具体情况调整产褥期膳食，选用的动物蛋白如鸡蛋、瘦肉、鱼、鸡等，除了正常的3餐，还可以在下午和晚间各加餐1次。

(2) 有会阴侧切或剖宫产术的产妇饮食安排

头3天内，应给予流质或半流质等少渣饮食，要保持大便通畅，以免大便干燥而撕裂伤口，或影响伤口愈合。剖宫产分娩者，术后待胃肠功能恢复后（约在术后24小时），给流食1天（忌食牛奶、豆浆、鸡蛋、大量蔗糖等食物，防止肠胀气），可饮用萝卜汤，既能促进胃肠蠕动，又能促使排气、通便，减少腹胀。根据产妇情况，改用半流质食物（如稀粥、面条等）1～2天，再转为产褥期普通饮食，但注意饮食不要太油腻，要多吃蔬菜，多吃些高蛋白的食物，如鱼汤，特别是黑鱼汤。

(3) 有利下奶的汤类

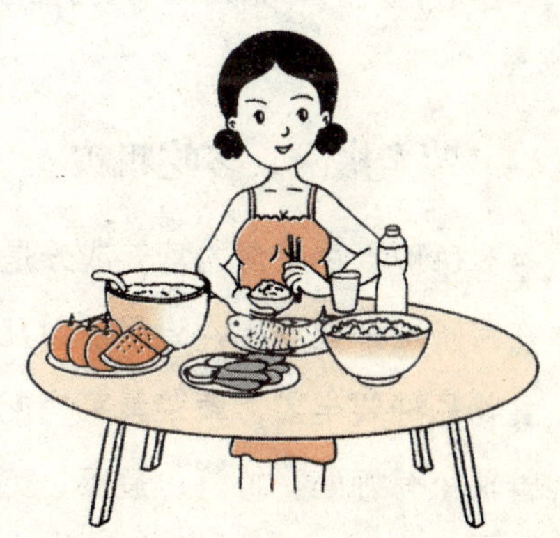

如鸡汤、排骨汤、猪蹄汤、鲫鱼汤等有利下奶，但应把汤内浮油撇净。进食脂肪过多，奶汁内脂肪含量增加，易导致婴儿腹泻。下奶前不要喝太多汤水，以防奶胀，乳管通畅后可以多饮汤水。

(4) 不要忌食青菜和水果

绿叶蔬菜和水果富含维生素C、食物纤维，能使大便通畅。

选择高蛋白低脂肪的食物

月子里卧床休息的时间比较多，所以食物应选择高蛋白低脂肪的为主，比如黑鱼，鲫鱼，虾，黄鳝，鸽子，避免因脂肪摄入过多引起产后肥胖。为了食物容易消化，在烹调方法上多采用蒸、炖、焖、煮，不采用煎、炸的方法。有的产妇为了产后迅速恢复身材，在月子里就开始节食，这种做法是不对的，因为如果摄入的热量不足，就会影响妈妈的泌乳量，宝宝的“口粮”就得不到保证，那样会影响宝宝的生长发育。

宜多吃流质、半流质食物

产后为了便于消化、吸收，同时促进乳汁分泌，新妈妈要多吃流质、半流质食物，如各种汤类、粥类等。同时蔬菜、水果也要多吃一些，如冬瓜、蘑菇、番茄、黄瓜、油菜、白菜、扁豆、海带、茄子、胡萝卜、芸豆、香蕉、桃子、苹果等，不仅能促进食欲，还可以帮助消化和排泄，及时补充人体需要的各种维生素。

荤素搭配，多吃粗粮

每种食物所含的营养成分是不同的，挑食、偏食的不良饮食习惯在月子里都要改掉，除了前面几种在月子里不宜吃的食物外，每天的食物品种要丰富，荤菜素菜搭配着吃，经常吃些粗粮、杂粮，这对改善便秘有好处。竹笋、菠菜、苋菜里含植物酸，会影响钙、铁、锌等矿物质的吸收；而麦片、麦芽、大麦茶会回奶，在月子里及整个哺乳期应避免食用。奶类及其制品含丰富钙质，可以预防骨质疏松，婴儿佝偻病；动物内脏含丰富铁质，可以预防贫血；红色肉类、贝壳类含丰富的锌，可以预防儿童呆小症、克汀病，对孩子的智力开发也有好处。这些营养成分都可以通过母乳传递给婴儿，在月子里及整个哺乳期应多吃一点。

产妇宜食用的蔬菜

产妇在产褥期的食物应该多种多样，除多吃些肉、蛋、鱼等食品外，还要多吃一些蔬菜。据研究发现，产妇最好多吃以下一些蔬菜，这些食物有助于母子健康。

(1) 黄豆芽

黄豆芽中蛋白质、维生素 C，纤维素等成分含量丰富。蛋白质是构成细胞生长的主要原料，能修复生育时损伤的组织。维生素 C 能增加血管壁的弹性和韧性，能防止产后出血。纤维素有润肠通便的作用，能防止产妇便秘的发生。

(2) 海带

海带中含有丰富的矿物质，尤其是碘和铁的含量丰富。碘是合成甲状腺素的主要原料，铁是制造血细胞的主要原料。产妇多吃海带，能增加乳汁中碘和铁的含量，有利于新生儿的生长与发育，也可以有效防止呆小症的发生。

(3) 莲藕

莲藕营养丰富，清淡爽口，含有丰富的淀粉、维生素和矿物质，可健脾益胃，润燥养阴，行血化淤，清热生乳，是祛淤生新的佳蔬良药。产妇多吃莲藕，能及早清除腹内积存的淤血，增进食欲，帮助消化，促使乳汁分泌，有利于对新生儿的喂养。

(4) 莴笋

莴笋是春季的主要蔬菜之一，营养丰富，尤其富含钙、磷、铁。能助长骨骼，坚固牙齿，可清热、利尿、活血、通乳，尤其适合产后少尿及无乳的产妇食用。

(5) 黄花菜

黄花菜营养丰富，味道鲜美，含有蛋白质、磷、铁、维生素A、维生素C及甾体化合物，可消肿、利尿、解热、止痛、补血、健脑。产褥期产妇容易腹部疼痛、小便不利，面色苍白，睡眠不安，多吃黄花菜，对减缓以上症状有很好的帮助。

产妇应多吃的水果

水果营养丰富，味道鲜美，男女老幼，人人爱吃。但传统习俗认为，水果是生冷的食物，产妇怕着凉，吃生冷的水果对身体没有好处。实践证明，产妇适当吃些水果，不仅能增加营养，帮助消化，补充人体所需的维生素和矿物质，而且水果还有一些特殊的医疗作用，对产妇的身体健康，很有帮助。

那么，产妇应吃哪些水果呢？

(1) 香蕉

香蕉中含有大量的纤维素和铁质，有通便补血的作用。产后产妇常常卧床休息，胃肠蠕动较差，容易发生便秘，再加上产后失血较多，需要补血，而铁质是造血的主要原料之一，所以产妇多吃些香蕉，能有效地防止产后便秘和产后贫血。同时产妇摄入的铁质多了，乳汁中铁质也多，对预防婴儿贫血也有一定作用。

(2) 橘子

橘子中含有丰富的维生素C和钙质，其中维生素C能够增强血管壁的弹性和韧性，防止出血。产妇生孩子后子宫内膜有较大的创面，出血较多。如果多吃些橘子，便可防止产后继续出血。钙是构成婴儿骨骼牙齿的重要成分，产妇适当吃些橘子，能够通过产妇的乳汁把钙质提供给婴儿，这样不仅能够促进婴儿牙齿、骨骼的生长，而且能防止婴儿佝偻病的发生。另外，橘核、橘络（橘子瓣上的白丝）有通乳的作用，产妇乳腺管不通畅时，除可引起乳汁减少外，还可发生急性乳腺炎，影响对婴儿的喂养。吃橘子能够避免以上现象的发生。

（3）山楂

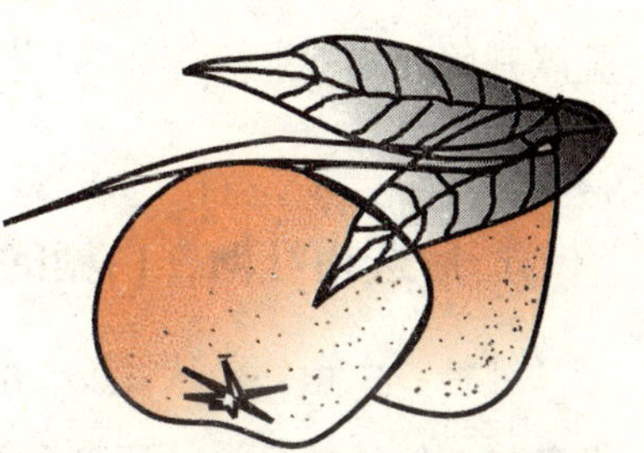

山楂中含有丰富的维生素和矿物质，对产妇有一定的营养价值。山楂中还含有大量山楂酸、柠檬酸，能够生津止渴、散淤活血。产妇生孩子后过度劳累，往往食欲不振、口干舌燥、饭量减少，如果适当吃些山楂，既能够增进食欲、帮助消化、加大饭量，有利于身体康复和哺育婴儿，又可以利用山楂的活血化淤的作用，排出子宫腔内的淤血，减轻腹痛。

（4）桂圆

桂圆又叫龙眼，是营养极其丰富的一种水果。祖国医学认为，桂圆味甘、性平、无毒，为补血益脾之佳果。产后体质虚弱的人，适当吃些新鲜的桂圆或干燥的龙眼肉，既能补脾胃之气，又能补心血不足。

产妇在产褥期除多吃些水果，还要多吃一些蔬菜。

催乳汤要喝得适宜

为了尽快下奶，许多产妇产后都有喝催乳汤的习惯。但是，什么时候开始喝“催乳汤”是有讲究的。喝得过早，过迟都不好。

（1）看产妇身体状况

若是身体健壮、营养好，初乳分泌量较多的产妇，可适当推迟喝汤时间，以免乳房过度充盈淤积。如产妇各方面情况都比较差，就早些喝，喝的量也多些。

（2）要看乳腺的分泌规律

乳腺在产后两三天内开始分泌乳汁，开始是初乳，比较黏稠、略带黄色，营养价值极高，但是量少，加之婴儿此时尚不会吮吸，所以好像无乳，可是若让婴儿反复吮吸，初乳就会“通”了。在产后的第四天，乳腺开始分泌乳汁。

产后选用红糖、白糖的方法

红糖、白糖都是从甘蔗、甜菜中提取的。红糖是一种粗制糖，除含葡萄糖、纤维素多外，还含有许多产妇需要的矿物质，如铁、锌、钙、锰等，具有活血化淤的作用，能加强子宫收缩，加快恶露排出，促进乳汁分泌，帮助纠正产妇贫血；同时，由于含葡萄糖浓度高，有利尿功能，可减少产妇卧床期间引起的尿潴留，从而防止尿路感染。在产后10天内，饮红糖水或在食物中加红糖，有益于健康。但有些产妇喝红糖水的时间往往过长，达半个月至1个月。殊不知，久喝红糖水不仅会使恶露的血量增多，也不利于子宫复原；尤其在炎热的夏天，会使汗液增多，口渴咽干，若伴有产后感染性疾病，可出现发热、头晕、心悸等，因此，一般在产后7~10天喝红糖水为宜。

白糖纯度高、杂质少、性平，有润肺生津的功效。适合于夏季分娩的产妇，或产褥中、后期食用；有发热、出汗较多、手足心潮热、阴道流血淋漓不断、咽干口渴、干咳无痰等病症的产妇，即使在寒冷季节分娩，也可以食用白糖。

月子里不宜吃的食品

坐月子的目的主要就是给新妈妈补充分娩时所消耗的养分和体能，

让身体早日恢复。坐月子的一项很重要的内容就是饮食，给新妈妈科学营养的饮食，可以使其身体尽快得到恢复。如果新妈妈不注重饮食调养，随心所欲地吃怀孕期不让吃而自己喜欢吃的食物，无所顾忌，那么，势必给身体带来不利的影响，甚至落下病根。因此，月子期间，新妈妈应避免下列不利于身体健康的食品。

(1) 避免寒凉生冷食品

坐月子期间，新妈妈产后身体正处于气血亏虚之中，绝对不可以吃冰激凌、西瓜、冰冻饮料等寒凉生冷的食品，而应多吃些温补的食物，以利气血恢复。如果吃生冷或寒凉食物，不仅不利于气血恢复及恶露的排出和淤血的去除，还容易导致脾胃消化吸收功能出现障碍，对牙齿也不利。

(2) 避免辛辣、刺激性食品

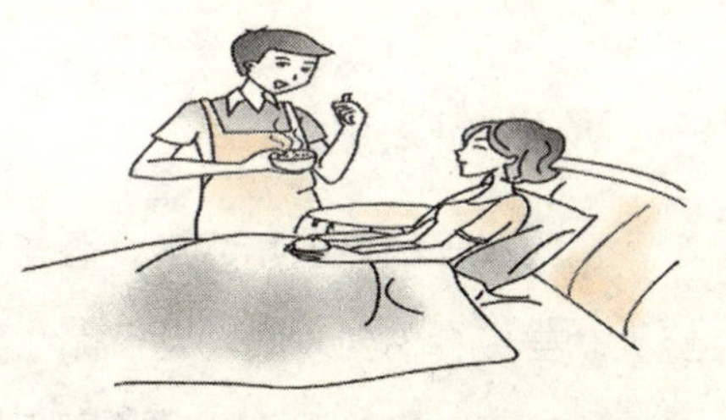

新妈妈应禁食辛辣、刺激性食品。因为吃辛辣食物容易使新妈妈上火，引起口舌生疮，大便燥结，或痔疮发作，伤津、耗气、损血，加重气血虚弱，母体内热可通过乳汁影响宝宝内热。刺激性食品如浓茶、咖啡等，会影响睡眠及肠胃功能，对宝宝的生长发育也极为不利。因此，坐月子期间乃至整个哺乳期，新妈妈应避免吃辛辣、刺激性食品。

(3) 避免酸涩收敛食品

吃乌梅、南瓜等酸涩收敛食品，会阻滞血脉通行，使恶露不易排出。

(4) 避免口味过重食品

新妈妈的饮食宜清淡，避免口味过重的食品。因为摄取过多的盐分会导致水肿。

第三节 哺乳要耐心

早开奶的好处

早开奶的好处很多，因为乳汁分泌是受神经支配和多种内分泌激素调节的，通过婴儿吸吮乳头，促进乳汁分泌，不仅可以多下奶，还可减少胀奶；通过吸吮可促进催产素的产生，有利于加强子宫收缩，减少产后出血。

及早哺喂宝宝

因为产程的痛苦和劳累，有些产妇看到婴儿顺利娩出，觉得自己已经大功告成会匆匆入睡，却忽略了去关心婴儿。其实产妇在适当休息后就应该让婴儿吸吮乳头，这样不仅能使乳房尽快充盈，还能帮助产妇子宫恢复。

一般在婴儿出生后半小时就可以进行哺乳，哪怕是没有乳汁也应该哺乳，每次持续半小时左右。除了白天外，夜间也要注意喂养孩子，因为夜间泌乳素的产生速度50倍于白天。频繁的刺激不仅可以引起产妇子宫收缩，减少出血，还有利于泌乳系统分泌更多的泌乳素，有利于乳汁的增加和乳母的身体康复，还能增进母子感情。

哺乳时新妈妈应看着宝宝

为宝宝哺乳时，新妈妈的眼睛应看着宝宝，而宝宝在吮吸妈妈的乳汁时，也喜欢这种眼睛对视、肌肤相亲的感觉，宝宝会不时地看着妈妈充满爱意的脸庞，吮吸乳汁的劲儿更大，有时还会发出快乐的哼哼声。另外，可刺激新妈妈的下奶反射，分泌出一种能促进妈妈的乳腺分泌乳汁的母乳素。同时，新妈妈还能看到宝宝是否溢奶，是否堵住鼻子等许多问题。

哺乳的正确方法

（1）哺乳前母亲要清洗双手。

（2）母亲选择舒适的哺乳姿势，可以采取坐位、卧位或站位。

（3）喂哺时，让婴儿含住乳头及大部分乳晕，别堵住婴儿鼻子。

（4）尽量让婴儿吸空一侧乳房再换另一侧，两侧乳房轮流喂哺。

（5）哺乳完毕，轻拍婴儿背部1～2分钟，防止溢乳。

躺、坐着哺乳的要领

新妈妈给宝宝喂奶的姿势有很多种。如躺着、坐着都可以，但需遵循一个原则，就是既正确又舒适。下面分别介绍躺着、坐着喂奶的要领。

（1）妈妈躺着给宝宝喂奶

新妈妈躺着给宝宝喂奶时，妈妈后背和胳膊需用枕头或者靠垫支撑起来，尤其是头部应垫得高些。而宝宝的头部、背部和臀部，也应用枕头或靠垫垫起来，注意宝宝的头部不要垫得太高，应与身体持平。

（2）妈妈坐着给宝宝喂奶

若是坐在床上，新妈妈可以盘膝而坐；如果是坐在椅子上，新妈妈则要用小板凳把脚支起来。但不管坐在什么地方，新妈妈后背最好用靠垫或枕头支撑着。喂奶时新妈妈用左臂或者右臂环抱住宝宝，另一只手托住自己的乳头。

总之，无论是躺着喂、坐着喂，新妈妈全身肌肉都要放松，体位要舒适，这样才有利于乳汁排出。

重视母乳喂养

那些重视母乳喂养的产妇往往积极配合医护人员，饮食状况良好，且情绪稳定。

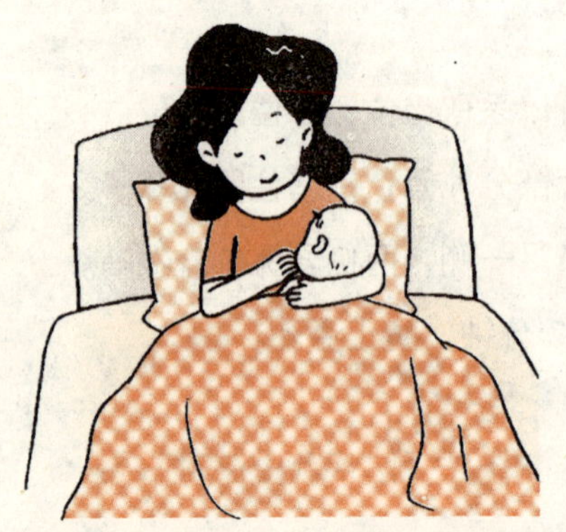

而不愿意哺乳的产妇常常不能及时排空乳房内的乳汁，又缺乏足够的吸吮刺激，使反射性泌乳素和缩宫素释放终止，乳汁形成和分泌自然减少。

一些资料显示，乳房充盈较早的产妇里面只有 6.5% 的是对母乳喂养无所谓的，但是 31.1% 是愿意母乳喂养的，这就证明了愿意母乳喂养的产妇乳汁分泌多，乳房充盈时间较长。可惜的是，很多城市地区的纯母乳喂养率过低，这实在是令人担忧的事。

帮助宝宝正确含吮乳头

哺乳的关键是帮宝宝含吮乳头，检查宝宝的姿势，尤其是宝宝的含吮姿势非常重要。新妈妈每次哺乳时，自己先摆好正确舒适的哺乳姿势后，用一只手环抱着宝宝，另一只手托住自己的乳头，然后再将乳头触及宝宝的口唇，以此来诱发宝宝觅食反射，当宝宝口张大、舌向下的一瞬间，即将宝宝靠向自己，使宝宝能大口地把乳晕吸入口内。这样，宝宝在吸吮时就能充分挤压乳晕下的乳窦，使乳汁排出，还能有效地刺激乳头上的感觉神经末梢，促进泌乳和排乳反射。新妈妈要尽可能地让宝宝含吮到乳头及大部分的乳晕，否则宝宝可能会咬拽新妈妈的乳头，引起疼痛感。

新妈妈每次喂奶时，怎样才能知道宝宝含吮姿势是否正确呢？如果宝宝的颌部肌肉出现缓慢而有力，并伴有节律地向后做伸展运动直至耳部，说明该姿势是正确的；反之，如出现两面颊向内的动作，说明该姿势不正确，需立即进行矫正。

按需随时喂奶

按照孩子的需要而随时喂奶，婴儿的频频吸吮和刺激会使乳母的乳房及时排空，有利于使乳汁分泌迅速且充盈。

曾有临床实验证明，同样条件的产妇按定时和不定时哺乳两种情况看，定时哺乳的产妇中能保持24 小时乳房充盈的只占3.4%，不定时哺乳的就高达 65.6%。由此可证明，不定时哺乳，即按需喂奶能充分提高乳房充盈现象。

判断母乳是否充足的方法

如果乳房胀满，用手挤时容易将乳汁挤出，婴儿吃奶时有连续的咽奶声，吃完后能安静入睡，醒后精神愉快，每月体重稳步增加。大便每天1～3 次，色泽金黄，呈黏糊状或成形，表示奶量充足，可以放心喂哺。

反之乳房瘪软，挤不出奶汁，婴儿吸奶时要花很大力气，或吃空奶后仍含着奶头不放，有时猛吸一阵便吐掉奶头而哭，吃完奶后睡不到一两个小时又醒来哭闹，大便量少或呈绿色的稀便，每月体重增长缓慢，都表示母乳不足。

防止宝宝吐奶

因为新生儿的胃是横位，且入口处和出口处的括约肌力量不同。所以婴儿吐奶现象较为常见。

另外，如果婴儿在吃奶的时候吸入空气过多，就会使奶液倒流入口腔，引起吐奶。

其实，只要掌握了正确的哺乳方法就可以避免孩子吐奶的现象。

（1）首先就是调整哺乳时的姿势，将婴儿抱起，令其身体呈45°倾斜状态，胃里的乳汁自然会流入小肠，因此可降低吐奶的几率。

（2）哺乳后先将婴儿竖直抱起，轻拍他的后背，让他通过打嗝的方式排出胃中的空气，然后再放到床上。

（3）哺乳后不要马上就让婴儿仰卧着，应该先侧卧一会儿再仰卧。即使仰卧也要保持上身较高，防止吐奶。另外，吐出来的如果是豆腐渣状的奶也不要担心，这是奶与胃酸起作用的正常结果。但是如果呕吐频繁，且吐出的是黄绿色或咖啡色液体，还伴有发烧或腹泻，那就需要赶紧到医院就诊了。

第十四章　新生儿养育指导

第一节　宝宝发育参考

身体发育情况

新生儿的身体情况

项目	正常标准	宝宝情况	医生建议
体重	新生儿平均体重应为 3.12 ~ 3.21 千克。男婴比女婴略重些	____千克	新生宝宝出生后 1 周常会有体重减轻的现象，称之为生理性体重下降，这是暂时的，10 天内即可恢复
身长	新生儿平均身长应该为 49.60 ~ 50.20 厘米	____厘米	男婴比女婴略长。有些宝宝身高与遗传有关，当然过高或过低还有助于医生明确诊断
头围	男婴约为 34.40 厘米，女婴约为 34.01 厘米	____厘米	你的宝宝其头围只要不低于 33.50 ~ 33.90 厘米的均值，就视为正常

续表

项目	正常标准	宝宝情况	医生建议
胸围	男婴约为 32.65 厘米，女婴约为 32.57 厘米	______厘米	你的宝宝其胸围只要不低于32.57 厘米的均值就视为正常
头部	新生儿的头顶前中央的囟门呈长菱形，开放而平坦，有时可见搏动	______厘米	父母要注意保护新生儿的囟门不要让它受到碰撞。大约 1 岁以后它会慢慢闭合
腹部	腹部柔软，较膨隆		注意新生儿腹部的保护，因为宝宝很柔弱、不要磕着、碰着，尤其要注意不要着凉，洗澡时，可以用毛巾裹住宝宝的肚子后，再放入盆中进行其他部位的清洗
皮肤	全身皮肤柔软、红润，表面有少量胎脂，皮下脂肪已较丰满		有些新生儿出生时浑身沾满黄白色的胎脂，这对皮肤有保护作用，无须擦掉或洗去
四肢	双手握拳、四肢短小，并向体内弯曲		有些新生儿出生后会有双足内翻、两臂轻度外转等现象，这是正常的，大多满月后会缓解，双足内翻大约3 个月后就会缓解
呼吸	新生儿以腹式呼吸为主。每分钟 40 ~ 45 次		新生儿的呼吸浅表且不规律，有时会有片刻暂停，这是正常现象，不用担心
心率	每分钟为 90 ~ 160 次		新生儿的心率比成人快，所以当你发现这个现象后，不要大惊小怪

新生儿囟门的大小

囟门有两个，即前囟门和后囟门，前囟门就是头顶处“柔软的部分”，是额骨和顶骨形成的菱形间隙，大小约为 2.5 厘米 ×2.5 厘米。平常是平的，当孩子哭闹时则略微隆起，随着颅骨的生长，绝大多数小儿的前囟门在 1～1.5 岁左右闭合。

后囟门于头后侧枕部的未合缝部位，是顶骨和枕骨之间形成的三角形间隙，出生时就很小或将近闭合，至迟约 6～8 周龄愈合。

无意识运动

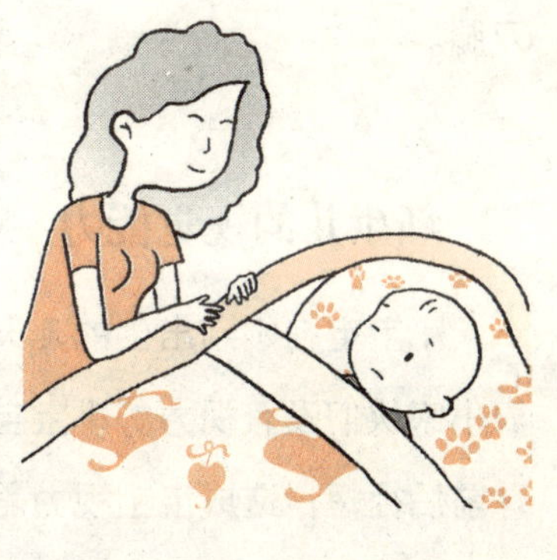

健康的新生宝宝，在出生后会大声地啼哭，但是却没有眼泪。因为限制了宝宝的自由，他除了睡觉，就是躺在床上抓着两个拳头乱动，或者静静地躺着，眨着眼睛看屋子里的一切。如果你靠近他，他会静静地看着你的脸，听着你说话，睡梦中他还会不自觉地笑或者皱眉毛，让你见了分外欢喜。

这些都是新生儿时期特有的一种无意识的运动。新生宝宝的大脑发育不够完善，对下级中枢的抑制能力较弱，所以，这个时期的宝宝也常常出现不自主和不协调的动作，有的宝宝会在睡眠时因突然抖动而惊醒，这也是正常的。新爸爸新妈妈不必过于担心，随着宝宝的长大，这些症状会慢慢地消失。

新生儿的原始反射

新生儿的原始反射有以下几种：

(1) 握持反射

把手指放在宝宝的手心中，宝宝将紧紧攥住你的手指。

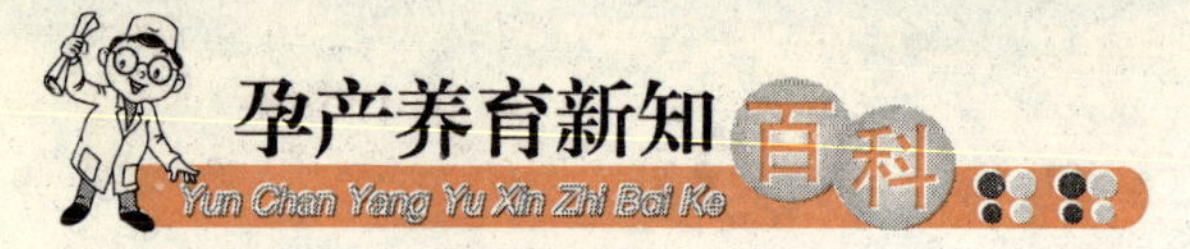

（2）觅食反射

如果用手指轻轻地、有节奏地敲打宝宝的脸颊，他就会把脸转向你的手，并且像觅食一样做出吮乳头的动作。

（3）踏步反射

如果把宝宝直立地抱起来，并且让他的脚接触到一个平面，宝宝就会做出原始的踏步动作。如果你让宝宝的腿碰到桌子的边缘，他会自然地抬高受到刺激的那条腿。

（4）惊吓反射

如果宝宝感觉到他正跌倒下去，或者受到惊吓，他就会张开双臂和双腿。

新生儿的视觉能力

小宝宝在刚刚出生的几天内，大部分时间眼睛是闭着的，但这不代表小家伙们没有视力。小宝宝天生就具备视力，只不过新生儿眼睛小眼球前后径短，造成宝宝视力差。

新生宝宝的眼睛只对明暗有感觉，对色彩艳丽的视物也较敏感。在强光下，宝宝会聪明地紧闭双眼，如果你拿一个红色的灯笼在宝宝的面前，他会很喜欢。此外，宝宝看东西的时候通常都是先看事物的轮廓，比如看大人的脸，通常都是先看轮廓，然后才能看到眼睛、鼻子和嘴。

新生期宝宝视物距离通常只有20～25厘米，最适宜的距离是20厘米，相当于新妈妈抱宝宝吃奶时妈妈脸和宝宝脸之间的距离。新妈妈在给宝宝喂奶的时候，宝宝能够看得见妈妈的脸。

要锻炼宝宝看东西的能力，要尽量将物体放在离宝宝的视线20厘米的地方，通常来说，妈妈将脸贴近宝宝并对着宝宝说话是最合适不过的方法。宝宝听着由妈妈舌尖发出的声音，看着妈妈脸的轮廓，如果妈妈戴一副眼睛，则更能引起他的兴趣，他的大脑会拼命的工作，试图记下这种效果，储存起来，并在今后的某一天把它们变成自己的本事。

宝宝的语言能力

宝宝可以发出不算清楚的声音。3 周以后，他开始发出宝宝“词汇”，4 周以后，宝宝能够了解到谈话中的交替，并且知道如何回应你的对话。所以对新生宝宝要注意尽早与其交流。

宝宝的听觉能力

由于新生儿耳鼓内充满液状物质，妨碍声音的传导。慢慢地，耳内液体逐渐被吸收，听觉也会逐渐增强。醒着时，近旁 10～15 厘米处发出响声，可使其四肢躯体活动突然停止，似在注意聆听声音（注意：不要在新生宝宝跟前制造出过大的响声，要知道，听到巨大的声音后，宝宝会受惊哭泣）。

第二节　宝宝喂养提示

给宝宝服用鱼肝油

鱼肝油滴剂有不同的剂型，所含维生素 A、维生素 D 的剂量也不相同。以浓缩鱼肝油为例，每毫升鱼肝油中含维生素 D 5000 国际单位，每毫升大约是20滴，这样每滴中大约含维生素D 250国际单位，按宝宝每天服用的维生素应该达到400国际单位计算，宝宝每天服用2滴浓缩鱼肝油即可满足需要。一般情况下，给宝宝补充鱼肝油应坚持到1～2岁。

母乳是宝宝的最好食物

母乳中的营养成分最全面、最适合新生儿的消化吸收，比如，母乳中的蛋白质总含量较少，不会对新生儿的肾脏造成负担；而且白蛋白多而酪蛋白少，在新生儿胃中形成的凝块小，容易被消化吸收，不会因消化不良而引起腹泻。母乳中所含的脂肪多为不饱和脂肪酸，不仅能为新生儿提供充足的必需脂肪酸，而且脂肪颗粒小，又含有较多的解脂酶，更有利于消化吸收。母乳中不仅含有较多的乳糖，而且以乙型乳糖为主，最适合新生儿迅速生长和能量消耗的需要，还能促进新生儿肠道乳酸杆菌的生长，有利于提高新生儿的消化吸收能力。母乳中含有丰富的锌、铜、碘等矿物质，尤其是初乳中含量较多，这是为新生儿迅速生长专门配备的。铁的含量虽与牛奶差不多，但可吸收率却比牛奶高5倍，所以母乳喂养的新生儿贫血发生率，尤其是缺铁性贫血的发生率明显低于牛奶喂养的新生儿。母乳中磷的含量比例适当，非常适合新生儿大脑的迅速发育。钙磷的比例是最佳的2∶1，易于新生儿吸收。母乳中的牛黄酸等是促进神经系统发育的重要元素。母乳中还含有很多活性因子和生长调节因子。能更好地促使新生儿骨骼、大脑神经细胞、内脏和肌肉的生长发育。

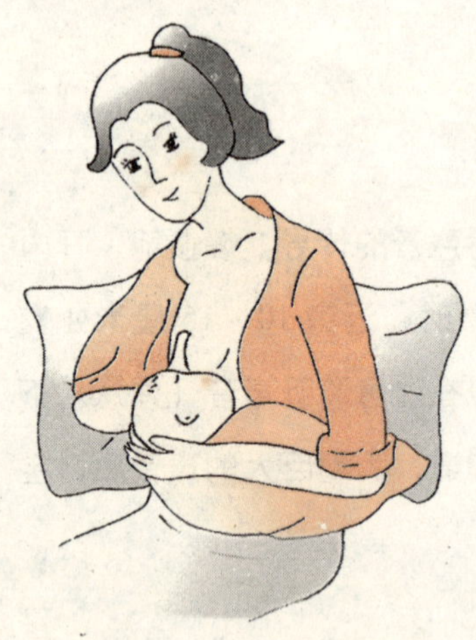

夜间喂奶的注意事项

（1）光线暗，视物不清，不易发现孩子皮肤颜色，不易发现孩子是否溢奶。

（2）妈妈困倦，容易忽视乳房是否堵住孩子的鼻孔，使孩子发生呼吸道堵塞。

（3）躺着给孩子喂奶，妈妈处于蒙眬状态，孩子含着乳头睡着了，这时有可能发生乳头堵住孩子的鼻孔而造成窒息，也有可能溢乳而发生窒息。

（4）妈妈怕半夜影响其他人的睡眠，孩子一哭就立即用乳头哄，结果半夜孩子吃奶的次数越来越多，养成不好的夜间吃奶习惯，影响婴儿夜不安宁。

冲制配方奶的方法

起初，无论是妈妈还是宝宝都会感到不知所措，下面就告诉你如何冲制配方奶及如何喂养。

（1）配方奶正确的定量

使用配方奶附带的量匙，盛满刮平。由于不同的器具体积不同，所以要注意根据标示取用。

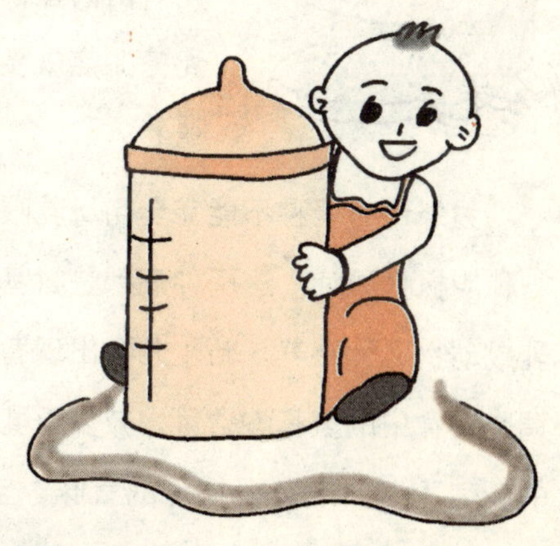

（2）将配方奶加到奶瓶里

在加配方奶的过程中要数着加的匙数，以免忘记所加的量。

（3）轻轻摇晃，以免成团

轻轻地摇晃加入配方奶的奶瓶，使配方奶溶解，该步骤是必须要做的。而上下振动时容易产生气泡，要多加注意。

（4）加足开水，进一步溶解

倒入40℃左右的开水补足到标准的容量后，盖紧奶嘴，轻轻地摇匀。

（5）用皮肤试温度

用手腕的内侧感觉温度的高低，稍感温热即可。如果过热可以用流水冲凉或者放入凉水盆中放凉。

不宜吃母乳的宝宝

有某些遗传代谢性疾病，如半乳糖血症的宝宝是绝对不能吃母乳的。半乳糖血症是一种先天性酶缺乏而引起的代谢性疾病，由于缺乏酶，人乳中的乳糖不能很好地代谢，乳糖代谢不完全的产物是一些有毒的物质，这些物质聚集在体内会影响神经中枢的发育，造成智力低下、白内障等。所以如果给新生儿喂奶时出现拒乳、严重呕吐，肝脏肿大等表现时应当及时请儿科医生诊治。新生儿有白内障时要高度怀疑此病。一旦怀疑是半乳糖血症就要停止喂奶类食物，改用大豆制品喂养。

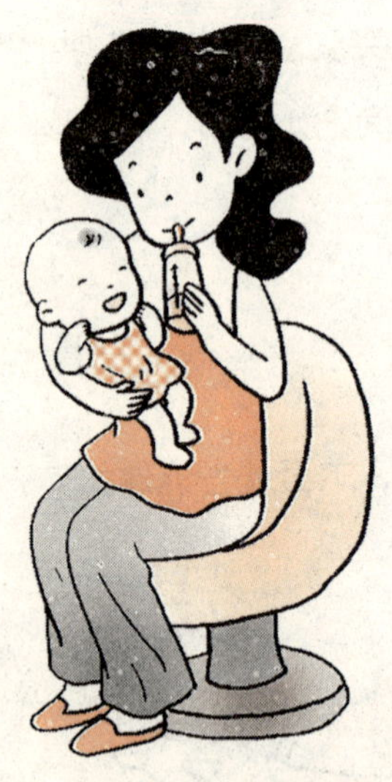

另外还有两种不能完全用母乳喂养的疾病，一种是苯丙酮尿症，另一种叫枫糖尿症。这两种病都是氨基酸代谢异常的疾病，如果全部用母乳或动物乳汁喂养，新生儿会出现智力障碍。预防智力障碍的方法就是调整饮食中的氨基酸含量，减少母乳喂养，给予治疗食物。患这两种病的新生儿小便中有很特殊的气味，宝宝还会出现喂养困难、反应差等表现。

混合喂养采用的方法

对于新生儿来说，最理想的莫过于母乳喂养。除非是妈妈乳汁不足，或妈妈上班，中间无法哺乳时才采用混合喂养。

混合喂养多采取以下两种方法：

一种方法是，每次哺乳时，先喂5~10分钟的母乳，然后再用牛奶等来补充其不足的部分。

另一种方法是，根据乳汁的分泌情况，每天用母乳喂3次，其余3~4次用牛奶等来喂。

如欲长期用母乳喂养，则最好采用第一种方法。因为每次用母乳喂，不足部分用人工营养品补充的方法可相对保证母乳长期不断。

不过，不管采用哪种方法，其实都很难坚持下去，一般3~4个月后，都会采用人工喂养。

混合喂养阶段到底要给婴儿喂多少量呢？每次喂了母乳之后再喂牛奶50~60毫升，如小儿仍想吃，可再给20~30毫升。假如吃完母乳后再喝牛奶量达到100毫升以上，则证明母乳严重不足，再喂母乳已无意义，倒不如完全改为人工喂养好。

不得不采用人工喂养的情况

(1) 妈妈没奶

专家认为，一般情况下，女性产后都会有乳汁分泌，只要坚持让新生儿吸吮、加强营养并保持信心，都可以进行母乳喂养。但如果产妇身体极其虚弱，营养不良或产时失血过多，给新生儿哺乳会导致产妇身体难以支撑，就只好采用人工喂养了。

(2) 母乳严重分泌不足

有的妈妈不是没奶，而是分泌量很少，而且稀薄，明显不足以喂养新生儿，经过调养后泌乳仍无明显增加。也只好考虑人工喂养。但有此类情况的妈妈最好仍能坚持让新生儿吸吮，因为即使是这样的母乳对新生儿仍是很珍贵的。

（3）妈妈因病不能哺乳

妈妈如果有结核病、活动期肝炎、艾滋病或其他急性慢性传染病、严重的心脏病、肾炎、贫血等不宜坚持母乳喂养。研究表明，妈妈如感染艾滋病或 HIV（人类免疫缺陷病毒）抗体呈阳性，或肝炎正处于活动期，有通过哺乳感染新生儿的危险，一般不宜再考虑母乳喂养新生儿；有严重心脏、肾脏疾病和贫血的，哺乳会过度消耗妈妈营养，不利于身体康复，甚至会造成妈妈身体的更加虚弱，所以也不宜再用母乳喂养新生儿。

奶瓶的选择及使用

奶瓶分立式、卧式两种，一般多喜欢用立式奶瓶。立式奶瓶便于加热，只要将奶瓶放在杯子里就可以用热水加热。奶头不易污染，放置方便并易计算奶量。

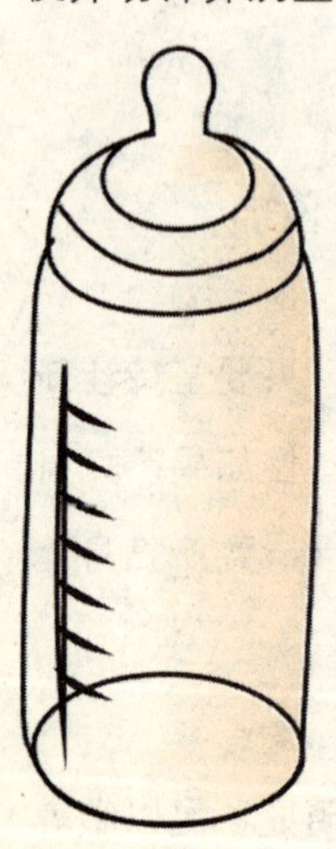

对于较小的新生儿，抱在怀里喂奶比让婴儿躺在床上要好。因为婴儿躺在床上吃奶容易一吃完就入睡，长期下去就会养成睡前含奶嘴的坏毛病，而且会给以后断奶增加不少困难。正确的方法是：将孩子抱在怀里，把奶瓶底托高，以使奶汁充满奶嘴，这样可以防止婴儿吸入空气也可以预防婴儿溢奶和腹泻。当孩子头部能支撑得住时，就可以让小儿坐在膝盖上喝奶。以后可逐渐让孩子自己握着奶瓶喝奶，这样有利于孩子的发育。

添加钙剂的方法

妈妈孕期未按规定加钙和鱼肝油的，或因母乳不足添加配方奶粉的新生儿，都应在两次喂奶之间加喂钙剂，使钙磷比例维持在2∶1。选择钙补充剂主要是根据所含可利用钙元素的多少、溶解度和吸收率的高低等因素来综合判断。不同的钙剂含可利用钙元素的比例有明显的差别：碳酸钙为40%，磷酸氢钙为23%，醋酸钙为22.2%，柠檬酸钙为21%，乳酸钙为13%，葡萄糖酸钙为9%。溶解度好的钙剂相对容易吸收。左旋乳酸钙溶解度最好，接下来依次是氯化钙、葡萄糖酸钙、氨基酸钙、柠檬酸钙、碳酸钙。碳酸钙的含钙量高，但溶解度较低，为了提高溶解度，商家在制造过程中将碳酸钙研成超细粉末，然后加以黏合，使药物能够迅速崩解，克服其溶解度低的缺点。钙补充剂的吸收率一般在25%～50%之间，当体内缺钙时，钙的吸收率会增加。另外，为新生儿选用钙剂还需要考虑口感好、对胃刺激小等因素，故选择左旋乳酸钙、碳酸钙等钙剂比较理想。

添加蛋黄的方法

开始时将鸡蛋煮熟，取1/4蛋黄用开水或米汤调成糊状，用小匙喂，以锻炼婴儿用匙进食的能力。婴儿食后无腹泻等不适后，再逐渐增加蛋黄的量，半岁后便可食用整个蛋黄了。人工喂养的婴儿，最好在第二个月开始加蛋黄，可将1/8个蛋黄加少许牛奶调为糊状，然后将一天的奶量倒入调好的糊中，搅拌均匀。煮沸后，再用文火煮5～10分钟，分次给孩子食用。如婴儿无不良反应，可逐渐增加一些蛋黄的量，直至加到1个蛋黄为止。

第三节　宝宝呵护要点

留意新生儿的哭声

新生儿没有语言，哭声就是他对外交流的方式。他在需要帮助、陪伴或身体不适时都会用哭声来表示，也就是说，在新生儿哭的时候总是有消极因素存在，如疼痛、失望、愤怒等，这时就需要妈妈细心地观察新生儿。一般新生儿哭的时候是没有眼泪的，可从新生儿哭声的大小、持续还是间断等来判断新生儿哭闹的原因，并及时给予解决，以减少新生儿哭闹的次数，缩短哭闹的时间，也可避免耽误病情。

(1) 我饿了

一般刚出生的新生儿，妈妈还没有掌握其生活规律，新生儿会在饿了、渴了的时候用哭声提醒妈妈。如果马上喂奶或喂水新生儿就不哭了，证明新生儿确实是因饥饿或口渴而哭闹的。如不及时喂奶或喂水，新生儿会持续地哭，哭声时高时低。

(2) 我的尿布该换了

如果新生儿尿了、拉了，妈妈未发现，新生儿会用哭声提醒妈妈。这种嗓门不大，也不是特急。如果不到该喂奶的时间新生儿哭了，就要检查新生儿的尿布，如发现有屎或尿要及时给新生儿洗净屁股，更换尿布，新生儿自然就不哭了。

(3) 我太热了（太冷了）

如果新生儿居住的房间温度太高，或包裹内的温度太高，新生儿都会烦躁、哭闹。这种哭声音有些沙哑，脸一般都较红。要给新生儿少穿、少盖一点，或想办法降低室温，这样新生儿自然就会安静了。

与房间太热相反的是，如果室温太低，或新生儿包裹内的温度太低时，新生儿也会哭闹。每当新生儿因这种情况而哭时，面色为暗紫或苍白，哭声显得无力。发现这种情况要及时采取措施，或提高室温，或给新生儿增加包被，新生儿感觉温暖就会舒舒服服地睡觉了。

包裹新生儿的方法

包裹是新生儿保温最常用的一种方法，但如何包裹才是最适宜呢？在我国北方普遍用棉被包裹新生儿，有时为防止婴儿蹬脱盖被而受凉，家长还常常将包被捆上 2 ~ 3 道绳带。他们认为这样既能保暖，又可使婴儿睡得安稳。他们却没想到，婴儿包裹过紧，会妨碍四肢活动，而且被捆绑后，手指不能碰触周围物体，这会妨碍新生儿触觉的发展，不利于新生儿的生长发育。此外，由于捆得紧，不易透气，出汗多，容易使皱褶处的皮肤发生糜烂，给新生儿造成不应有的痛苦。所以，这种包裹法需要改进。

有人提倡用婴儿睡袋来替代包裹。它具有保暖、宽松、舒适、四肢活动自如等诸多优点。这种睡袋在市场上可以买到，家长也可自己缝制。

抱新生儿的方法

对新爸爸新妈妈来说，宝宝刚刚降生到人间，新爸爸新妈妈对他们还不是太了解，不知道要如何呵护他们，爱抚他们，拥抱他们。而对于宝宝来说，刚刚从妈妈安静的子宫里跑出来，对新爸爸新妈妈的拥抱还不是太适应，带着些许害怕。所以，新爸爸新妈妈要学会正确的姿势抱宝宝，使他感到舒适安全。

抱起宝宝之前要先挑逗他，引起他的注意，一边逗引他一边伸手将他抱起，以免引起宝宝惊恐害怕。抱起宝宝的时候，一手伸至头颈后及背部，另一手从另一侧托住臀部和大腿，这样让他在妈妈的手臂上躺一会儿，等到他适应了，不再害怕了，再轻轻将他抱起，让他尽量靠着你的身体。

此外还可以采用坐式抱，新妈妈坐在椅子上，将宝宝的臀部和双腿放在双腿上，宝宝的上身靠在妈妈的身上，新妈妈一只手从宝宝的腋下穿过环抱着宝宝。坐式抱可以训练宝宝挺直上身的能力，当宝宝的头部能竖直时，新妈妈可让宝宝坐在床上，这样宝宝不仅可以看到除了天花板之外更多的事物，而且新妈妈也可以跟宝宝“交谈”，让宝宝快快成长。

为新生儿更换尿布的方法

初为父母，在为新生儿更换尿布时总是显得手忙脚乱，不知怎么做好，往往是弄得新生儿不太舒服或粪便污物到处都是，很不卫生。在这里我们向年轻的父母介绍一下怎样为新生儿更换尿布。

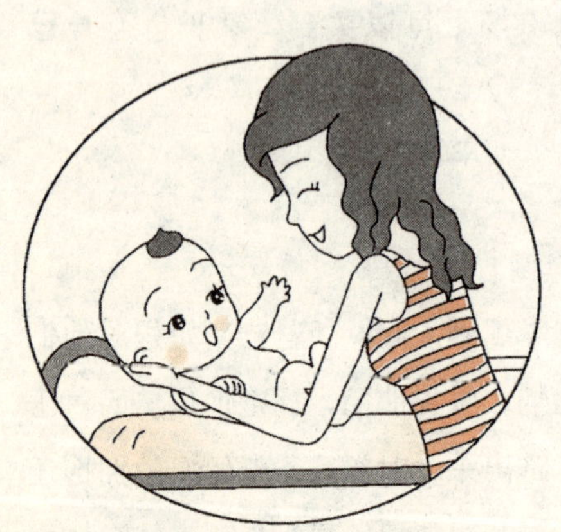

当新生儿尿布湿了的时候，应该及时更换。换尿布前先将洁净的尿布准备好，如果新生儿排便了，还要事先准备好洗臀部的温水和小毛巾。更换时，先掀开尿布的前片，如尿布上仅有尿液，可用左手握住新生儿的踝部，右手将尿布前片的干燥处轻轻由前向后擦拭外生殖器官部位，将尿液吸干，然后抬起臀部，把尿布撤出。如有粪便，要将粪便折到尿布里面，取出后包好放在一边，再用柔软的卫生纸将臀部上的污物擦干净，再用准备好的小毛巾蘸上温水清洗臀部。注意应从前向后冲洗，并要将皮肤皱褶处的污物清洗干净。最后将干净的尿布放在臀下，把尿布的前片拉在两腿之间，兜于臀部，再用带子或松紧带固定尿布。换尿布时一是要注意带子或松紧带不要系得太紧，以免影响新生儿腹部运动，同时也不舒服；二是在新生儿脐带没有脱落以前，不要将尿布捂在脐部，以防尿液的污染。

在新生儿每次喂奶前应先换上干净的尿布，这样吃奶后新生儿就能舒舒服服地睡觉了。否则，吃奶后再换尿布，很容易引起新生儿呕吐。

正确地给新生儿穿、脱衣服

新生儿的衣服最好上下身分开，便于更换尿布。夏天的时候可以穿纱布的小上衣，下身只垫上尿布即可，但要注意尿布一定不要太厚，否则，厚厚的尿布夹在新生儿的两腿之间，会影响新生儿腿的自然伸直。

新生儿很软，特别是颈部的肌肉还无法支撑起大大的头，所以在给新生儿穿、脱衣服时要特别注意。上衣最好不要选择套头的款式，应该选择前开襟的和尚服。在给新生儿穿衣服时，先将衣服平放在床上，拉开前襟，一只手扶住新生儿的头，一只手扶住新生儿的腰，将其平放在衣服上；然后把新生儿的胳膊放入衣袖，妈妈的手从外面伸入衣袖，抓住新生儿的手，并从衣袖中拉出；最后合上前襟，系上带子。

脱衣服前一定要检查一下衣服的袖口是否有脱落的线头，以免将新生儿的胳膊从袖子中拿出时会缠住新生儿的手指。

护理好新生儿的脐带

脐带是胎宝宝与母亲胎盘相连接的一条纽带，胎宝宝由此摄取营养与排出废物。胎宝宝出生后，脐带被结扎、切断，留下呈蓝白色的残端。几个小时后，残端就变成棕白色。以后逐渐干枯、变细、结痂。一般在生后3~7天内脐残端脱落。脐带初掉时创面发红，稍湿润，几天后就完全愈合了。以后由于身体内部脐血管的收缩，皮肤被牵拉、凹陷而成脐窝，也就是俗称的肚脐眼。

在脐带脱落愈合的过程中，要做好脐部护理，防止发生脐炎。脐带内的血管与新生儿血循环系统相连接，生后断脐时及断脐后均需严密消毒，否则细菌由此侵入就会发生破伤风或败血症，因此必须采取新法接生。脐带结扎后，形成天然创面，是细菌的最好滋养地，如果不注意消毒，就会发生感染，所以在脐带未脱落前，每日均要对脐部进行消毒。

一般在孩子生后24小时，就应将包扎的纱布打开，不再包裹，以促进脐带残端干燥与脱落。处理脐带时，洗手后以左手捏起脐带，轻轻提起，右手用消毒酒精棉棍，围绕脐带的根部进行消毒，将分泌物及血迹全部擦掉，每日1~2次，以保持脐根部清洁。同时，还必须勤换尿布，以免尿便污染脐部。如果发现脐根部有脓性分泌物，而且脐局部发红，可能有脐炎发生，应该请医生治疗。

为新生儿选择柔软的被褥

为了迎接新生宝宝的到来，新妈妈往往要做新被子、新褥子，给宝宝添置新床单，买新枕头，一切东西都是新的，可让宝宝有全新的开始。但在添置这些床上用品的时候也是有讲究的。

宝宝的被子一般来说都要新做。被单的颜色要浅色，要用全棉布或薄绒布来做，棉胎应用新棉花，因为新棉花既保暖又透气，柔软而蓬松，旧棉花不保暖也不卫生。棉被不宜过大，与小床的大小相符合即可。为了防止宝宝因为尿湿而没有棉被盖，新妈妈应该多给宝宝准备几条棉被，一般来说四条即可，春夏两条，秋冬两条，春夏的被子不宜过厚，薄薄的柔软、蓬松即可，秋冬的被子起到的作用主要是保暖，所以这时的被子要厚一点。除了准备被子以外，新妈妈还可以为宝宝准备几条小毛毯，毛毯的质地以柔软、保暖为好，新妈妈喂奶时候可以用小毛毯裹着宝宝，宝宝也会很喜欢。

宝宝的床垫一般不要太软，太软的床垫会使宝宝的身体陷在里面，使宝宝的脊柱弯曲，容易引起脊柱变形，甚至发生驼背，影响骨骼和肌肉的发育，不利于宝宝健康成长。所以，宝宝的床垫和褥子一般用旧棉胎做就可以了。旧棉胎虽然有些硬，但对宝宝的生长发育是再好不过了。此外，为防止宝宝尿湿，床垫和褥子也要多准备几条，一般来说，褥子 2 ~3 条即可，床垫 1 ~2 条就已足够。

宝宝的床单一般都要选择全棉制品，大小尺寸一般要比小床稍大一点，可以保证床单的四边都能压在褥子和床垫下面，不至于宝宝将床单蹬成一团。

护理好新生儿的口腔

新生儿的口腔黏膜非常细嫩，血管丰富，唾液分泌少，比较干燥，容易破溃而感染。破溃的原因有被奶及水烫伤，被硬东西硌伤，擦口腔、挑“马牙”等不良行为造成的擦伤等；还可能因奶瓶、奶嘴消毒得不好或抗生素的滥用等原因引起鹅口疮。新生儿的抵抗力非常低，来自任何一方的致病菌都会威胁新生儿的健康，尤其是口腔。

(1) 不随便使用抗菌素

人体中有很多菌群，在正常情况下，有些菌群并不致病。给新生儿长期服用抗生素，尤其是广谱抗生素，会使新生儿身体内的正常菌群被抑制或杀死，霉菌趁机迅速生长繁殖，导致新生儿患上霉菌感染性疾病，比如霉菌中常见的白色念珠菌可以使新生儿患鹅口疮，轻者给新生儿带来痛苦，并因口腔疼痛而影响新生儿吃奶；重者可致全身霉菌感染，如腹泻或呼吸系统的感染，以及皮肤的霉菌感染等。

(2) 不要擦新生儿的口腔

前边说过，新生儿的口腔黏膜非常细嫩，又因新生儿的唾液腺发育未成熟，唾液分泌较少，口腔黏膜干燥，稍稍擦拭就可以将新生儿的口腔黏膜擦破。有些新生儿的家里，按老人的习惯用纱布蘸上茶叶水给新生儿擦舌苔和口腔，这是很不科学的。万一擦破新生儿的口腔黏膜是很容易造成感染的。如果新生儿的舌苔黄而厚，可以在两次喂奶之间给新生儿喝点水，不要给新生儿包裹得太多。如果为了去掉吃奶后口腔中残留的奶皮，喂完奶后给新生儿喝一两口水即可。

护理宝宝头发的方法

为防止头发上皮脂淤积，应该每天用软毛刷和少量婴儿洗发剂给新生儿洗头发。为防止鳞屑的生成，即使头发很少，也应该将婴儿的头发梳开。如果头皮上已有皮脂淤积，可以在他的头皮上抹一点婴儿油，第二天早晨再洗掉。这样可以软化淤积的皮脂，使其变得松动而且容易洗掉。不要试图用手指将其抠下来。

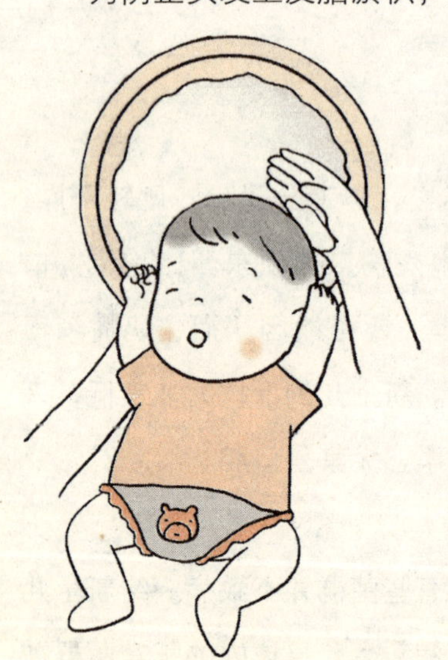

大约 12 ~ 16 个星期后，每天用水给婴儿洗头，每星期用一两次婴儿洗发剂。可以像托球一样托着婴儿（如果婴儿很

轻的话）或者把孩子放在腿上，但是小心不要把洗发剂弄到婴儿的眼部。不用担心新生儿的囟门，囟门的上面是一层结实的膜，如果你轻轻地，就绝不会碰伤它。不必揉搓他的头发，现在的去垢剂几秒钟就能把灰尘和油渍从头发上清除掉，洗过后，婴儿的头发就是干干净净的了。只要将毛巾浸到温水里，然后取出用它擦婴儿的头发就可以把婴儿头发洗干净。尽量将泡沫冲净，用毛巾擦干他的头发，注意不要盖住婴儿的脸，否则会使婴儿呼吸困难，并且感到恐惧。

布置好宝宝的卧室

宝宝的成长需要有一个良好的环境。新生宝宝一天的大部分时间都是躺在床上，所以，宝宝的生长环境自然是卧室。新爸爸新妈妈要好好布置宝宝的卧室，让宝宝健康快乐的成长。

为宝宝布置卧室时，要注意，无论是生理还是心理上的因素都要考虑到。一般来说，要做到母婴同室，这样便于新妈妈观察和照顾宝宝。卧室要清洁，这样细菌不容易滋生，可以减少宝宝生病，促进宝宝生长发育。新妈妈每天都要开窗，一方面可以让室内通风，使宝宝呼吸到新鲜的空气，开窗时，要注意不要让冷风直吹着宝宝，以免宝宝受凉；另一方面可使太阳射进房间，让宝宝晒一会儿太阳。

宝宝的卧室要保持一定的温度和湿度。一般来说室内温度在22～24℃，湿度在60%～65%即可。寒冷的冬季要用暖气、空调或者使用暖水袋为宝宝取暖，用暖水袋要注意不要烫伤了宝宝。炎热的夏天，新妈妈可用风扇、空调为宝宝降温，但要注意避免冷风直吹宝宝的身体，以免使宝宝感冒。不论冬天还是夏天，都不要忘记保持卧室的湿度，冬季可用空气加湿器，或在暖气片上放些干净的湿手巾和夏天勤拖地等来保持空气湿润。

卧室墙壁上不要挂太多的色彩艳丽的图画，这样环境杂乱容易引起宝宝烦躁，如有必要可在墙壁上少挂几张有暖色调倾向的安静的图片，距离宝宝的眼睛不要太近，也不要总是那几张，要经常更换，这样对宝宝的视觉的发育是一个不错的刺激。卧室也可以准备音响，为宝宝播放一些柔和愉快的轻音乐，以促进宝宝听觉的发育。此外，还可以在距离宝宝床上方15～20厘米处放一个可发声的小娃娃哄宝宝开心，这样既可以锻炼视觉又可以锻炼听觉，一举两得。

第四节　宝宝健康咨询

治疗婴儿湿疹

总的治疗原则是找出原因，对症治疗，合理喂养，精心护理。

先要观察有没有食物过敏，特别是牛奶、母乳或鸡蛋等动物蛋白的过敏；其次，母亲吃鱼、虾、蟹、鸡等，也可通过母乳传给婴儿，在吃这些动物性食品后，应观察婴儿的皮肤病是否加重。

婴儿湿疹发作期间不要种牛痘（天花已消失，现已不种牛痘），也不要和有单纯疱疹的人接触，以免发生疱疹。

重症黄疸的防治

新生儿黄疸出现的时间比生理性黄疸出现得早，一般出生后1～2天内就出现迅速加重的黄疸，5～6天时达到高峰。肉眼可观察到黄疸加重时，不仅呈暗黄色，有时真是黄得发绿。我们看到皮肤这么深的黄色，是由于一种叫做胆红素的物质在血液中的含量过高所致。它好比一种“染料”，不仅染黄了皮肤、巩膜，更为可怕的是，它还可以染黄脑神经细胞核，这就是可怕的胆红素脑病。当患胆红素脑病时，新生儿出现尖叫、嗜睡、抽搐、角弓反张、乃至死亡。幸免于死者，一切症状虽消失，但却留有终生后遗症：智力迟钝、落后、运动障碍及听力丧失等。

如发现出生后1～2天内出现重症黄疸的新生儿（尤其生后24小时内即出现重症者），必须当机立断，送往设备较好的医院。由医院确诊是ABO溶血症后，重者可进行换血疗法，轻者可采用蓝色荧光灯照射——光疗。还有中西药物疗法，在我国治疗成功率极高。无论哪种疗法，除了挽救婴儿的生命外，还有一个主要目的，就是防止发展成胆红素脑病，防止其后遗症的出现，故治疗越早越好，尤其是严重者需要换血疗法时，应在两天以内完成，否则将失去意义。

消除宝宝湿疹的方法

（1）给孩子换上清洁柔软舒适的衣服，枕头要常换洗，衣服被褥均要用浅色的纯棉布制作，不要用化纤制品。

（2）不要使孩子着冷受热，要躲避冷风，夏季不要暴晒。

（3）乳母应忌食辛辣刺激性食物，如辣椒、葱、蒜、酒等。

（4）喂孩子的牛奶应多煮些时间，用以破坏牛奶中的致敏物质。

了解外耳湿疹的病因

先天性过敏体质是发病的主要原因。致敏物质大多有：

（1）富含蛋白质的食物，如牛奶、蛋类及鱼虾等。

（2）吸入花粉、尘螨、动物羽毛和皮屑等物。

（3）化学纤维、丝毛织物、消化不良，营养过度（肥胖）、肠道寄生虫感染，预防接种以及局部应用肥皂。

（4）慢性化脓性中耳炎流出的脓液、汗液或耳局部应用药物等刺激耳部皮肤等。以上这些情况都可诱发外耳湿疹。

宝宝破伤风的预防

随着新法接生的推广，新生儿破伤风的发病率已大大降低。但并非是已被“消灭”了的疾病，故仍然威胁着新生儿的生命。

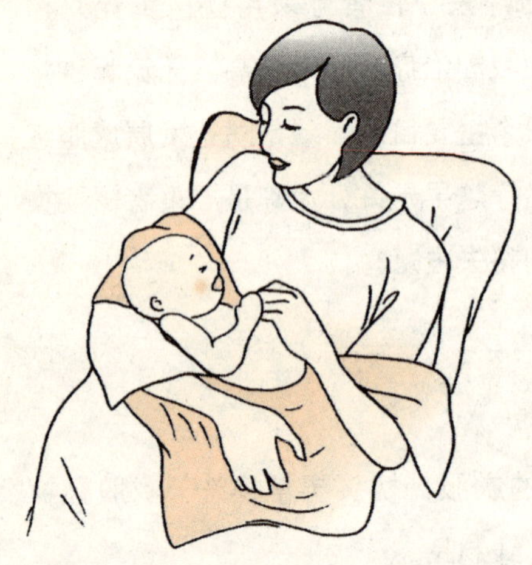

新生儿破伤风，多因出生时脐带处理不当所致。破伤风杆菌是一种厌氧菌，广泛存在于自然界。生孩子这件事不同于一般，除接生时处置不当外，会出现种种意外事故，如急产、未等到接生员来、未来得及到医院、孩子生在家中、生在途中，甚至生在火车、汽车、轮船上的事均可发生。如用了未消毒的剪刀、未消毒的线绳、用旧布包扎脐部等，均可使破伤风杆菌从脐部侵入婴儿体内。还有突然分娩于田间、家中，身边无人帮助时，也很容易使脐带污染、断裂。此外，还有婴儿外伤等。

新生儿有了上述的出生经历，也并不是立即就发生破伤风的，一般是在4~14天后才发病。最常见的是经过4~6天发病，所以我国民间把它叫做“四六风”。发病越早者，病情越重，死亡率越高。破伤风杆菌毒素主要侵犯神经系统。主要症状是牙关紧闭，不会吃奶，面肌痉挛，出现特有的苦笑面容，四肢出现痉挛性抽搐，严重者角弓反张。

新生儿破伤风，如能做好预防工作，做好产前保健，可以说是不应该发生的疾病。应大力宣传，并做好万一出现意外事故的准备，如准备碘酒、酒精、消毒纱布、消毒线绳、消毒刀片等。万一防不胜防出现了意外，可注射破伤风抗毒素。不要等待观望，一旦出现了症状，就难治了。

多晒日光预防“佝偻病”

佝偻病是由于维生素 D 缺乏引起体内钙、磷代谢障碍和骨样组织钙化障碍的一种儿童常见的营养性疾病。

（1）发病的原因

日光照射不足。摄入不足，人乳与其他乳制品中含维生素 D 不多，又不补充含维生素 D 的食品。生长速度过快、需要量多。疾病的影响：如慢性腹泻，影响维生素的吸收；胆道疾病，脂溶性维生素吸收障碍。

（2）预防

从胎儿期、新生儿期、婴儿期都要重视户外晒太阳；提倡母乳喂养，及时添加辅食；补充维生素 D、钙、磷、蛋白质等营养物质；在医生指导下使用纯维生素 D 制剂等。

预防鹅口疮

鹅口疮是白色念珠菌在新生儿口腔感染蔓延所致。在出生后 2 周左右发病机会最多。在口腔两颊黏膜处、舌背、上颚、牙龈等处均可出现大量白色乳凝块样物。初为小点片状，很快融合成大片状，底部潮红。

鹅口疮可用 2% 浓度的碳酸氢钠溶液于哺乳前后洗口腔，再涂抹 1% 浓度的甲紫，每日 2 次。还可在医师指导下用制霉菌素液涂口腔。

预防鹅口疮主要是新生儿室的消毒隔离，防止哺乳用具的交叉感染。

宝宝需接种的疫苗

这个阶段的婴儿需接种脊髓灰质炎糖丸和百白破三联疫苗。

（1）脊髓灰质炎糖丸

婴儿在满 2 个月、3 个月、4 个月时，每次口服 1 粒糖丸，可预防脊髓灰质炎。每个健康婴儿均需服用，到指定的卫生保健机构或社区医院去服。如果婴儿有发热、腹泻时应暂缓服用，病愈后可补服。服糖丸后一般没什么异常反应，个别婴儿会有大便次数增加、大便比平常稍稀，但婴儿无不适的反应，持续 2 ~ 3 天，可以自愈，不必处理。

（2）百白破三联疫苗

这种疫苗可预防三种传染病，分别是白喉、百日咳和破伤风。注射用法：在婴儿满 3 个月、4 个月、5 个月时各注射一针。这种疫苗一般是肌内注射，注射部位可选择上臂三角肌下缘，也可选择臀部的注射部位。当婴儿患病，发热、有严重湿疹时，暂缓接种。接种该疫苗后，可有轻微的发热、烦躁不安，注射后当天晚间婴儿睡眠不好，易惊醒哭闹，如发热未超过 39℃，无抽筋等严重反应的表现，不需处理，经过 2 ~ 3 天即可自愈。第一针注射后婴儿体温升到 39.5 ~ 40℃ 以上，或有抽搐，则不宜再接种第二针，以免发生严重反应。

综合治疗新生儿肺炎

新生儿肺炎是新生儿期常见病，可为产前（宫内和产时）和出生后感染。产前以巨细胞病毒、风疹病毒、乙型溶血型链球菌、肠杆菌等感染为主，亦可与母体感染的衣原体和弓形体感染有关。出生后则与金黄色葡萄球菌、大肠杆菌、合胞病毒、流感病毒等感染有关。可见多种病毒、细胞都可导致新生儿肺炎。

产前感染的新生儿肺炎多在出生后3～7天发病，产前感染的肺炎症状极不典型，约有半数体温正常，严重患儿反而体温不升，往往仅表现拒乳、嗜睡或不安、面色欠佳、多无咳嗽。病情加重后则出现呼吸困难，生命垂危。

出生后的新生儿肺炎发病晚于前者，症状亦较前者典型些。足月儿体温可升高亦可正常，早产儿仍有可能体温不升。患儿可出现咳嗽、呛奶、鼻塞、气促等等。

新生儿患病时不一定出现体温升高，故不可仅以体温是否升高来判断新生儿是否患病，这点应特别引起母亲们的关注。

新生儿肺炎采取综合治疗，除抗生素外，还必须保暖、吸氧、保持水电平衡。多数情况下只要早期发现病情，均可在医护人员积极治疗下治愈，但在农村及边远地区新生儿肺炎死亡率较高。

防治宝宝呼吸不通畅

(1) 感冒鼻塞

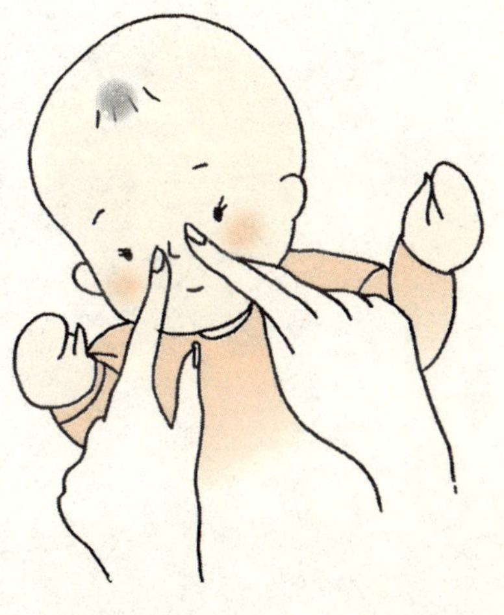

由于宝宝的体温调节中枢不十分完善，鼻黏膜嫩弱，呼吸道抵御能力差，容易感冒。随后鼻黏膜发生急性水肿，引起鼻塞。主要表现为鼻塞流涕，鼻两侧微红，有时伴有发热。

防治的对策：宝宝生后半月左右，开始适量补充鱼肝油；4个月开始添加辅食，补充维生素A，可喂些肝泥、胡萝卜泥、菜泥，增强呼吸道的防御能力。使用空调时，室内与室外温度不可反差太大，宝宝房间以22～24℃左右为宜。

(2) 鼻痂阻塞

鼻痂黏附于鼻腔外口或深处，阻塞狭窄的鼻道。

防治的对策：及时清除鼻腔分泌物，如较多，可使用吸鼻器吸除。正确清除鼻痂方法是：如鼻痂堵在鼻孔口，可用消毒小棉签轻轻将其卷除。如鼻垢在鼻腔较深处，可先用生理盐水、冷开水或母乳往鼻孔内滴1~2滴，让鼻痂慢慢湿润软化，然后轻轻挤压鼻翼，促使鼻痂逐渐松脱，再用消毒小棉签将鼻痂卷除。

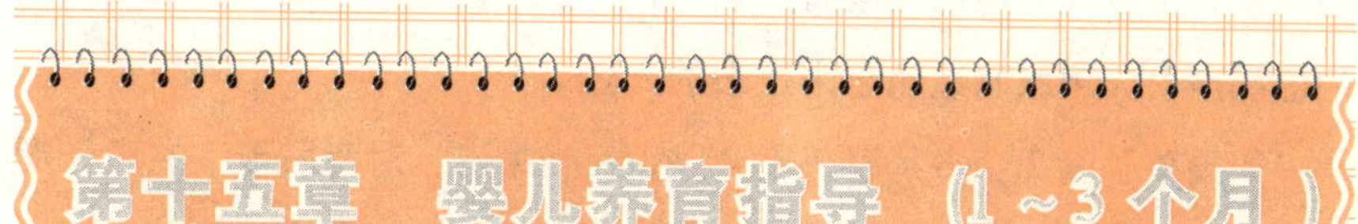

第十五章　婴儿养育指导（1~3个月）

第一节　宝宝发育参考

身体发育

1~3个月婴儿的身体发育情况

体重	男婴约6.03千克	女婴约5.48千克
身长	男婴约60.30厘米	女婴约58.99厘米
坐高	男婴约40.00厘米	女婴约39.05厘米
头围	男婴约39.84厘米	女婴约38.67厘米
胸围	男婴约40.10厘米	女婴约38.76厘米

动作发育

孩子仰卧时，大人稍拉其手，头可以自己稍用力，不完全后仰了。他的双手从握拳姿势渐松开。如果给他小玩具，他可无意识地抓握片刻。要给他喂奶时，他会立即做出吸吮动作。会用小脚踢东西。

感觉发育

当听到有人与他讲话或有声响时，孩子会认真地听，并能发出咕咕的应和声，会用眼睛追随走来走去的人。

如果孩子满2个多月时仍不会哭，目光呆滞，对背后传来的声音没有反应应该检查一下孩子的智力、视觉或听觉是否发育正常。

语言发育

婴儿在有人逗他时，会发笑，并能发出“啊”、“呀”的语音。如发起脾气来，哭声也会比平常大得多。这些特殊的语言是孩子与大人的情感交流，也是孩子意志的一种表达方式，家长应对这种表示及时作出相应的反应。

心理发育

2个多月的孩子喜欢听柔和的声音，会看自己的小手，能用眼睛追踪物体的移动，会有声有色地笑，表现出天真快乐的反应。对外界的好奇心与反应不断增长。开始用咿呀的发音与你对话。

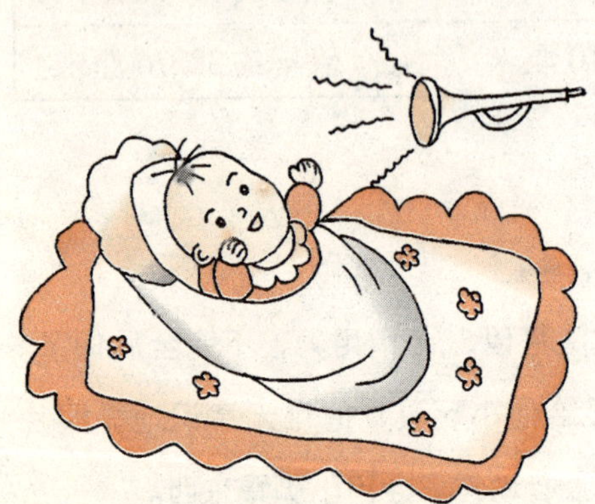

2个多月的孩子脑细胞的发育正处在突发生长期的第二个高峰的前期，不但要有足够的母乳喂养，也要给予视、听、触觉神经系统的训练。每日生活逐渐规律化，如每天给予俯卧、抬头训练20～30分钟。宝宝睡觉的位置应有意识地变换几次。可让宝宝追视移动物，用触摸、抓握玩具的方

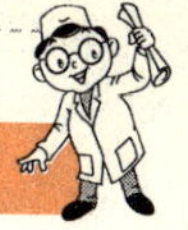

法逗引发育，可做婴儿体操等活动。

这个时期的宝宝最需要人陪伴，当他睡醒后，最喜欢有人在他身边照料他、逗引他、爱抚他，与他交谈玩耍，这时他才会感到安全、舒适和愉快。总之，父母的身影、声音、目光、微笑、爱抚和接触，都会对孩子心理造成很大影响，对宝宝未来的身心发育，建立自信、勇敢、坚毅、开朗、豁达、富有责任感和同情心的优良性格，会起到很好的作用。

睡眠

2个月的孩子睡眠较1个月的孩子要短些，一般在18个小时左右，白天孩子一般睡3～4觉，每觉睡1.5～2个小时，夜晚睡10～12个小时，白天睡醒一觉后可以持续活动1.5～2个小时。

排便

随着月龄的增加，尤其到了2～3个月的时候，大便次数会慢慢减少或突然减少，1～4天拉一次都是正常情况。宝宝大便是否正常，最重要的是和之前的情况做比较。宝宝的大便含水量较多，比较稀，不成形。添加辅食前，宝宝吃的食物水分含量较多，所以大便含水量也比较多。母乳喂养宝宝的大便通常是不成形的，一般为糊状或水状，里面可能有奶瓣或是黏液。而人工喂养的宝宝大便质地较硬，基本成形。添加辅食后，特别是辅食含有固体食物的情况时，宝宝的大便会慢慢成形变硬，逐渐接近成人。添加辅食前，不管是母乳喂养还是人工喂养，大便几乎没有臭味。母乳喂养的宝宝的大便有一种甜酸的气味。到了7～8个月吃荤腥等辅食后，大便就会比较臭。随着之后食物的多样化，宝宝大便的气味就慢慢跟成人相同了。

第二节　宝宝喂养提示

腹泻时的喂养方法

婴儿腹泻以夏、秋多见，其发病原因除肠胃道受细菌感染外，主要是由喂养不当、天气太热或突然受惊引起。如果未按时添加辅食或喂养不定时，一旦食物变化较多，小儿肠道不能适应，也会引起消化不良而腹泻。对婴儿腹泻，除要注意衣着、用药物治疗外，饮食调理也非常重要。以牛奶为主食的婴儿患腹泻时，要根据腹泻、呕吐、食欲和消化情况来确定饮食治疗方案。如病情较重，每日腹泻超过10次，并伴有呕吐现象，应暂时停喂牛奶，即禁食6～8小时，最长不超过12小时。禁食时可用胡萝卜汤或焦米汤代替，间隔时间和每次用量均与喂牛奶时相同。这些食物易于消化，能减轻肠道的负担。腹泻情况如有好转，逐渐改用米汤、冲淡的脱脂牛奶、稀释的牛奶，最后恢复原来的饮食。如婴儿腹泻情况并不严重，每日腹泻五六次或七八次，比正常多2～3次，无呕吐。此时可暂用1～2天米汤，以后用冲淡牛奶或以牛奶和水各半的浓度，或制成2份牛奶1份水的浓度，使肠道逐步适应。当大便恢复正常后即可改用原有的牛奶浓度。如婴儿偶然出现腹泻，而且病情也轻，则只需用冲淡牛奶喂1～2天即可，以后恢复正常牛奶饮食。冲淡牛奶时最好用米汤，因为米汤没有发酵作用，减少酸对肠道的刺激，有利于腹泻的治愈。

腹泻时期，无论病情轻重，辅助食品应全部停止添加，至痊愈后再逐步恢复。

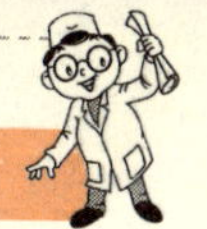

喂适量的果汁和菜汁

含维生素C较丰富的蔬菜和水果有豌豆苗、菠菜、番茄、橘子、红枣、猕猴桃等。为宝宝制作果汁和菜汁时，要选择新鲜的水果和蔬菜，而且由于维生素C的性质不稳定，因而在制作过程中不宜进行长时间的煮沸。

制作果汁时，先将水果洗净并去皮、去核，再用榨汁机榨成果汁，之后在果汁中加入适量温开水和少量白糖。

倒入奶瓶后喂养宝宝。制作菜汁时，清洗干净后切成碎末，加入少量水在砂锅中煮沸3～5分钟即可。待菜汁温度降至平时喂奶温度后倒出，加入少量白糖，倒入奶瓶后喂养宝宝。给宝宝添加果汁和菜汁时，要循序渐进，开始时浓度要低一些，待宝宝适应后，再逐渐增加浓度。

添加辅食

（1）婴儿加喂辅食的时间

婴儿在满了3个月之后，就不能单纯只是母乳喂养了，为了保证婴儿的营养，就应适当增加些辅助食品，以促进婴儿消化系统的不断完善。

另外，孩子在第一年身体长得最快，光靠吃奶达不到逐步增加营养的需要。到6个月时已出牙，为了锻炼孩子的咀嚼能力，要逐步给孩子吃菜末、肉末、米粥、饼干、馒头片等，这些食物中水分含得少，营养素浓缩，能满足孩子生长发育的需要。食物从液体逐渐过渡到半固体及固体，也为孩子将来断奶打下了基础。

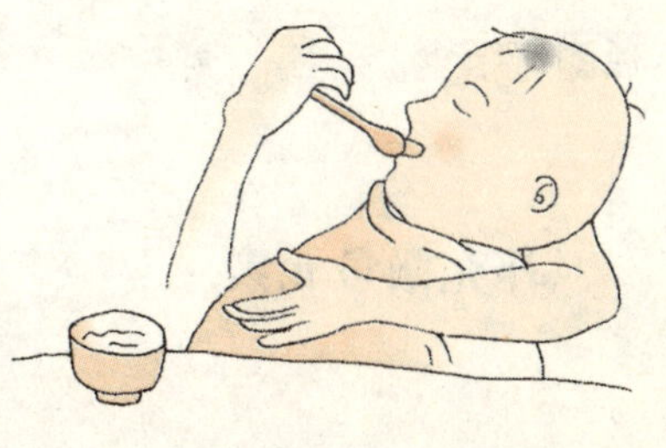

（2）婴儿辅食主要制作方法

1）苹果泥：将苹果洗净后，切成两半，用小勺轻轻刮取果肉部分，即可得到苹果泥。

2）香蕉泥：取熟透的香蕉去皮后放入碗中，用不锈钢小勺背用力挤压、搅烂即为香蕉泥。

3）鱼泥：将鲜鱼去内脏洗净，放入锅内蒸熟或加水煮熟，去净骨刺，放入调味品，挤压成泥，可调入米糊（奶糕）中食用。

4）豆腐：将煮熟的嫩豆腐稍加些盐搅碎，加入粥或蛋黄中喂食。

5）蛋羹：将整蛋搅匀，加入温水半小杯、酱油 1 匙、精盐少许，待锅内水开后再上锅蒸 8～10 分钟即成，应在正餐中喂，不要在两餐之间喂食。

6）肝泥与肉末：将煮熟的瘦肉或肝用干净的刀在砧板上剁成泥，加调料和水少许蒸成肉饼或肝糕直接喂食，或放在粥或烂面里喂食。

7）红枣小米粥或玉米面粥：将红枣洗净，煮烂去皮去核，压成枣泥，放在煮好的小米粥或玉米面粥中再煮沸即成。

8）肉末菜粥：瘦猪肉 50 克，青菜两小棵，植物油 10 克，酱油、精盐、葱姜末各少许。将猪肉洗净去筋、剁成细末，青菜洗净切碎。锅内加入植物油，油热后下入肉末不断煸炒，放入葱姜末，再加入少许酱油炒至全熟即成肉末。将炒好的肉及碎菜加入熬好的米粥内煮沸，待温后即可喂食。

补充微量元素

（1）添加含铁丰富的食物

婴儿出生 3～4 个月后，体内储存的微量元素基本消耗殆尽了，特别是铁已基本耗尽，仅喂母乳或牛奶已满足不了婴儿生长发育的需要。

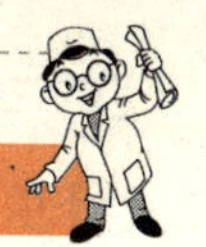

因此需要添加一些含铁丰富的食物。鸡蛋黄是比较理想的食品之一，它不仅含铁多，还含有小儿需要的其他各种营养素，比较容易消化，添加起来也十分方便。

一般可采用下面几种方法给孩子添加蛋黄：

1）取熟鸡蛋黄1/4～1/2个，用小勺碾碎，直接加入煮沸的牛奶中，反复搅拌，牛奶稍凉后喂哺婴儿。

2）取1/4～1/2个生鸡蛋黄，加入牛奶和肉汤各一大勺，混合均匀后。用小火蒸至凝固，稍凉后用小勺喂给婴儿。

给婴儿添加鸡蛋黄要循序渐进，注意观察婴儿食用后的表现，可先试喂1/4个蛋黄。3～4天后，如果孩子消化很好，大便正常，无过敏现象，可加喂到1/2个，再观察一段时间无不适情况，即可增加到1个。

（2）补充需要量一半的钙

婴儿在6个月以内，每日需要钙600毫克，6个月以上的婴儿每日需钙800毫克。一般来说，婴儿从食物中（母乳、牛奶等）只能摄取到钙需要量的一半。例如母乳喂养的小婴儿，全部吃母乳，每100毫克母乳中含钙34毫克，即使每天能吃进700毫升母乳，钙的含量也不足250毫升。因此，为了满足婴儿骨骼、牙齿的正常发育和全身正常代谢的需要，还要另外补充宝宝需要量一半的钙。

给婴儿补钙有两个途径，一是在婴儿食物中添加钙，如市售的配方奶粉、婴儿营养奶米粉、奶麦粉等都含有钙，二是用钙剂补充。后者是目前普遍采用的方法。那么选择哪种钙剂好呢？选择钙剂时，一要看钙剂的含钙量；二要看钙剂的溶解度，只有易溶于水的钙剂吸收才会好；三看是否纯天然，是否安全无毒无副作用；四是价格适宜。

补充钙剂的同时应该补充维生素D，这样钙才能很好地吸收和利用，否则大部分喂进的钙都由肠道排泄了，起不到应有的作用。

混合喂养的方法

(1) 代授法

是指母乳不足部分或母子分离时，采用代乳品代替几顿母乳喂养，但这种方式使得喂乳的间隔时间延长，减少了吸吮对乳房的刺激，更加不利于乳汁的产生。

(2) 补授法

是指母亲在每次喂乳后，立即再喂其他代乳品。为了不延长吃奶时间，以免造成吸吮疲劳，建议母乳喂养时间在 10 分钟以内，之后立即补充其他代乳品。

正确对待牛初乳制品

正常饲养的、无传染病和乳房炎症的健康母牛分娩后 72 小时内所挤出的乳汁称为“牛初乳”。初乳有许多重要功能，因而有人期望通过添加牛初乳提高宝宝的抗感染能力。然而即使是牛初乳，其成分也是很复杂的，经低温真空干燥提炼的牛初乳能否直接食用要审慎思考。医学卫生学认为：只有未曾滥用过抗生素，在饲料中不曾添加激素，有完整、正常的健康记录，产犊 3 头以上的奶牛所分泌的初乳，经过特殊加工工艺处理后才可以供人直接食用。牛初乳毕竟是母牛产犊后 3 天内的奶，其蛋白质含量及构成、矿物质和维生素含量并不符合宝宝需要，因此不能直接用来作为宝宝的日常主食乳品。但也不排除将牛初乳作为辅食，与普通奶粉配合使用，牛初乳中某些活性成分得以发挥其功能的可能性。此外，有人宣传可用牛初乳替代人乳，并期望用牛乳或配方奶粉取代人乳，这是违反医学常识的，因为人乳所特有的抗病原体的作用是任何人工加工产物所无法替代的。

调配奶粉的方法

（1）配奶前洗手，准备好洁净的温开水（60℃），量好需要的量。

（2）用奶粉罐里特制勺取所需量，每取一勺要刮平，勺中奶粉不要堆高也不要压实。

（3）用消毒过的匙搅拌奶粉，直至完全溶解。

（4）需加热时，可将调配好的牛奶隔水加热，最好不要用微波炉加热。因为瓶外摸起来不热，但瓶内已非常烫了，容易烫伤孩子。

宝宝拒哺原因

（1）奶头不适

如人工喂奶奶瓶上的奶头太硬，或上面的吸孔太小，吮乳费力，从而使婴儿厌吮。

（2）疾病

婴儿患一些疾病，如消化道疾病，面颊硬肿时，均有不同程度地出现厌吮。

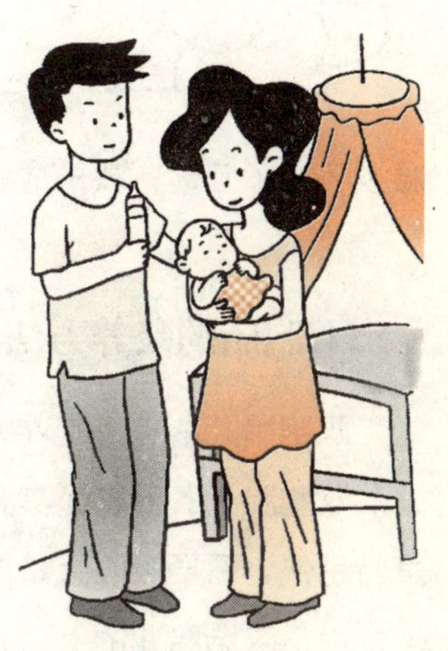

（3）鼻塞

因为婴儿鼻塞后，就得用嘴呼吸，如果吮乳，必然妨碍呼吸，往往乍吮又止。

（4）生理缺陷

如唇、腭裂等生理缺陷，其吸吮困难，也会出现拒吮现象。

（5）口腔感染

此因疼痛而害怕吮乳，原因是婴儿口腔黏膜柔嫩，分泌液少，口腔比较干燥，再加上不适当地擦拭口腔或饮料过热，常使婴儿的口腔发生感染。口腔感染后，吮奶时即可产生疼痛，从而出现拒吮。

(6) 早产儿

原因是其身体尚未发育完善，吸吮机能低下，故常表现出口含奶头不吮或稍吮即止现象。

吮吸“安抚奶嘴”的利弊

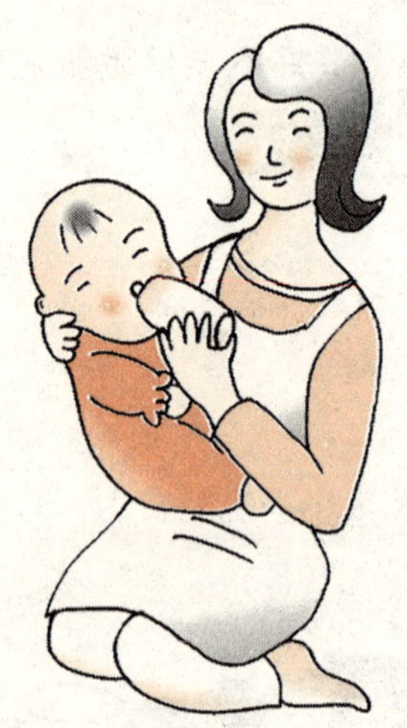

(1) 吮吸“安抚奶嘴”的利

减少了孩子的哭闹，使疲惫的妈妈得到暂时的休息；对早产儿或宫内发育迟缓的孩子，吸安抚奶嘴是一种安慰刺激，可促进其体重增长。

(2) 吮吸“安抚奶嘴”的弊

对吃母乳的孩子易形成乳头错觉，影响母乳喂养的顺利进行；婴儿从奶嘴中获得满足，对吃奶失去兴趣；成为妈妈敷衍孩子的代替品，孩子一哭就找奶嘴，代替了亲人的拥抱亲吻，减少了亲子互动；孩子成瘾，妈妈也成瘾；孩子对妈妈的信任减少了。

双胞胎的喂养方法

双胞胎儿的特点是早产多。据统计，大约有80%双胞胎儿是早产儿。双胞胎儿各器官尤其是消化系统功能不健全，生活能力差，生长速度特别快，需要吸收大量的营养素。

由于双胞胎儿的上述特点，喂养双胞胎儿应采取特殊方法。母乳仍应是双胞胎儿最理想的营养品。双胞胎儿胃容量小，胃肠消化能力差，宜采取少量多餐的哺喂方法。一般来说，只要产妇有足够的营养和充分休息，母亲的乳汁是能够满足双胞胎儿需要的。如果乳汁不足，应保证两个婴儿都得到母乳的前提下，先喂体质较弱的孩子，每人再加喂牛奶

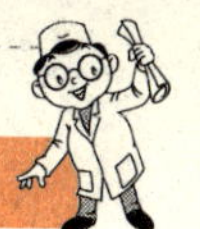

或奶粉。万一产妇无乳汁，就要采取人工喂养。

由于双胞胎儿大多体重较轻，体内储备的营养素少，生长发育又特快，奶量需要量大，因此辅食的添加应早于单胎足月儿，宜从生后第2周起逐渐加鱼肝油、菜汁、鲜橘汁，第8周可加蛋黄、肝泥、鱼泥等。否则，双胞胎儿易发生缺铁性贫血、佝偻病等。

宝宝不吃牛奶的原因

宝宝突然不爱吃牛奶，可能是前一段时间食量过大，体内负担过重造成的。这时妈妈不要勉强孩子吃，可以多给他些果汁和水，等他想吃奶时再吃。只要孩子每天能吃100～200毫升牛奶，就不必担心他会饿坏。经过7～10天以后，体内得到休息，孩子又会爱吃奶了。

预防宝宝吐奶

宝宝的胃容量小，呈水平位，由于生理原因，吃奶时很容易吸入空气，导致奶液倒流入口腔，引起频繁吐奶，为避免这种情况，可以做好以下预防措施：

(1) 喂奶时让宝宝倾斜

尽量抱起宝宝喂奶，让宝宝的身体处于45°左右的倾斜状态，胃里的奶液自然流入小肠，这样会比躺着喂奶减少发生吐奶的机会。

(2) 喂奶后让宝宝打个嗝

把宝宝竖直抱起靠在肩上，轻拍他的后背，让他通过打嗝排出吸奶时一起吸入胃里的空气，然后再将宝宝放到床上，这样就不容易吐奶了。

(3) 喂奶后别马上仰卧

喂奶后应先让宝宝侧卧一会儿，然后再改为仰卧。

(4) 掌握好喂奶量和间隔时间

喂奶量不要过多，间隔不要过密。

第三节　宝宝呵护要点

给宝宝做按摩

（1）室内要温暖，不要在有电话的房间，可放一些轻松缓慢的音乐。

（2）把孩子放在柔软的毛巾上。

（3）妈妈先按摩孩子的头颈、脸颊、额头，再按摩眼四周、耳侧。

（4）从胸顺肋按摩。

（5）在肚脐周围做环形按摩，先由左向右，再由右向左。

（6）用手指揉孩子脊柱两侧，从颈部到尾椎。

（7）按摩腿部，从大腿到膝，从小腿到踝，轻轻拿捏。

（8）按摩胳膊如腿的手法。

（9）按摩力度的大小，依孩子感觉的程度。

避免宝宝含着乳头睡觉

婴儿在睡梦中经常有吸吮动作，则可吸出乳汁，而处于深睡状态的婴儿，吞咽反应差，当乳汁进入咽喉部时，轻者引起呛咳；重者吸入气管，发生吸入性肺炎或窒息，严重者可窒息而死亡。

母亲入睡后，乳房会堵住婴儿的口鼻，使婴儿发生窒息。特别是那些体弱的小婴儿，更容易发生窒息。所以，这种让宝宝含着乳头睡觉的喂奶方式是不可取的，应引起家长重视。

多抚摸宝宝

（1）在孩子吃饱睡醒以后，妈妈坐在婴儿床边用手抚摸孩子的胸、背、四肢，同时与孩子说笑。

（2）在孩子哭闹时，可抱起孩子，将孩子头贴在妈妈左胸前一边让孩子听妈妈心跳的声音，一边用手抚摸他。

（3）将孩子抱在怀里，抚摸他的头部、小手、小脚。

（4）父母接触孩子前，一定要洗手，不要从外边一进门就用手抚弄孩子。

（5）妈妈的指甲不要太长太尖，不要戴戒指、手表。

（6）也可隔着衣服抱紧孩子，并轻拍、抚摸。

（7）抚摸孩子对父母也是有益的，抚摸时父母会感受和增加对孩子的爱。

（8）抚摸孩子时，父母也放松了自己。

不宜给宝宝戴手套

2个月的孩子比较活泼爱动了，但还不能控制手脚定向运动，有时把自己的小脸蛋抓破。有的家长为了防止出现这种情况，就给孩子戴上小手套。其实这种做法是比较危险的，这是因为手套毛边的棉线，很容易绕到嫩小的手指上，手指越动，线勒得越紧，很快婴儿的手指会因为血液循环受阻，缺血而坏死。轻者可引起指端脱落致残，重者可引起骨髓炎、败血症等。

宝宝尿布使用六忌

（1）一忌尿布过厚

尿布过厚，影响皮肤散热，夏季宝宝容易出汗，加之尿布被尿液浸湿，很易引起尿布炎。

（2）二忌尿布过紧

如果把尿布包得过紧，则不易透气，下肢活动受限，也易摩擦大腿

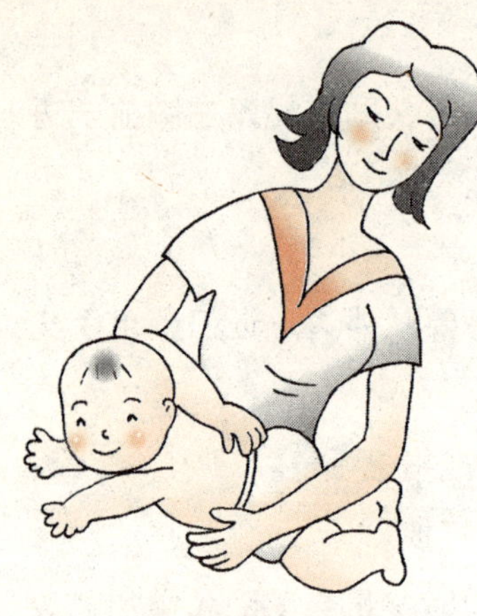

内侧，宝宝皮肤薄嫩，很易擦破皮肤造成感染。特别是女婴，尿布过紧还易引起女婴外阴炎和尿道炎。

(3) 三忌垫塑料布

许多妈妈怕宝宝尿湿被褥就在尿布外垫塑料布。这是不对的，塑料布不透气，也不散热，如果不能及时更换被尿湿的尿布，则更易患尿布炎。

(4) 四忌尿布不洁

尿布要勤换，清水洗净，日光下暴晒。

(5) 五忌用纸或尿布擦臀部

婴儿排大便后不要用卫生纸或尿布直接擦臀部，这样很容易把宝宝臀部皮肤擦破，患肛周感染、脓肿。排大便后可直接用清水把婴儿臀部洗净。用吸水性好的棉织布沾干水分。

(6) 六忌用一次性尿不湿

一次性尿不湿（外表）大都有一层塑料薄膜，透气性不好，易患尿布炎。应该选用无塑料薄膜透气性好的一次性尿布。也不可使用一次性尿裤，一次性尿裤过厚，长时间不更换，兜许多尿液，也易引起尿布炎，大点的宝宝可定点把尿。天气太炎热，就用薄一些的棉质柔软的白布，纯棉针织布最好。

训练宝宝的排尿习惯

婴儿的膀胱肌肉层较薄，弹性组织发育还不完善，储尿功能差，神经系统对排尿的控制与调节功能尚差，所以婴儿排尿次数多。

训练幼儿排尿习惯，一般是在睡觉前、睡醒后、饭前、饭后、喝水

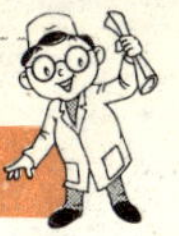

后、外出之前、回来之后，这些时间内进行。给婴儿把尿时，成人可发出“嘘嘘嘘”的声音，使婴儿对排尿形成条件反射，白天可基本不用尿布，夜间可叫醒婴儿把两次尿。

宝宝不是穿得越多越好

宝宝穿多少衣服要看季节及室内温度，根据天气冷暖、室内温度变化加减衣服。在冬季或天凉时，有些家长怕宝宝冷或着凉，总觉得宝宝穿得少，常常给宝宝穿得又多、盖得又厚。其实宝宝比成人活动多，全身及四肢都在不停地运动，吃奶对宝宝来说就是在运动和劳动，如果穿多了就容易出汗。大家有这样的经验，如果一个人衣服穿多了，经过一段时间的运动和劳动，一定会全身出汗，一旦遇到天气凉的时候很容易着凉感冒。宝宝新陈代谢旺盛，出汗多，当宝宝穿得多、出汗多时，如果给宝宝换衣服或尿布时不注意保暖，很容易使宝宝着凉感冒。夏天有些宝宝穿得也很多，捂得宝宝面部出现汗疱疹，重者全身出现汗疱疹或脓疱疹。那么，宝宝到底应该穿多少衣服合适呢？一般来说，平时宝宝穿的衣服应和成人一样，甚至还可少穿一件。但带宝宝外出、让宝宝坐在童车里、宝宝活动量减少或不活动时就要加衣服，避免宝宝受凉感冒。

让宝宝玩玩具

玩具被喻为“学龄前宝宝的教科书”。充分利用玩具，发挥玩具的作用，对开展早期教育有着重要的意义。游戏是学龄前儿童的主要活动，而玩具是游戏的物质基础：它可以增加游戏过程的乐趣，又可使教育过程取得良好的效果。利用玩具可以促进宝宝各种感官知觉的发展和相互协调，发展手的动作和各种动作的协调，也有利于智力的发展和丰富宝宝的知识。在玩玩具的过程中，可以增加宝宝与成人之间的交往，有利于宝宝交往能力和一些社会性品质，如合作、分享的发展。另外，玩具可以使宝宝获得欢乐和满足，能够促进他们积极情绪的发展。

防止宝宝抓物入口

3个月龄前后的宝宝虽然手还不太灵活，但看到什么都想抓，抓到马上放入嘴里啃，这是一种生存本能，叫觅食反射。大人放在他手中的东西很快不由自主地又放手扔掉了。宝宝只要无意中抓到东西，马上就会放入口中啃咬，看它能不能吃，这就是生存本能。大人应将宝宝身旁不洁之物统统收去，经常更换床单，每天清洗玩具，不能洗的玩具不要让宝宝够到。要特别注意的是大人床上不宜放一些危害宝宝之物，曾经发生过宝宝在大床上玩耍，将枕头下面的避孕药放入口中吞服的事情。直径小于2厘米的东西都有可能被宝宝吞下而发生危险，父母一定要特别注意。

宝宝放东西入口是一种探索行为，用嘴去啃啃，看看能不能吃。有时把东西翻过来转过去地啃，知道真的不能吃才罢休。家长应当理解，所有宝宝都会经历这个过程，直到真正学会咀嚼，分清哪些能吃、哪些不能吃。

正确地给宝宝穿、脱衣服

（1）婴儿躺在床上，妈妈将手从袖口伸入，另一只手将婴儿的手送入袖中。

（2）握住婴儿小手，将袖子拉至孩子肩膀处。

（3）一只手撑开裤腿，另一只手将小脚送入裤口。

（4）穿连衣裤时，将连衣裤在床上放好，先穿腿，后穿上身。

（5）脱衣服时，妈妈一只手握住婴儿膝部，另一只手往下拉裤腿。

（6）一只手握住婴儿肘部，另一只手拉住袖口。

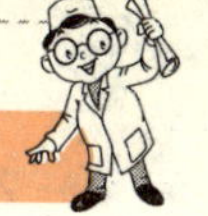

（7）然后一只手稍稍抬起孩子的头背部，另一只手迅速将衣服从孩子身体下抽出。

不宜把宝宝包成“蜡烛包”

（1）“蜡烛包”弊多利少

以往人们喜欢将宝宝严实地包裹住，外面再用布带子将新生儿结结实实地捆起来，俗称“蜡烛包”，认为这样能避免宝宝受寒，也能阻止宝宝的小手乱摸乱晃，减少了疾病感染的几率。实际上“蜡烛包”是一种弊多利少的包裹方法。

“蜡烛包”包得太紧，直接影响到宝宝的呼吸，同时还会影响宝宝肺部和胸部的发育，降低肺部抵抗力，从而导致肺部遭受感染的几率增加。

“蜡烛包”容易使得宝宝腹部受到挤压，导致胃和肠蠕动受到影响而减缓，从而影响宝宝食欲，增加患便秘的几率。

“蜡烛包”会束缚宝宝手脚的活动，使得大脑无法得到相应锻炼，从而影响宝宝智力发育。

新生儿时期宝宝抵抗力较弱，容易受凉，特别是在寒冷的冬天，不仅要注意环境、室温等，还要将宝宝包裹好，下面是正确包裹宝宝的方法及注意事项。

（2）包裹宝宝的正确方法

包尿布、尿不湿：将柔软、吸水性强的尿布叠成长条形给宝宝骑好（注意尿布向上反折时不能过脐部），或将尿不湿按说明给宝宝骑好。

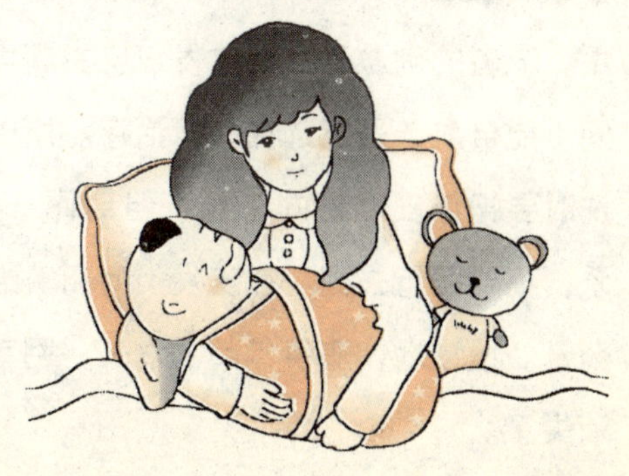

包小棉被、毛毯：将薄毛毯对折成三角形，顶端朝上平铺在床中间；将宝宝放在毯中间，脖子要对着毯顶端，然后将一侧对折包住宝宝身体，将多余的部分平塞在宝宝身体下面；再将另一侧以相反的方向对折并塞好；最后，再盖一层蓬松的小棉被，将被角塞到毯子下面。

随着季节和室温的不同，包裹宝宝的方法也应不同。冬季室温较低时，可用被子的一角绕宝宝头围成半圆形帽状；如果室温能达到20℃左右则不必围头，可将包被的角下折，使宝宝头、上肢露在外面；夏季天气较热时，只需给宝宝穿上单薄的衣服或是包一条纯棉质料的毛巾就可以了。

（3）包裹宝宝前需要了解的

包裹宝宝的衣被要柔软、轻、暖，并应选用纯棉柔软浅色质料的内衣；冬天可将内衣和薄绒衣或薄棉袄套在一起穿，以达到较好的保暖效果。

包被包裹松紧要适度，太松或太紧都会令宝宝感到不舒服，包被外面也不要用布带紧束捆绑，以免影响宝宝四肢自由活动。

男宝宝也要清洗外阴

有些家长常常认为女婴要注意外阴卫生，勤洗屁股，而对男婴，家长就不那么重视了。实际上，这种观点是不正确的。婴幼儿期的男婴大多数有生理性包茎，如果不注意外阴部卫生，常有尿液残留，形成包皮垢，尿碱的刺激还容易并发包皮炎、龟头炎，而且易反复发作。若长时间不能自愈，只能选择手术治疗。所以，男婴也要注意清洗外阴。在清洗时要把包皮尽量向上翻，但动作一定要轻柔，暂时不能翻起也没关系，不要强行去翻。包皮发炎时用黄连素水浸泡，然后再外涂红霉素眼药膏。慢慢地，随着年龄的增长，阴茎头会自然露出，生理性包茎也就消失了。

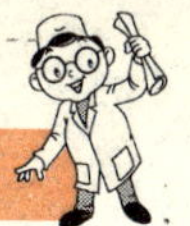

及时矫正宝宝睡姿

我们已经知道，宝宝多体验几种睡姿可以避免把头睡偏，但有的宝宝总是习惯于一种睡姿，这可能与宝宝在妈妈子宫内的姿势有关系，爸爸妈妈发现这种现象时不妨及早帮助宝宝矫正，在6个月以内纠正都能对防止偏头起到很好的作用，具体方法是：

宝宝在睡眠比较浅（会有一些皱眉、挥手等动作）或是刚睡着时不要惊动他，否则宝宝容易被惊醒，然后产生排斥心理，甚至哭闹不安，应该让他在自己喜欢的位置接着睡。

当宝宝睡着15~20分钟后，已经没有浅睡眠的小动作了，面部看起来比较平静，睡得比较沉的时候，爸爸妈妈可以帮助他改变一下体位，改变应该是循序渐进的，开始时少变一点，然后再多一点，改变以后，帮宝宝用舒适的枕头、被子等固定一下体位，以使新睡姿保持的时间久一点。

当宝宝适应一种新姿势后，可以帮助他再适应一种新姿势，渐渐地转动着睡，如先左侧卧，再仰卧，然后右侧卧，这样宝宝的头会逐渐圆起来。

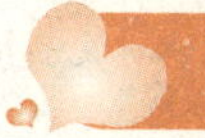

第四节　宝宝健康咨询

宝宝流口水是正常现象

新生儿期由于中枢神经系统和唾液腺分泌功能不完善，因此，新生宝宝分泌唾液较少。出生后3~4个月后，婴儿的中枢神经系统和唾液腺发育逐步完善，唾液分泌量增多，但婴儿此时吞咽功能尚未完善，因此常流口水，形成所谓的生理性流涎。6~7 个月以后的婴儿由于乳牙萌发，对口腔内神经刺激造成唾液大量增加，这时口水流得更多。但这都属于正常情况，父母们不要担心。

预防尿布皮炎

用尿布的婴儿经常会出现臀部和会阴部的皮肤发红、湿烂，这就是人们所说的尿布皮炎。新生儿更为多见。

尿布皮炎的发生原因主要是由于尿布洗换不勤，或者使用橡皮布、塑料膜、油布等不吸潮的材料包裹尿布，致使婴儿臀部的皮肤经常受湿热的刺激而发生皮肤炎症。另外，由于尿素被细菌分解，产生大量的氨，氨对皮肤有很大的刺激性。

尿布皮炎的早期表现只是在接触尿布的部位出现大片的皮肤发红、粗糙，如果这个时候能得到及时、得当的处理，皮炎很快可以消退。否则继续发展下去，可能出现斑丘疹、疱疹、严重的可以导致局部皮肤糜烂，甚至可以出现皮肤溃疡。

对于尿布皮炎应着重于预防。应该勤换尿布，避免潮湿的尿布长时间的接触皮肤，尿布应该用旧的细棉布制作，要有足够数量的尿布并保持清洁、干燥、柔软。换尿布时可以用无刺激性的爽身粉使皮肤保持干燥。此外，婴儿穿衣、盖被均不宜过多，衣服也不宜裹得过紧，室内的温度应该合适，这样可以降低湿和热对皮肤的刺激。

如果孩子的皮肤已经发生皮炎，切忌用热水和肥皂擦洗，热水和肥皂可以加重皮肤炎症。轻的尿布皮炎只需勤洗皮肤，保持局部皮肤干燥、清洁，一般 2~3 天就能治好。如果发生皮肤溃烂等现象，则应到医院治疗。

预防慢性鼻炎

本病是鼻黏膜的慢性炎症性病变。常见的原因有急性鼻炎反复发作迁延、花粉或其他原因过敏、慢性鼻窦炎经常流脓刺激等。

（1）患儿表现

1）鼻子不通气，小婴儿不愿吃奶，或吃奶过程中突然停止，然后开始哭闹。

2）鼻咽部发痒，打喷嚏，流清水样鼻涕。

3）说话声音变浊，带有鼻音。

4）鼻腔检查时可见黏膜充血，鼻甲肥厚或萎缩。

（2）治疗办法

1）去除病因，如治疗鼻窦炎、鼻息肉等。

2）1%麻黄素滴鼻。

3）针灸治疗（迎香、合谷、列缺、风池等穴）。

4）中药治疗。

（3）护理要点

1）加强身体锻炼。

2）加强营养。

3）多晒太阳。

（4）预防措施

1）积极治疗急性鼻炎，防止转为慢性。

2）对过敏体质的孩子，要加强锻炼，增强肌体抵抗力，尽量避免接触能引起过敏的物质，如杨花、柳絮、花粉等。

宝宝湿疹的病因

婴儿湿疹俗称“胎毒”、“胎癣”或“奶癣”。湿疹是皮肤对多种外在和内在因子的过敏反应，是一种常见的新生儿和婴儿过敏性皮肤病，多见于两岁以下的婴幼儿。湿疹的病因复杂，与遗传过敏性体质、胃肠道功能障碍、体内存在细菌、病毒、真菌或寄生虫等慢性感染灶以及紧张、劳累和精神创伤等有关。冷热刺激、搔抓、穿化纤或纯毛衣服、真菌孢子、尘螨、小动物的皮毛及分泌物、牛奶、鸡蛋、海产品及牛羊肉等都可能是诱发湿疹的因素。

先天性喉鸣的护理

本病是由于喉软骨软化而导致吸气时呼吸困难的一种疾病。常见的原因是气管软骨发育缺陷或某些东西（肿物、肿大淋巴结等）长期压迫气管或支气管所致。

（1）患儿表现

1）生后不久出现吸气声，可轻可重，持续存在，亦可间歇出现，安静、睡觉后可缓解，重者睡觉后更明显。

2）吸气时喉头软骨下陷，肋间隙亦凹向里面。

3）合并感染时出现面色、皮肤发青，嗓子里有呼噜声。

4）可合并鸡胸、漏斗胸等佝偻病体征。

5）1～2 岁后症状消失。

（2）治疗办法

1）补钙片和维生素 D。

2）解除气管腔外的压迫因素，占位性病变手术治疗，肿大淋巴结等消炎治疗。

（3）护理要点

1）保持室内空气新鲜，阳光充足，温度20℃左右，湿度60%左右。

2）喂奶时不要过急，用奶嘴喂者，奶头孔不要过大，以免呛入气管内造成吸入性肺炎。

3）随时保持呼吸道通畅，及时清除口鼻等处的分泌物。

4）多抱到室外晒太阳。

5）冬天时要注意保温，少串门，防止发生呼吸道感染，使症状加重。

小儿暑热症的家庭治疗方法

（1）患儿症状

婴儿中枢神经系统发育不全，汗腺功能不足，出汗少，不易散热，在酷热天气体温调节失常而引起暑热症。

有长期发热、口渴、多尿、少汗或无汗等症状，一般在秋后自然痊愈。

（2）食疗方法

麦门冬（去心）适量，乌梅肉90克，水煮5分钟，饭后温服，每天3次或生姜30克，切碎，加水煮，去渣取汁，加入米汤中温热服下发汗，汗腺通畅而排汗，体温才能降下来。

（3）家庭护理方法

1）热水浴法：水温以患儿能耐受为限，沐浴时用手轻轻揉其皮肤，使周围血管扩张，汗孔开放，若能出汗散热效果更佳。每天1~2次，每次20~30分钟。

2）酒精浴法：75%浓度的酒精及温水各半，反复擦腋窝、腹股沟大血管走行处。

3）冷盐水灌肠法：0.9%浓度的冷盐水300~500毫升，由肛门缓缓灌入，保留10~30分钟，患儿有便意即可排出，对伴有大便干结的患儿降温效果极佳。

肺炎球菌性肺炎的治疗

本病系由肺炎球菌所引起的肺部炎症病变，是婴幼儿时期最常见的一种肺炎。北方冬春季、南方夏季多见。常由上呼吸道感染或支气管炎向下蔓延或继发于麻疹、百日咳之后。

(1) 患儿表现

1) 发热、体温没有规律或一日之间温差很大，也可高热持续不降。

2) 病初干咳，冷风刺激后加重，病情最重时咳嗽减轻，肺炎要好时咳又重，并有痰咳出。

3) 呼吸快，喘气时鼻翼翕动。

4) 口周、鼻沟、指（趾）端发青。

5) 病后几天肺内可听到中小水泡音。

6) 严重时哭闹不安，面色苍白或发绀，尿很少或无尿，面部、下肢水肿，昏睡不醒、抽搐、不省人事、腹胀、吐血、排黑便、四肢冰凉、脉搏不清、心跳快，心音钝，肝大。

7) X 线片肺内有小片状阴影。

(2) 治疗办法

1) 青霉素、红霉素等抗生素治疗，体温正常后 5～7 天，肺部检查正常时停药。

2) 咳嗽严重时用止咳药，发热在 38.5℃以上及时用解热药或用冷枕、湿敷、酒精擦浴等方法降温。

3) 吸氧、镇静、纠正心衰、利尿、降颅压（并发脑病者）输血或输血浆、应用激素等根据具体情况而定。

支气管肺炎的防治

婴幼儿时期所患肺炎，多数为支气管肺炎。往往继发在上感、支气管炎之后。起病可急可缓，一般有高热、呕吐、腹泻、腹胀、咳嗽、喘憋、有痰、呼吸困难、呼吸浅快、鼻翼翕动、口周发青等症状。还可出现神经系统症状，如嗜睡，昏睡，惊厥等。严重者还可以有心跳加快。合并心力衰竭时，死亡率较高。这是必须及时抢救的疾病。

支气管肺炎可由肺炎双球菌、金黄色葡萄球菌引起，也可以在麻疹

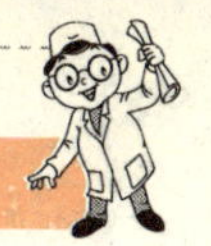

等病之后引起。这些不同原因引起的肺炎，虽然病情轻重不一，但都要认真对待，按照医师的指示护理和治疗。必要时应住院治疗。肺炎护理很重要，要保持病室的空气清新、一定湿度。患儿要保证食量、休息、安静，特别要禁烟。

根治宝宝打呼噜

有些宝宝平时不咳嗽，觉睡得也挺好，就是在睡觉时随着呼吸从嗓子里发出“呼噜、呼噜”的声音，让人感觉宝宝嗓子里有痰吐不出来，父母听着心里非常着急。多数家长认为宝宝嗓子里有痰，可能得了气管炎、喉炎等，常常抱着宝宝到医院看病，或者自己买一些化痰的中药给宝宝吃。

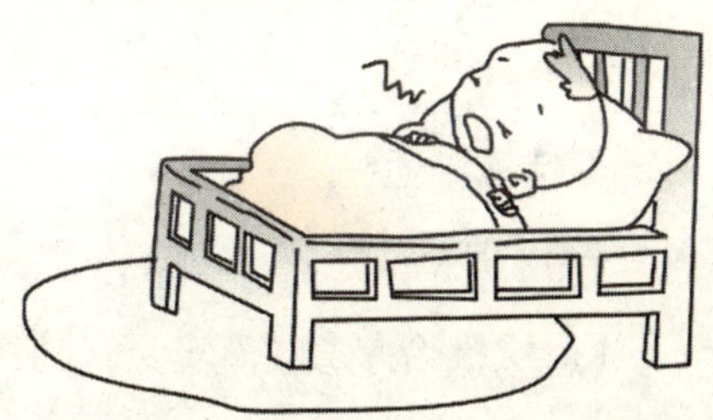

宝宝真的是有痰吗？其实不然，宝宝睡觉时打呼噜主要是喉软骨发育不良所致。妈妈在孕期缺钙，胎儿喉软骨发育时钙化不足，骨性支持作用薄弱，随着呼吸运动，喉软骨处发育不良的组织好像一个活瓣，宝宝睡眠时就会随着呼吸从嗓子里发出“呼噜、呼噜”的声音，好似有痰一样。这种情况口服化痰中药无效，只有补充维生素D和钙才能根治。值得一提的是，当软骨发育严重不良时，护理上一定要注意，特别是合并上呼吸道感染或肺炎时，喂奶、喂水都要格外小心，人工喂养时奶嘴孔要小，防止宝宝因呛奶而引起窒息。

慢性鼻窦炎的防治

本病是位于鼻腔周围与鼻腔相通的骨性腔隙（即鼻窦）内黏膜的慢性炎症病变。大多数是由于急性鼻窦炎反复发作引起。

(1) 患儿表现

1) 鼻子不通气，甚至张口呼吸。

2) 流脓鼻涕（黄色）。

3) 入睡前咳嗽，可有发热，食欲差和体重不增。

4) 鼻旁或前额部压之疼痛，鼻内有脓性分泌物。

5) 鼻窦 X 线片显示鼻窦内有炎症性阴影。

(2) 治疗办法

1) 用 1% 浓度的麻黄碱点鼻，每日 3~4 次。

2) 青霉素治疗或用其他抗生素治疗 2 周。

3) 必要时手术治疗。

4) 理疗或中药、针灸治疗。

(3) 护理要点

保持鼻腔通畅。

(4) 防预措施

1) 积极治疗急性鼻窦炎，防止转为慢性。

2) 积极治疗可能引起鼻窦炎的其他疾病。

看囟门知健康

宝宝出生后，颅骨尚未闭合，在头的顶部及枕后部有两个没有骨头覆盖的区域，分别为前囟门和后囟门，前囟门在出生后数月里略微增大，6 个月后渐渐变小，1 岁至 1 岁半时基本闭合，而后囟门大多在 2~3个月时即可闭合，一般不太引人注意。

囟门虽不大，但在宝宝 1 岁之内，囟门是反映头部发育和身体健康的一个重要窗口，若发现有异常现象，通过囟门即可尽快得知，从而得到及时的诊断和治疗。

正常情况下，宝宝的前囟门是平的，如果鼓了起来则可能是疾病发出的信号。

（1）囟门突然鼓起，哭闹时尤为明显，摸着紧绷绷的，伴有发热、呕吐、抽搐。可能是因颅内压力增高而致颅内感染，多见于脑膜炎、脑炎等，应尽快就诊。

（2）前囟门逐渐变得饱满。多见于颅内疾患，如颅内积液、积脓、积血等，应及早确诊治疗；也可能是药物因素，如长时间服用鱼肝油、维生素 A 或四环素等药，或使用肾上腺素又突然停药均可导致前囟门鼓起。

急性上呼吸道感染

急性上呼吸道感染简称“上感”，是上呼吸道的感染性疾病。如果上呼吸道的某一部位炎症表现突出就分别称为急性咽峡炎、扁桃体炎、急性鼻咽炎（感冒等）。最常见的是病毒感染，其次是细菌感染。

（1）患儿表现

1）发热，体温 38~39℃，甚至 40℃，可以引起突然抽搐，1~2 天热退，长者可持续 1 周。

2）精神不振，乏力或哭闹不安，食欲不好。

3）流清鼻涕，鼻子不通气，打喷嚏，嗓子发痒，吞咽时疼痛，可有轻微声音嘶哑和咳嗽。

4）嗓子红，可见小泡、扁桃体肿大并可见有脓点。

（2）治疗办法

1）头部湿毛巾冷敷，用酒精或白酒擦浴及口服退热药等方法降温。

2）滴鼻净滴鼻（小婴儿慎用）。

3）细菌感染可用复方新诺明、青霉素消炎。

4）大青叶、板蓝根冲剂、维C银翘散等治疗。

5）咳重时用小儿止咳糖浆或其他止咳药。

6）可试用病毒灵或用干扰素肌注。

（3）护理要点

1）适当休息，经常变换体位。

2）多饮水、多吃水果，喂流食（奶类、果汁等）或半流食（米粥、面条）。

3）保持室内空气新鲜，开门窗时应避免穿堂风。

4）室温18～20℃，湿度60%左右，屋地上要勤洒水。

5）年长儿外出时要戴口罩。

6）密切观察是否有其他异常情况（如耳道流水或流脓，皮肤有无疹子等）随时就诊治疗。

（4）预防措施

1）多锻炼身体，参加户外活动，晒太阳，增强肌体抗病能力。

2）小婴儿最好母乳喂养，按时增加辅食，大儿童不要偏食，以防营养不良和佝偻病，减少上感的发生机会。

3）气候变化时要随时增减衣服。

4）搞好环境卫生，在呼吸道疾病多发时节（冬春）不带孩子去公共场所。

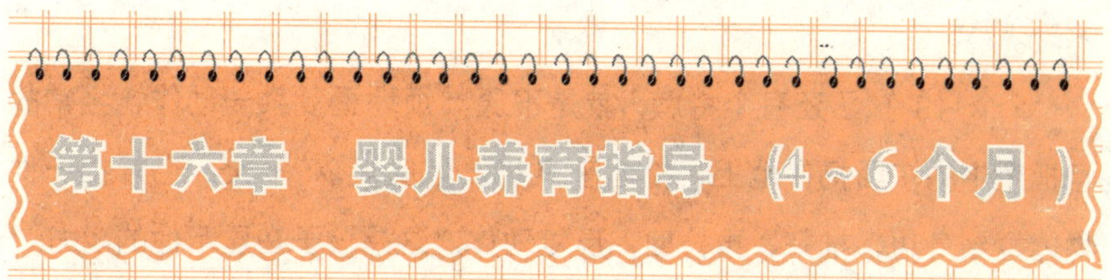

第十六章　婴儿养育指导（4~6个月）

第一节　宝宝发育参考

身体发育

4~6个月的婴儿身体发育情况

体重	男婴约 7.97 千克	女婴约 7.35 千克
身长	男婴约 66.76 厘米	女婴约 65.90 厘米
坐高	男婴约 43.57 厘米	女婴约 42.30 厘来
头围	男婴约 43.10 厘米	女婴约 41.90 厘米
胸围	男婴约 43.40 厘米	女婴约 42.05 厘米

动作发育

5个月的婴儿懂事多了，体重已是出生时的2倍。口水流得更多了，在微笑时唾液不断。如果让他仰卧在床上，他可以自如地变为俯卧位。坐位时背挺得很直。当大人扶住孩子站立时，能直立。在床上变俯卧位时很想往前爬，但由于腹部还不能抬高，所以爬行受到一定限制。

5个月的孩子会用一只手够自己想要的玩具，并能抓住玩具，但准确度还不够，往往一个动作需反复好几次。洗澡时很听话并且还会打水玩。

5个月的孩子还有个特点，就是不厌其烦地重复某一动作，经常故意把手中的东西扔在地上，捡起来又扔，可反复20多次。也常把一件物体拉到身边，推开，再拉回，反复动作。这是孩子在显示他的能力。

感觉发育

5个多月的孩子会用表情表达自己内心的想法，能区别亲人的声音，能识别熟人和陌生人，对陌生人做出躲避的姿态。

语言发育

这个时期的孩子在语言发育和感情交流上进步较快。高兴时，会大声笑，声音清脆悦耳。当有人与他讲话时，他会发出咯咯咕咕的声音，好像在跟你对话。此时孩子的唾液腺正在发育，经常有口水流出嘴外，还出现把手指放在嘴里吸吮的毛病。

心理发育

5个多月的孩子睡眠明显减少了，玩的时候多了。如果大人用双手扶着宝宝的腋下，孩子就能站直了。5个月的孩子可以用手去抓悬吊的玩具，会用双手各握一个玩具。如果你叫他的名字，他会看着你笑。在他仰卧的时候，双脚会不停地踢蹬。

这时的孩子喜欢和人玩藏猫咪、摇铃铛，还喜欢看电视、照镜子，对着镜子里的人笑。还会用东西对敲。宝宝的生活丰富了许多。家长可

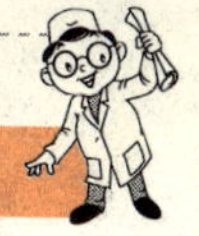

以每天陪着宝宝看周围世界丰富多彩的事物，你可以随机地看到什么就对他介绍什么，干什么就讲什么。如电灯会发光、照明，音响会唱歌、讲故事等。各种玩具的名称都可以告诉宝宝，让他看、摸。这样坚持下去，每天5～6次。开始孩子学习认样东西需要15～20天，学认第二样东西需12～16天，以后就越来越快了。注意家长不要性急，要一样一样地教，还要根据宝宝的兴趣去教。这样，孩子在5个半月时就会认识1件物品了，6个半月时就会认识2～3件物品了。

睡眠

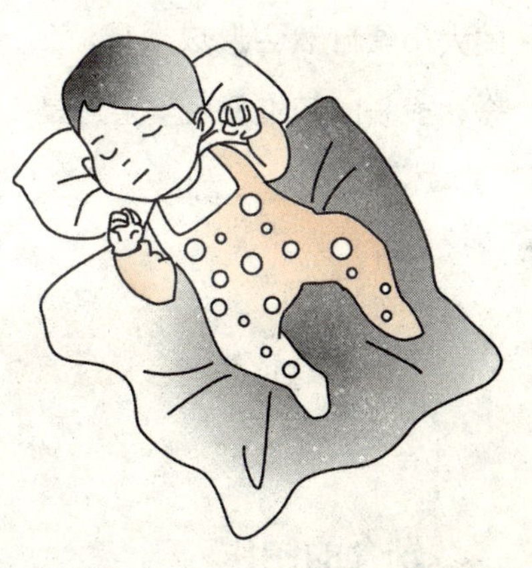

4个月的孩子睡眠时间每日为16～17个小时，白天睡3觉，每次睡2～2.5个小时，夜间睡眠10个小时左右。

5个月的孩子每昼夜睡15～16个小时，夜间睡10个小时，白天睡2～3觉，每次睡2～2.5个小时，白天活动持续时间延长到2～2.5个小时。

6个月小儿每昼夜需睡15～16个小时，一般白天要睡3次，每次睡1.5～2个小时，夜间睡10个小时左右。

排便

这个月的宝宝，大小便已基本形成规律，特别是每次大便时会有比较明确的表示，大人比较省心省事。但是这一阶段，绝大多数宝宝还是需要使用尿布或纸尿裤的。当然如果是炎热的夏季，有些时候可以不用给宝宝裹尿布，以防出现尿布疹，但要注意及时把便。

在宝宝喝过水后不久，就可以把他排尿，有时宝宝有尿意却不愿意被大人把着尿，这时你可以采用条件反射法对宝宝进行训练。比如用嘴吹“嘘嘘”，或是用水壶往下倒水，用一个小盆接住水，这样训练一段时间，宝宝听到流水的声音，看到流水的情景，就自然会有意排便了。

试用一段时间后，大人就可以掌握宝宝的排便规律，及时给他把便。也有的宝宝尚未形成规律，需要父母给予更多的关注和培养。

只要父母细心，就会从宝宝大小便前的一些表现，摸到一些宝宝的排便规律。

当然，父母一定要有耐心，坚持按照一定时间规律把便，这样宝宝的大小便自然会形成规律。但一定不要强迫，如果宝宝反抗，不肯配合，或长时间把便后宝宝还是不肯排便，就不要再勉强他了。

第二节　宝宝喂养提示

辅食的制作

(1) 西瓜糊

将西瓜去子，用小勺在容器中研碎。对于夏天的孩子有消暑利尿作用。

(2) 香蕉粥

取香蕉、牛奶各适量，放入锅内煮，边煮边搅，成为香蕉粥，关火后加入少许蜂蜜。这对小儿便秘尤为适用。

(3) 梨酱

将梨洗净去皮核，切成薄片，与适量冰糖、水共煮，煮成糊状，研成泥。对咳嗽的小儿有一定功效。

（4）橘子糊

将橘子瓣去内皮及核，放入容器中，加入少许蜂蜜进行搅拌。其中维生素C的含量较高。

（5）鱼泥

婴儿可开始吃鱼泥。将从市场买来的鱼，去鳞、鳃，剖开取出内脏、洗净。将鱼肉放入锅内，加水适量，加少许精盐、葱、姜、料酒，用微火煨30分钟后取出，去骨、刺，剩下的鱼肉捣碎、烂，即成鱼泥。也可以把洗净的鱼装入盘中，加上述的调料，上锅以火蒸20~30分钟后取出，去骨去刺，留鱼肉，用勺背碾成鱼肉泥，因婴儿从未吃过鱼肉，初次吃4~6克，可以单以鱼泥加开水调成糊状喂食，也可以把鱼泥加入米糊中调匀服用，或调入稀粥中食用。3~4天后无反应，可增加量，逐渐加至10~15克。间隔3~4天适应后，慢慢再加量。增加量的多少主要根据婴儿食欲及粪便症状。只要无不良反应，就可适当增加。

给宝宝添加辅食的方法

（1）让婴儿逐步适应

在婴儿试吃阶段要注意是否有过敏现象（如皮肤出疹、腹泻、呕吐等），如果有过敏现象应暂时停喂。

（2）辅食要由稀到稠、由淡到浓

开始冲调米粉时要冲得稀薄一些，使婴儿容易吞咽，婴儿适应之后再逐渐增加其浓度。

（3）辅食的量从少到多

一种辅食适应之后，可逐渐增加其量。

(4) 辅食要由细到粗

细嫩的食物容易吞咽、消化，如先用菜叶制成菜泥喂给婴儿，以后逐渐可以将菜剁得粗一些，制成碎菜。

乳母应多食健脑食品

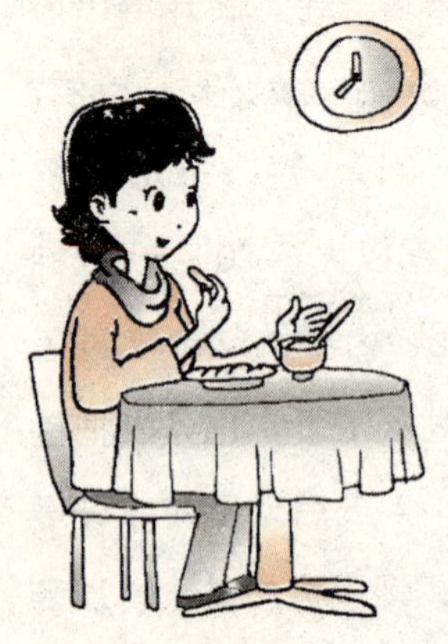

孩子从出生到1周岁，宝宝的脑发育是很快的。几乎每月平均增长约1克。在头6个月内，平均每分钟增加约20万个脑细胞。也就是生后第3个月是脑细胞生长的第二个高峰。所以为了宝宝的聪明程度，每个哺乳的妈妈一定要注意营养，以提高自己母乳的质量。

下面介绍几种母亲食用的，有利于促进小儿健脑益智的食品：

动物脑、肝、鱼肉、鸡蛋、牛奶、大豆及豆制品、苹果、橘子、香蕉、核桃、芝麻、花生、榛子、各种瓜子、胡萝卜、黄花菜、菠菜、小米、玉米等。

添加断乳食品的四大方法

(1) 与宝宝月龄相适应

断乳食品的过早或过晚添加，都会对宝宝的健康有不良影响。过早添加不适宜宝宝消化的食品，会因消化功能还未成熟而导致呕吐和腹泻，消化功能发生紊乱；而过晚却会造成宝宝出现营养不良，甚至会因此而拒吃非乳类的食品。

(2) 从一种开始逐渐到多种

按照宝宝的营养需求和消化能力逐渐增加食物的种类。一开始添加

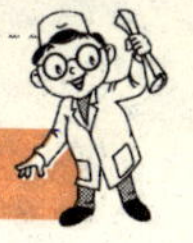

时，只能先给宝宝单独吃一种与月龄相宜的断乳食品，待尝试了3~4天或一周后，宝宝的消化情况良好，排便也正常，再开始让宝宝尝试另一种，不能在短时间内一下子增加好几种。

（3）从稀逐渐变稠循序渐进

刚开始只能给宝宝流质食品，逐渐变成半流质，最后发展到固体食物，因为宝宝还未长牙齿，液体食物对宝宝更适合。若一开始添加时，就马上给宝宝半固体或固体的食物，肯定会使宝宝难以消化吸收，因此发生腹泻。应该按照宝宝消化道发育的适应程度及牙齿的长出情况逐渐过渡入手，即从喝菜汤、果汁、米汤过渡到米糊、菜泥、果泥、肉泥，再一点点变成小块的菜、果及肉，或从米汤、烂粥、稀粥过渡到软饭。这样才能避免发生消化不良。

（4）从细小逐渐变粗大

做出的食物，颗粒要细小，口感要嫩滑，多做些“泥”状食品给宝宝吃。如菜泥、胡萝卜泥、苹果泥、香蕉泥、蒸蛋羹、鸡肉泥、猪肝泥等，以利于培养宝宝的吞咽功能，为以后逐步过渡到固体食物打下基础，同时也可让宝宝从小熟悉各种食物的天然味道，养成不偏食、不挑食的好习惯。况且，“泥”中还含有纤维素、半纤维素、木质素、果胶等，可促进肠道蠕动，适宜宝宝消化，并有利于排便。

给宝宝吃淀粉类食物

婴儿4个月时，其消化道中淀粉酶分泌明显增多，及时添加淀粉类食物不仅能补充乳品热量不足，提高膳食中蛋白质的利用率，还可培养小儿用勺和咀嚼的习惯。谷类食物中食B族维生素（维生素B_1、维生素B_2）、铁、钙、蛋白质，有利于婴儿生长发育。

宝宝喂养的注意事项

（1）不吃小粒食品。孩子咀嚼能力差，舌的运动也不协调，小粒食品极易误吸进气管，造成危险。如花生米、玉米花、黄豆、榛子仁等都不宜给孩子吃，即使有大人看着也最好不吃。

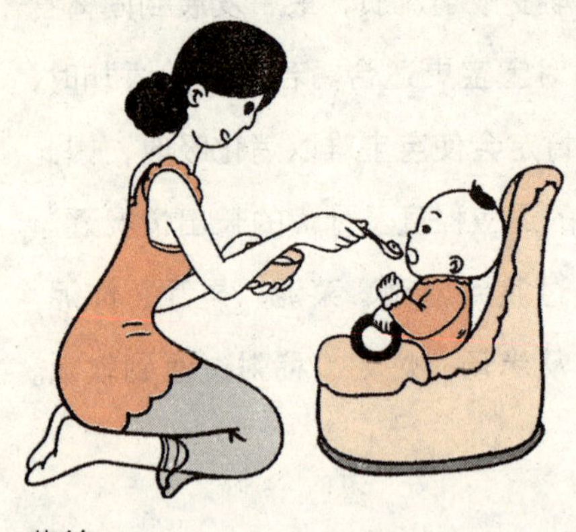

（2）不吃带骨的肉食。不要给孩子吃排骨，排骨的骨渣易刺伤口腔黏膜或卡在喉头。吃鱼最好吃海鱼，家长把刺挑净，压成鱼泥给孩子吃，虾要把皮剥净。

（3）少吃不易消化吸收的食物。如竹笋、炒黄豆、生萝卜、白薯等。

（4）不吃太咸的食物，如咸菜、咸蛋等，孩子的饭菜宜清淡。

（5）不吃太过油腻的食物。如肥肉、油炸食品等。

（6）不吃不卫生的食品。特别是街头小摊的食物。

（7）不吃辛辣刺激性食品，如酒精饮料、咖啡、可乐、浓茶及各种饮料，还有辣椒、大蒜等。

喝果汁要限量

果汁的特点是维生素与矿物质含量较多，口感好，因此宝宝乐于接受，但最大的缺陷在于没有对宝宝发育起关键作用的蛋白质和脂肪。如果喝很多果汁，由于果汁强占了胃的空间，因而正餐摄入减少，而正餐（如母乳或牛奶）才有宝宝所需的蛋白质、脂肪，宝宝饮果汁可破坏体内营养平衡，导致发育迟缓的恶果。年龄越小，此种恶果越易发生。6个月以上者也要限制饮用量，以每天不超过100毫升为妥。

不宜吃蛋清

婴儿在5个月的时候就可以吃蛋黄了，蛋黄中除了胆固醇含量高外，卵磷脂和卵黄素的含量也很高，它们对人体的神经系统和身体发育大有好处，同时，蛋黄含铁丰富，常吃蛋黄能够防止婴儿缺铁性贫血。

但是6个月前的婴儿都不宜吃蛋清，6个月前婴儿的消化系统发育尚不完善，肠壁的通透性较高，鸡蛋清中蛋白分子较小，有时可通过肠壁直接进入婴儿血液中，这种异体蛋白为抗原，可使婴儿尤其是小婴儿的身体产生抗体，再次接触异体蛋白的时候，则出现一系列反应与变态反应疾病，如湿疹、荨麻疹等，所以主张小儿吃蛋黄不宜吃蛋清。

不宜喝豆奶

婴儿不宜喝豆奶。豆奶是健康饮品，对此人们已达成了共识。然而，美国专门从事转基因农产品与人体健康研究的人士近期指出：喝豆奶长大的宝宝，成年后引发甲状腺或生殖系统疾病的风险系数较大。对于成年人，经常食用大豆是极为有益的。大豆能使体内的胆固醇降低，保证体内激素的平衡等。然而，婴儿食用大豆则会产生相反的效果。婴儿对大豆中高含量抗病植物雌激素的反应与成人相比完全不同。成年人所摄入的一般植物雌激素可在血液中与雌激素受体结合，从而有助于防止乳腺癌的发生。而婴儿摄入体内的植物雌激素只有5%能与雌激素受体结合，使其他未能吸收的植物雌激素在体内积聚，这样就有可能对每天大量饮用豆奶的婴儿将来的性发育造成危害。营养素齐全、促进健康发育的牛奶无疑是更好的选择。

不宜吃味精

一般说来成人适量食入味精是有益的，而婴幼儿则不宜多食。

多食味精会使婴儿缺锌。味精的化学成分是谷氨酸钠，婴儿大量食入，能使血液中的锌变成谷氨酸钠，从尿中排出，造成急性锌缺乏。

锌是人体内必需的微量元素，婴儿缺锌会引起生长发育不良、弱智、性晚熟，同时，还会出现味觉紊乱，食欲不振。因此，婴儿食用菜肴不宜多放味精，尤其是对偏食、厌食、胃口不好的孩子更应注意。如果在婴儿菜糊中加入适量味精，那么在平时的膳食中，应给婴儿多吃含锌的食品，如鱼、瘦肉、猪肝、猪心及豆制品，以免缺锌。

应对宝宝发热不爱吃奶

人体发热可引起胃肠功能紊乱，交感神经活动增强，消化酶的分泌减少。虽然食入量很少，但食物在胃肠内停留的时间很长。所以，孩子在发热时食欲减退，有时还肚子胀。

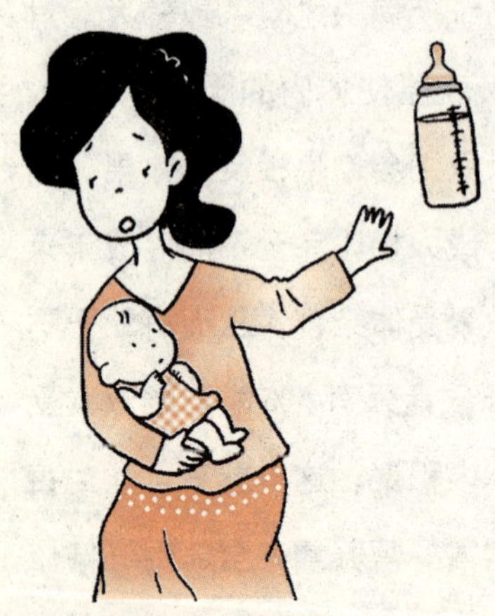

怎么办呢？可以让宝宝每次食入量少一点多吃几餐。而且要吃一些稀释且清淡的有助于消化吸收的食品，在牛奶中加一些米汤或水，并注意给孩子多喂水，保证足够的液体供给。发热时体内水分消耗较多，如不注意给孩子喂水，一方面发热不容易退，另 方面，容易引起代谢紊乱。在补充水时。特别要注意补充些鲜果汁水或菜水等。

宝宝喝牛奶腹泻不可忽视

有的宝宝一喝牛奶就出现烦躁不安和腹泻的现象，这多因牛奶过敏或对牛奶不耐受而引起。

（1）牛奶不耐受

表现为腹胀、腹痛和腹泻等症状，原因是宝宝体内缺乏分解牛奶的乳糖酶，喝牛奶后会造成胃肠不适。

对于牛奶不耐受的宝宝，要停喝牛奶，可改喝酸牛奶，但不宜多喝，酸奶的营养成分不如牛奶适合婴儿。

（2）牛奶过敏

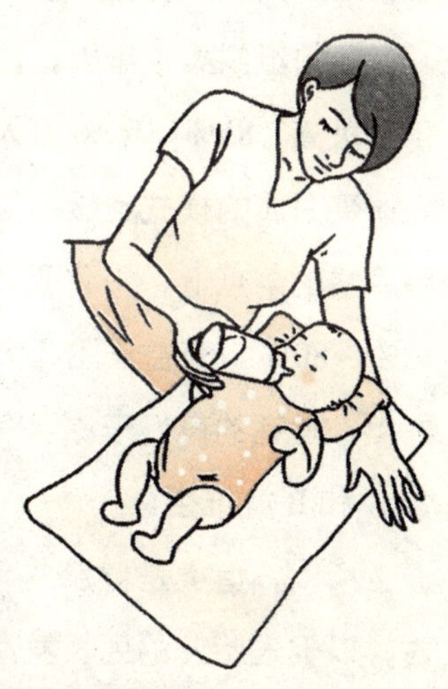

表现为慢性腹泻、大便软、半成形、常伴有黏液和隐匿性出血，少数可能有水泻、反复呕吐和腹痛等症状。宝宝的头面部皮肤还会出现红斑、丘疹和含有半透明液体的小疱疹，自感瘙痒。

一旦发现上述症状，应立即停止喂给宝宝牛奶或牛奶制品，改用米汤等代乳品，大部分宝宝在停用牛奶24~48小时后症状就明显缓解，多数宝宝在2岁后对牛奶过敏的现象会自行消失。

（3）怎么缓解喝牛奶后腹泻的情况

如宝宝腹泻情况并不严重，每天腹泻5~6次或7~8次，比正常多2~3次，无呕吐，可暂以米汤代替1~2天，以后用冲淡的牛奶或以牛奶和水各半的浓度，使宝宝肠道逐步适应，大便恢复正常后改为原有的牛奶浓度。

如病情较重，每日腹泻超过10次，并伴有呕吐现象，应暂时停喂牛奶6~12小时，用胡萝卜汤或米汤代替，间隔时间和每次用量均与喂牛奶时相同。腹泻情况如有好转，逐渐改用冲淡的牛奶，最后恢复原来的牛奶饮食。

如宝宝偶然出现腹泻，而且病情也轻，则只需用冲淡牛奶喂1~2天即可，以后恢复正常牛奶饮食。

多吃鱼

鱼类是重要的动物性食物，营养价值极高，味道鲜美，容易消化吸收，对胎儿脑及神经系统的发育非常有益。

鱼肉组织柔软细嫩，比畜禽肉更易消化。鱼类蛋白质含量丰富，利用率极高，85%~90%为人体需要的各种必需氨基酸，而且比例与合成人体蛋白质的模式也极相似。鱼类脂肪含量不高，但鱼类脂肪多不饱和脂肪酸的熔点低，消化吸收率达95%左右。海鱼中不饱和脂肪酸高达70%~80%，有益于胎儿大脑和神经系统的发育。鱼类含矿物质稍高于肉类，是钙的良好来源。海产鱼类的肝脏中含有丰富的维生素A、维生素D和B族维生素。

所以，鱼类是健脑的最佳食品之一，准妈妈每天都应吃100克左右，以促进胎儿的生长发育。

第三节　宝宝呵护要点

选择适合宝宝的玩具

这时的宝宝能注视较远距离的物体，会通过看、听、嘴咬、吮吸、手的触摸来接受外界刺激。刚开始时，宝宝尝试着挥动手臂朝物体摇

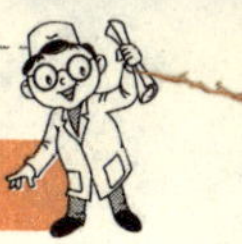

动，试图用手去接触物体，但由于动作的不协调而达不到。这时的宝宝在抓东西时，主要不是甩手指的动作，而是把整只手弯起来，好像一个大钩子那样。到了6个月，他们的手眼协调已发展起来了，大拇指的动作与其他四指在逐渐分开，渐渐地把大拇指放在物体的一边，其他的四指放在另一边，这就形成所谓“五指分工”。这时，宝宝已从仰卧学会侧卧，到翻身和独自坐一会儿。这些动作能力的获得，一方面扩大了宝宝接触和探索环境的范围，同时也使双手解放出来，这对双手的协调动作和手指精细动作的发展是极为有利的。

这一时期宝宝开始能区别一些物体和现象。6个月时，见到熟人，就能表示高兴，并开始认生。为了进一步发展宝宝的视觉能力，父母不应该满足于婴儿躺在床上不哭不闹，这样会失去视觉能力发展的机会。手的动作出现是这时期的主要特征。家长的主要任务是在促进宝宝视、听运动协调的同时，给宝宝提供可触摸的玩具，让宝宝去抓、捏、握玩具，练习手的动作和翻身、爬行的动作。

（1）训练手的动作的玩具

主要的玩具有摇棒、哗铃棒、拨浪鼓、各种环状玩具、拉串、软硬塑料和橡胶玩具。

（2）玩法及成人指导

1）成人开始用玩具碰触宝宝的手，帮宝宝拿住，之后便提供材料，让宝宝自己去抓握。所放玩具大约在距离宝宝的脸部25厘米处。

2）可用松紧带把玩具悬挂在宝宝手能够摸到的地方，以便使宝宝能自己玩弄。

3）可选用些用手捏住可发声的橡胶玩具或较轻的小型玩具。

4）玩具应便于宝宝抓握，不要太大或太小，或太滑。

5）宝宝抓握到玩具，有时会放到嘴里吮吮，因此玩具必须坚固，经常保持干净，清洗消毒。

6）当宝宝想要触摸玩具失败时，不要迫不及待地把玩具塞给宝宝，而应该给宝宝提供尝试和练习的机会，鼓励宝宝自己去触摸。

7）玩具可以配合藏猫猫等游戏来玩，以增加游戏的乐趣。

预防发生臀红

臀红在医学上称为尿布疹或臀部红斑，是婴儿常见的皮肤病。此病主要是由于尿布不清洁，上面沾有大小便、汗水及未洗净的洗衣粉、肥皂等，刺激孩子皮肤而引起发病的。所以腹泻的孩子常可见到此症。开始可见到臀部红嫩，继而出现红色的小皮疹，严重的可至皮肤破溃，呈片状，可蔓延到会阴及大腿内侧。男婴可见睾丸部受侵。

家长要注意预防孩子发生臀红，大小便后及时更换尿布，尤其在大便后，要用温水洗净皮肤。不要使用橡皮布、塑料布直接接触孩子的皮肤，致使尿液不能及时蒸发；每次便后，忌用热水和肥皂洗臀部，应用温水冲洗后轻轻擦干，涂些滑石粉或油膏。如果发生了臀红，每次换尿布后，需在损伤局部涂上紫草油或鞣酸软膏。

养成定时排便习惯

4～6 个月的婴儿，可以先根据孩子自己的排便习惯，摸清他排便的大约时间，发现婴儿有脸红、瞪眼、凝视等神态时，便可抱到便盆前，用嘴发出“嗯、嗯”的声音刺激婴儿。每天应固定一个时间进行，久而久之婴儿就会形成条件反射，到时间就会大便。便后用温水轻轻洗洗，保持卫生。

洗涤宝宝内衣的方法

宝宝皮肤细嫩，内衣洗不好的话就会伤害宝宝的皮肤，尤其婴儿更

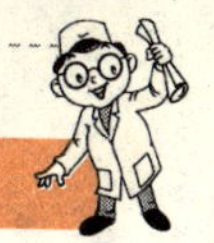

要注意。如何清洗才能保证宝宝内衣真正干净呢？

内衣买回来就要洗：

不论买回来的宝宝内衣是否有甲醛等化学物质存留，也要先下水洗涤后，再给宝宝穿。因为经过洗涤后，一些化学物质的残留量会有所减少；同时，也可将棉絮、细小纤维及内衣在制作、搬运、出售等过程中经过许多人的手而带来的部分细菌和脏污除去，更能保证卫生，保护宝宝皮肤健康。

帮助宝宝擤鼻涕

宝宝不会自己擤鼻涕，妈妈为他擤鼻涕时要轻快，妈妈不要随便给宝宝挖鼻孔、掏耳朵，这都是不卫生的不良习惯。妈妈帮助孩子擤鼻涕时，要擤完一个鼻孔，再擤另一个鼻孔，可以用棉签或干净卫生纸帮助宝宝洗鼻涕。

勤给宝宝剪指甲

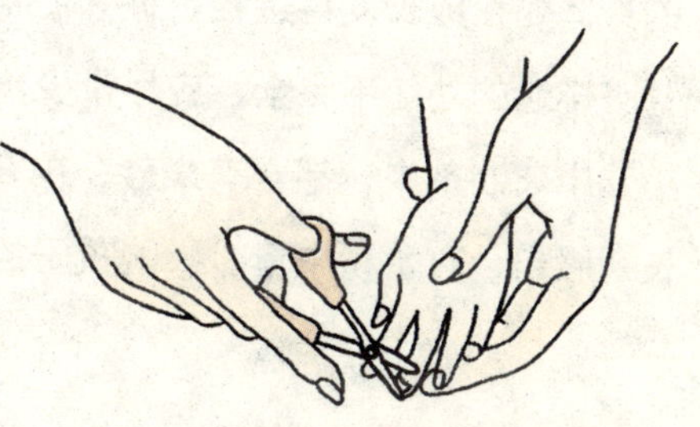

婴儿的指甲长得特别快，1~2个月的婴儿指甲以每天0.1毫米的速度生长，当小婴儿双手乱舞时，一旦碰上硬物，容易导致长指甲劈裂或者在自己的脸上、身上留下道道伤痕，所以要间隔1周左右就要给孩子剪一次。

剪指甲时要注意以下几点：

（1）在宝宝睡着时剪

孩子熟睡时剪指甲可以避免因为宝宝乱动带来的意外伤害。

(2) 用专用指甲剪

由于婴儿的指甲很小，很难剪，所以尽量用细小的专用的婴儿剪刀来剪，剪得不要太多，以免剪伤皮肤。

(3) 剪指甲不要留角

婴儿喜欢用手抓挠脸部和身上其他部位，往往会抓破皮肤，所以剪指甲时不要留角，要剪成圆形。

如果不小心剪伤了宝宝的手指的话，也不用过于责怪自己，因为这种事情也曾发生在许多父母的身上。你只需用纸巾将宝宝的手指包住然后轻轻一压，通常在几分钟以后就会止血。

不要让宝宝常吃小中药

有许多家长常在孩子看完病后，还要求大夫加开一点小中药，如至宝锭、妙灵丹等，理由是怕孩子生病，常给孩子吃点小中药预防着。这种做法既不妥当也不科学。

这是因为人体食入的任何药物都要在肝脏解毒，由肾脏排泄。小儿的身体处在成长发育过程，许多脏器功能尚未成熟，肝脏解毒功能差，肾脏排泄的功能不完全，应尽量少用药，更不要随便经常滥用药。许多小儿中药制剂中，都含有朱砂，中药用来镇惊，但朱砂是炼汞的原料，长期服用，可蓄积中毒，影响孩子的生长发育。

让宝宝睡个安稳觉

刚出生的宝宝没有日夜节律，白天和晚上的活动相似，所以还不能在晚上的时候睡长觉。但随着月龄的增加，到了5个月时，大部分的宝宝夜里一觉可以睡上5~8个小时，有的宝宝能一觉睡到天亮。在这个过程中，很多时候宝宝看上去像要醒了，但是未必会真正醒来。因为宝宝的一个睡眠周期包括深睡和浅睡两个阶段。浅睡的时候，宝宝会有一些微笑，或者撅撅嘴，做一些鬼脸，呼吸不均匀，胳膊腿动一动，有时哼哼出点声音，这都是正常的现象。不必担心宝宝是不是又醒了，这些声音可能会持续几分钟，一会儿就又安静下来，宝宝会自然过渡到深睡阶段。即使宝宝真的醒来了，可能过一两分钟又会接着睡着，此时不必急于去抱宝宝，让宝宝的睡眠一个周期接着一个周期循环下去。但是如果宝宝连续哭了几分钟，那就要查看具体的原因了。

给宝宝洗个热水澡

（1）把塑胶盆放在厨房料理台上或浴室梳洗台上当浴盆用。

（2）给宝宝用充气式塑胶澡盆洗澡。

（3）在浴盆或水槽底上垫一块毛巾或尿布防滑。

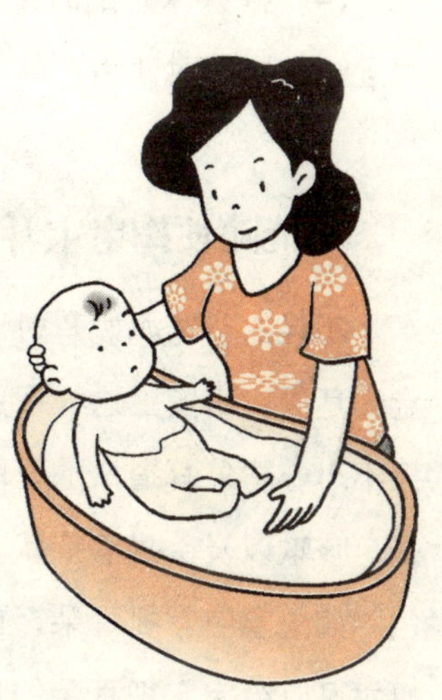

（4）妈妈颈项间围条大毛巾，不但不会弄湿自己，给宝宝洗好后也可很快包住宝宝。

（5）在宝宝的浴盆里先放冷水，后放热水，这样可以减少宝宝在洗澡时被烫伤的可能性。

（6）中性婴儿皂也不能涂得太多，以免洗去宝宝身上的天然保护脂。

（7）在宝宝眉毛上方涂点面霜或凡士林，防止皂水流进眼睛里。

（8）把塑胶瓶装的润肤剂和洗发精一起放到浴盆里，等要用的时候温度正好合适。

（9）宝宝头上容易长出污垢，要常常给宝宝洗头，即使没长出头发也要每天用软刷子刷头，每晚在污垢处抹上婴儿油或凡士林，早上用蘸了皂液的湿毛巾擦去，用小苏打粉加水调成糊状用也可以。

（10）浴后给宝宝扑爽身粉，要先倒在自己手上再给宝宝扑，避开脸，别让宝宝吸到空气中飘散的粉。

给宝宝换尿布

（1）把纸尿布的塑胶头向内折，以避免其他衣服被浸湿。

（2）手边准备一卷胶带，修补纸尿布上撕破的地方。

（3）宝宝若是腿太细，在包纸尿布时最好用松紧带套在大腿上，以防漏湿。

（4）解开尿布的时候，用手或布遮住宝宝的阴茎，以防突然被尿喷湿，包尿布时让阴茎向下朝着尿布中央。

不能随便掏宝宝耳孔

年轻的爸爸妈妈有时出于清洁或者好奇的心理，会忍不住想要给宝宝掏耳屎，事实上这样很危险，很可能损伤外耳道的皮肤造成炎症，如果不小心将外耳道口的耵聍推到里面，还可能压迫耳膜而引起耳痛、头晕、咳嗽以及头痛等症状。

如果宝宝常抓耳朵，也可能是耳后积存了污垢而引起的，这时爸爸妈妈可以给宝宝把耳朵的耳郭清洁一下，尤其是耳朵后边与头部连接的地方，而不一定非要清理耳朵。

若爸爸妈妈实在觉得很有必要清理耳朵，可以将干净的毛巾浸湿后拧干，把毛巾一角卷在手指上，轻轻擦拭宝宝的外耳部位，若用消毒棉签，应选择大头的，可防止棉签深入宝宝的耳朵内部而不小心伤到耳膜。

应对宝宝发稀

刚出生的宝宝头发稀只是一个暂时的生理现象。

头发的多少是有个体差异的，有的新生儿头发稀疏，但到了1岁左右头发就会逐渐长出，2岁时头发就已长得相当多了，5～6岁时头发就会和其他宝宝一样浓密而乌黑。以后不会出现脱发的现象。

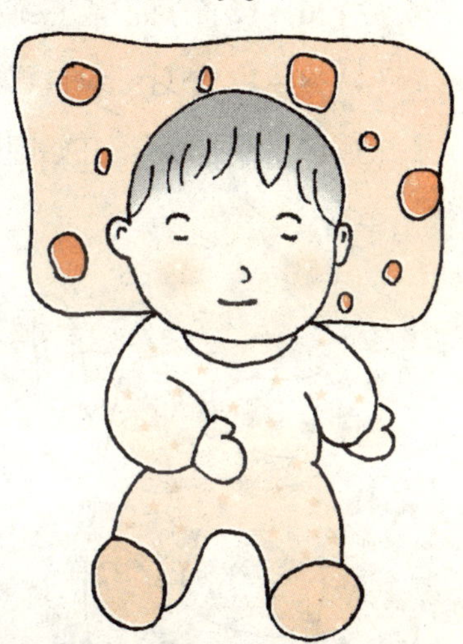

由于宝宝头发稀疏，许多父母就不敢给宝宝洗头发，担心会使原本就稀少的头发脱落，造成头发更少。实际上，在洗发过程中脱落的头发本身就是衰老而自动脱掉的，倘若长期不洗头，就会使油脂、汗液等分泌物以及污染物刺激头皮，引起头皮发痒、起疱，甚至继发感染，这样倒使头发脱掉；还有的妈妈以为将宝宝的头发剃光，便可加速头发生长，这种方法也不可取。个别妈妈盲目地在宝宝头皮上涂擦“生发精”、“生发灵”之类的药物，希望宝宝能长出浓密的头发，须知这类药物不适合用于婴幼儿稚嫩的头皮，甚至还会带来不良后果。

发现宝宝头发稀疏时应当怎么办？

勤洗头。经常为宝宝洗头，保持头发清洁卫生，使头皮得到刺激，才能促进头发生长。洗头时，必须选用婴儿专用洗头液，洗时轻轻按摩头发，不要揉搓头发，以防止头发纠结在一起，然后用清洁的温水冲洗干净。

检测宝宝的听力

妈妈应仔细观察，发现宝宝在不同月龄对“声音”的反应，从而判断出宝宝的听力是否正常。

（1）刚出生：对大的声音会做出惊跳反射。站在宝宝的身后，用小铃铛、小哨子或者双手相拍，观察宝宝的反应。若宝宝眨眼睛、转身或者有跳跃的反应，说明有听力。

（2）3个月后：能转过头寻找声音的方向。

（3）6~12个月：能熟练判定声音的方向。

（4）8~12个月：对自己的名字或其他感兴趣的名词会作出反应。

（5）9个月以后：开始咿咿呀呀地练习发音，并能听懂简单的话，说出单音字。

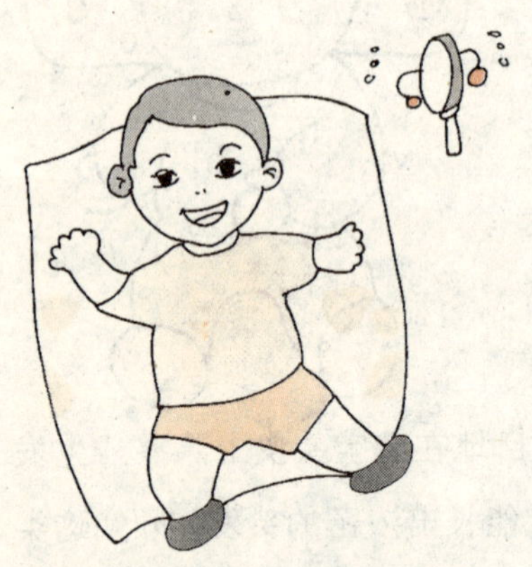

如果经过反复细心的观察，仍得不到上述反应的肯定结论，就应该到医院进行进一步的检查和确诊。

对于儿童的听力检测有主观和客观两种方法。客观听力检查就是不需要儿童的配合，医生即可。目前大部分医院仍以客观听力测查为主要检测手段。这种检查方法对于幼儿来说，能反映出的实际听力情况有限，因为幼儿由于年龄的特点，在检查时不能像成年人一样主动配合，从而不能反映幼儿的全部听力。主观行为听力测试是根据儿童各年龄段身体及行为的发育特点，制订出的具体评估听力状况的方法。这一评估方法是在幼儿的自然状态或者是在和幼儿的游戏中进行的。通过给声后观察儿童的反应这种方法，既可以了解到比客观测听更全面的听力情况，而且能够尽早地发现幼小儿童的听力问题，同时还可评估听力有问题儿童的助听器选配效果，为患儿的治疗和康复提供有效的手段。

第四节　宝宝健康咨询

治疗单纯性肥胖症

本病是由于摄入的热量超过了消耗量，多余的热量以脂肪的形式储存于体内而发生的肥胖症。孩子的体重超过了正常标准体重的两个标准差或20%以上即为肥胖症。发生的主要原因是吃得多、活动少。少数人有家族史，学前期学龄儿童及青春期儿童多见。

（1）患儿表现

1）食欲亢进，食量很大，爱吃肥肉，不爱吃菜。

2）不爱活动，爱睡懒觉。

3）外表肥胖，皮下脂肪很厚，但分布均匀。

4）男孩下腹部脂肪堆积，显得阴茎很小。

5）血压偏高。

6）智力正常。

7）易发生高血压、糖尿病、动脉硬化、冠心病、肝胆疾病等。

8）称量体重超过正常同龄小儿的20%以上。

（2）治疗办法

1）限制饮食：首先保持体重不增，以后逐渐减少每日给的热量。选用高蛋白、低糖类，正常或低脂肪饮食，少吃动物性脂肪（不宜超过脂肪总量的1/3），保证足够的维生素和水分。多吃蔬菜、瓜果，限制零食和甜食。

2）制订严格的作息制度，参加早操及跑步，饭后宜适当散步，不要立即躺在床上或睡懒觉，不要做剧烈运动，以免增加食欲而更胖。

3）一般不需要药物治疗。

4）家庭成员统一认识，不要以任何借口或理由破坏既定的治疗方案。

小儿夜啼的护理

（1）患儿症状

宝宝白天安静如常，入夜啼哭或每夜多次啼哭。

（2）生理性夜啼

哭声响亮，哭闹间歇时精神状态和面色均正常，食欲良好，吸吮有力，发育正常，无发热等。

（3）病理性夜啼

1）是由于宝宝患有某些疾病引起不舒适或痛苦。其哭闹特点为突然啼哭，哭声剧烈、尖锐或嘶哑，呈惊恐状，四肢屈曲，两手握拳，哭闹不休，虽然抱起或喂奶仍无济于事。

2）夜啼的宝宝伴有精神萎靡，烦躁不安，面色苍白，吸吮无力或不吃奶的表现。

（4）家庭护理方法

1）宝宝夜啼时，妈妈要观察宝宝是没吃饱还是吃得太饱，是被褥太厚让宝宝觉得闷热，还是太薄冻着宝宝了？睡衣上是不是有线头、商标扎着宝宝的皮肤了？是不是纸尿裤的大小不太合适等原因，才能更好地安抚宝宝，使宝宝停止哭闹。

2）宝宝因为暂时性饥渴而哭闹，可以让宝宝躺在妈妈怀里吃奶，往往也会很容易安心睡着。

3）睡前避免给宝宝吃容易胀气的食物，如苹果、甜瓜、巧克力等

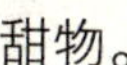

甜物。

4）有喝奶习惯的话，奶粉不要兑得太浓，最好在睡前半小时之前喂奶。

5）哭闹得太厉害，你想尽办法也无法止住的，可以带宝宝去医院进行必要的检查和治疗。

纠正宝宝吮手指的习惯

因为吮手指头如果不及时纠正，将引起上下牙齿错位，导致无法对齐。进行治疗后，如果不良习惯不能彻底纠正，仍会复发。如果吮手指造成前牙接触不充分，又会继发吐舌头。建议家长想点办法，比如在被吮吸的手指上涂抹一些带苦味、对身体无害的物质，试着让宝宝改正。

营养感染性贫血的治疗

本病又称雅克什综合征，是种营养不良与感染共同作用所致的婴幼儿时期特殊类型的贫血，多见于6个月到3岁的小儿。

（1）患儿表现

1）面色逐渐苍白。

2）不规则发烧。

3）肝、脾、淋巴结肿大，尤以脾大最显著，引起腹部高度膨隆，严重时影响呼吸。

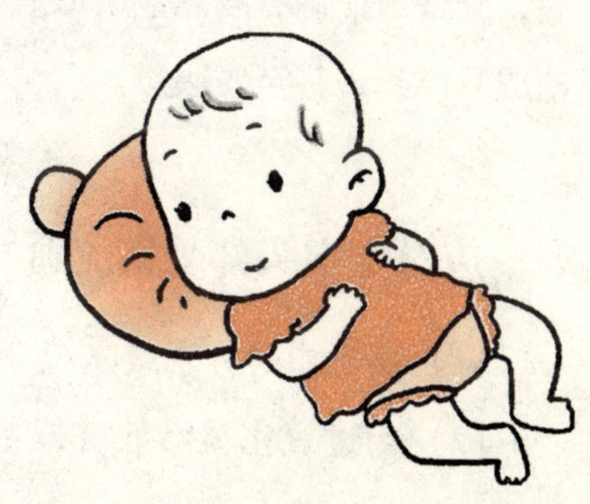

4）皮肤出现出血点。

5）血液检查白细胞明显增多，红细胞大小不等，红细胞数和血红蛋白量减少，网织红细胞增加，血小板数可减少。

6）骨髓检查同时有感染和营养性贫血的改变。

（2）治疗办法

1）抗生素控制感染，必要时手术清除感染病灶。

2）补充营养，给铁剂、维生素 B_{12}和叶酸。

3）少量多次输血。

及时治疗小儿肠套叠

肠套叠是小儿常见的腹部急症之一，是指某段肠管凹陷入其远端的肠管，像收起单眼望远镜一样。发生的年龄大都在 5 个月至 1 岁半，80% 的病例都在 1 岁以内，尤以 5 个月至 9 个月大最常发生，男婴比女婴多。发现症状后应及时就医。

患儿症状：①腹痛、呕吐和果酱般血便是此病最明显的症状。②当肠道前后相套，造成部分阻塞时，婴儿就开始产生阵发性腹部绞痛，显得躁动不安、双腿屈曲、阵发性啼哭，并常合并呕吐，当阵发性疼痛过后，婴儿显得倦怠、苍白及出冷汗。③此时父母若没警觉，或医师也没检查出来，几小时后，婴儿开始解出果酱般的血便，这是因肠管套牢后，肠壁出血混着肠黏液所造成的血便，此时若再不及时送医，很容易造成肠坏死，甚至腹膜炎。

应对宝宝头部受伤流血

（1）将毛巾等弄湿或冰块冷敷淤血或肿处，可消除肿胀和疼痛。

（2）用过氧化氢溶液（双氧水）消毒伤口，如有出血时，可覆盖干净的纱布加压止血。

（3）垫高头部平躺，尽量不要移动，如需要移动，可由 2 ~ 3 人平稳地抬起患儿，轻轻搬动。

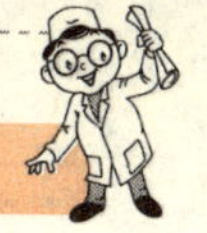

（4）保持安静，细心观察。头面部受伤的儿童，表面上虽没有什么症状，但有时经过一段时间后情况会恶化，所以要让患儿安静休息1天左右，以便观察。宝宝头部受伤后如果有太温顺或筋疲力尽、昏昏欲睡等表现时，应立即送医院进行抢救。

小儿咳嗽的护理

（1）患儿症状

1）咳嗽是继发于感冒之后的，称为“外感咳嗽”，没有明显感冒症状，长久、反复发作的称为“内伤咳嗽”。

2）外感咳嗽有风寒、风热之分，观察宝宝舌苔可以区别两类咳嗽：如果舌苔是白的，则是风寒咳嗽；如果舌苔是黄色、红色，则是风热咳嗽。

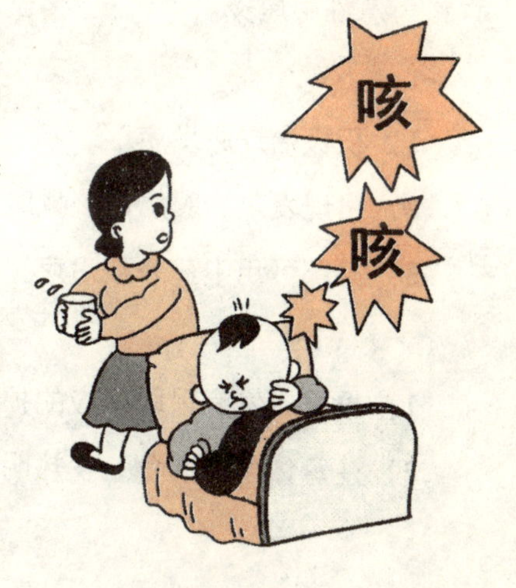

（2）家庭护理方法

1）风寒咳嗽的宝宝应吃一些温热、化痰止咳的食物，风热咳嗽的宝宝内热较大，应吃一些清肺、化痰止咳的食物，内伤咳嗽的宝宝则要吃一些调理脾胃、补肾、补肺气的食物。

2）天气好的时候带宝宝到室外玩一玩，在保暖措施足够的情况下，给宝宝舒舒服服地洗个热水澡。

及时治疗急性淋巴结炎

本病是由各种感染造成的局部或全身淋巴结的急性炎症，常见的原因有：上感、扁桃体炎、白喉、风疹、中耳炎等。

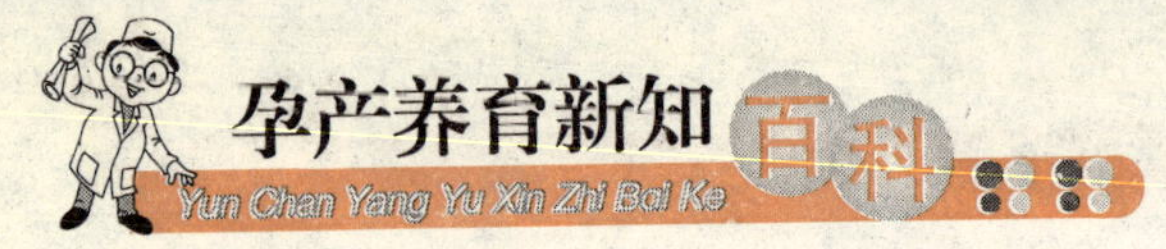

（1）患儿表现

1）全身发热，体温可以达很高。

2）局部或全身浅表淋巴结肿大，常见的部位有颈部、颌下、耳后、枕部、腹股沟部有大小不一的小肿块，小者黄豆粒大小，大者像蚕豆或更大，可以触及几个或更多，局部皮肤发红、发热、肿胀、疼痛，不让触摸。

3）支气管旁淋巴结肿大时，往往引起阵发性咳嗽、气促、喘鸣。咳嗽可以持续很长时间，用止咳药效果差。

4）肠系膜淋巴结发炎时，可以出现腹痛、呕吐、腹泻等表现，易误诊为急性阑尾炎。

（2）治疗办法

1）积极治疗原发病。

2）出现发热、腹痛、咳嗽时对症治疗。

3）局部可用中药外敷治疗。

（3）护理要点

1）根据原发病采取相应的护理办法。

2）注意休息和饮食，发热明显时要多喝水，吃水果等。

小儿汗症的护理

（1）患儿症状

1）在安静状态下，宝宝全身或局部出汗过多，甚至大汗淋漓。

2）中医将白天无故出汗称为“自汗”，夜间睡眠出汗，醒后停止出汗称为“盗汗”，无论自汗或盗汗，多与宝宝体质虚弱有关。

（2）家庭护理方法

1）汗症的护理原则是益气养阴，妈妈平时可以多给宝宝吃一些糯

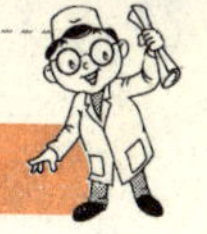

米、小麦、红枣、核桃、莲子、山药、百合、蜂蜜、泥鳅、黑豆、胡萝卜等食品。

2）临睡前洗浴后可用爽身粉外敷。

3）小儿自汗，平时不要多吃寒凉生冷的食物，小儿盗汗，平时应该少吃辛热煎炒上火的食物。

呼吸道合胞病毒肺炎的防治

由呼吸道合胞病毒引起的肺部炎症。多见于2岁内肥胖的小儿，特别是6个月内的小儿。

（1）患儿表现

1）突然喘憋，呼气费力，呼气时呻吟和鼻翼翕动，很远的地方都能听到呼噜声。

2）哭闹不安，面色苍白或发青，往往喘稍缓解后小儿立刻坐起来玩。

3）咳嗽不重，发热不明显（偶尔也有高热）。

4）肺内明显的哮鸣音。

5）喘重可引起心力衰竭及中毒性脑病。

6）血中白细胞数正常或偏低。

7）X线片见肺内小点片状薄阴影及肺气肿改变，轻症1～2周，重者4～6周后消失。

（2）治疗办法

1）氯丙嗪（冬眠灵）、异丙嗪（非那根）联合应用平喘，或用水合氯醛、地西泮、鲁米那、维生素K、小剂量碳酸氢钠等平喘止咳，喘重时吸氧。

2）将小儿抱到走廊或其他空气新鲜的地方呼吸新鲜空气。

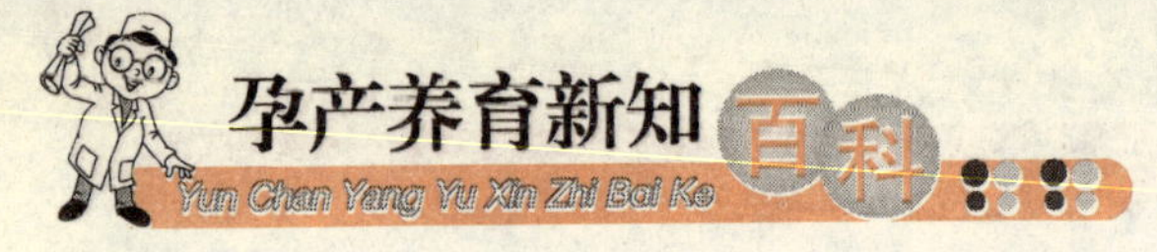

3）应用抗菌素防治继发细菌感染。

4）后期（恢复期）可做胸部理疗，促进炎症吸收。

(3）预防措施

1）增强肌体抵抗力，多晒太阳，多去户外活动。

2）避免与病儿接触，防止交叉感染。

宝宝缺铁的防治

(1）宝宝为什么会缺铁

1）妈妈在孕期，特别是后3个月铁的摄入量不够，或是因早产以及分娩时产科医生断脐带过早而导致婴儿在出生后身体内铁储备不多。

2）婴儿4个月后未能及时添加含铁的离乳食品，足月分娩的婴儿在4个月以后，体内储存的铁已基本用完。

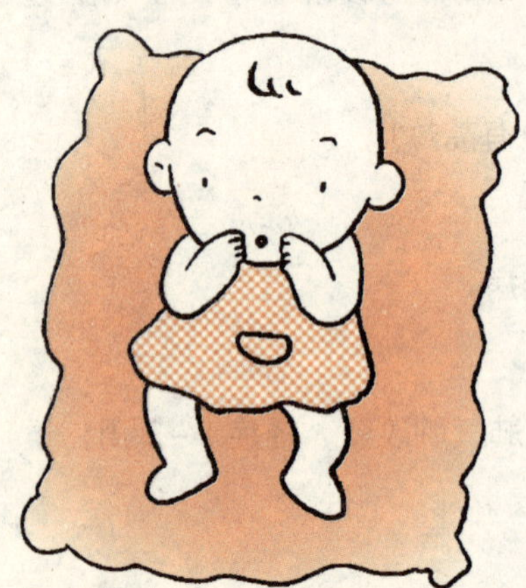

3）因家长对营养知识不太了解而使平时膳食缺乏含铁食物，或因宝宝挑食、偏食的不良饮食习惯引起。

4）宝宝患有慢性疾病，如有寄生虫、鼻衄等造成长期少量失血。

(2）多吃含铁丰富的食物

1）婴儿出生后尽可能母乳喂养，因母乳较其他乳类含铁多，肠道吸收率高，因此婴儿在4个月前不会发生贫血。人工喂养的婴儿应吃铁强化配方奶。若是鲜牛奶须煮沸后再喂。

2）4个月后随着婴儿长大，需铁量增加，仅靠母乳中的铁已不能满足宝宝的生长发育，应及时按月龄添加含铁多的离乳食品，先从橘子

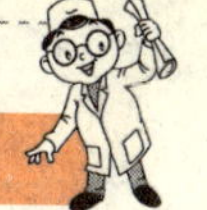

汁、菜水、蛋黄开始，再逐渐添加新鲜菜泥、肝泥、肉泥及铁强化食品（如强化粉、奶粉、面粉）；当宝宝能吃正常膳食时可将食谱扩大，增加黑木耳、紫菜、芝麻、大豆及其制品，多吃新鲜特别是深色蔬菜和水果。

3）烹调时用铁锅、铁铲。指烹饪专用铁锅、铁铲。这种传统的炊具能给人体补充铁质，在烹饪时，锅与铲会有些小碎屑溶于食物中，形成可溶性铁盐，易于肠道吸收，世界卫生组织（WTO）向全世界推荐用铁锅烹饪。

4）药物补铁。对于轻度贫血采用科学合理的食补基本能得以纠正，药物仅针对那些较重的贫血，在食疗以外还须加服亚铁类药物及维生素C片和胃酶片。

宝宝急性阑尾炎的防治

本病是由各种因素造成的阑尾急性炎症。多见于较大的儿童，发病与细菌感染、阑尾腔梗阻或神经反射等因素有关。

（1）患儿表现

1）脐周或上腹部疼痛，数小时以后转移到右下腹，多为持续性的钝痛，并且发作性地加重。

2）喜右侧卧位，双腿稍屈，也可是仰卧位，一旦选择好位置后，就不喜欢再动。

3）恶心、呕吐，早期轻微，后期严重。

4）体温增高，脉搏增快。

5）右下腹紧张拒按，撤手后疼痛更明显。

6）白细胞增高。

7）右下腹穿刺，可能抽出脓性液体（已穿孔时）。

（2）治疗办法

1）早期可以试用中药。

2）上述方法无效需手术切除阑尾。严重病例（已穿孔化脓者）要早期手术引流。

3）针灸和西药消炎治疗，发病3天以上，病情逐渐稳定的可继续治疗，不需手术。

（3）护理要点

1）术后要禁食。病情比较轻，苏醒后12小时即可喝水，以后逐渐吃些米汤、菜汤、果汁等，2～3天以后可以吃面条、稀粥，逐渐渡过到正常饮食。严重病例，禁食时间稍长。

2）术后腹胀，可以用热毛巾做腹部热敷和胃肠减压。

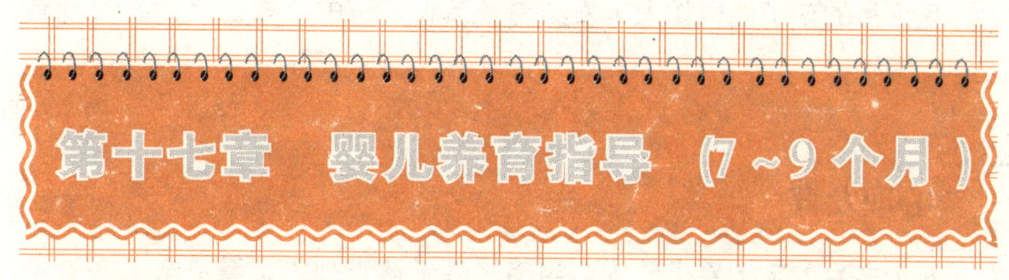

第十七章　婴儿养育指导（7~9个月）

第一节　宝宝发育参考

身体发育

7~9个月宝宝的身体发育情况

体重	男婴约9.12千克	女婴约8.49千克
身长	男婴约71.51厘米	女婴约69.99厘米
坐高	男婴约45.74厘米	女婴约44.65厘米
头围	男婴约45.13厘米	女婴约43.98厘米
胸围	男婴约45.28厘米	女婴约44.40厘米

动作发育

8个月的孩子不仅会独坐，而且能从坐位躺下，扶着床栏杆站立，并能由立位坐下，俯卧时用手和膝趴着能挺起身来。会拍手，会用手挑选自己喜欢的玩具玩，但常咬玩具，会独自吃饼干。

语言发育

8 个月的孩子能模仿大人发出单音节词，有的小孩已经会发出双音节的“妈妈”了。

心理发育

8 个多月的宝宝看见熟人会用笑来表示认识他们，看见亲人或看护他的人便要求抱，如果把他喜欢的玩具拿走，他会哭闹。对新鲜的事情会引起惊奇和兴奋。从镜子里看见自己，会到镜子后边去寻找。

8 个多月的宝宝一般都能爬行，爬行的过程中能自如变换方向。如坐着玩已会用双手传递玩具，相互对敲或用玩具敲打桌面。会用小手拇指和食指对捏小玩具。如玩具掉到桌下面，知道寻找丢掉的玩具。知道观察大人的行为，有时会对着镜子亲吻自己的笑脸。

孩子如见到生人，往往用眼睛盯着他，怕被抱走，感到不安和恐惧。对 8 个多月的婴儿来说，这是一种正常的心理应激反应。为了孩子的心理健康发展，请不要让陌生人突然靠近孩子，抱走孩子。也不要在生人面前随便离开孩子，以免使孩子不安。

怯生是儿童心理发展的自然阶段，一般在短时间内可自然消失。对孩子的怯生，可以在教育方式上加以注意，如经常带孩子逛逛大街，上上公园，还可以听收音机，看看电视等，这样可使孩子怯生的程度减轻。总之，扩大他的接触面，尊重他的个性，不要过度呵护。这样可以培养孩子勇敢、自信、开朗、友善、富有同情心的良好心理素质。

睡眠

7 个月的孩子和 6 个月时差不多，每天需睡 15 ~ 16 个小时，白天睡 2 ~ 3 次。如果孩子睡得不好，家长要找找原因，要想到孩子是否病了，给他量量体温，并观察一下面色和精神状态。

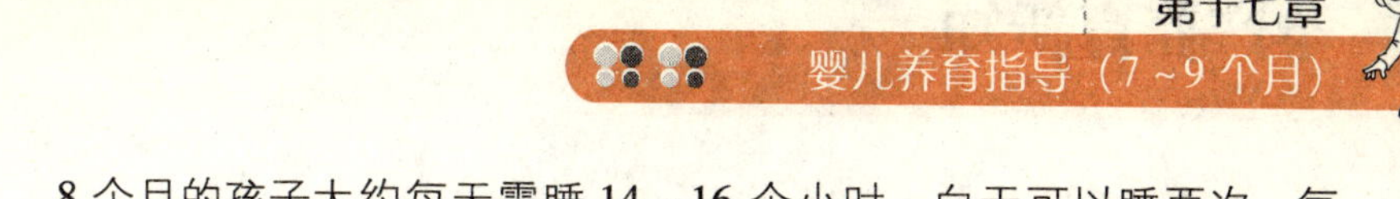

8个月的孩子大约每天需睡14～16个小时，白天可以睡两次，每次2个小时左右，夜间睡10个小时左右。夜间如果尿布湿了，只要孩子睡得很香，可以不马上更换。但有尿布疹或屁股已经淹红了的孩子要随时更换尿布；如果孩子大便了，也要立即更换尿布。

9个月孩子的睡眠和8个月差不多，每天需睡14～16个小时，白天睡两次。正常健康的小儿在睡着之后，应该是嘴和眼睛都闭得很好，睡得很甜。若不是这样，就该找找原因。

排便

宝宝每天都基本上能够按时排大便，形成了一定的规律，每天定时给宝宝把大便。有的宝宝已经可以不用尿布了。但是这时的宝宝还不能自己有意识地控制大小便，只是反射性地排便。有的宝宝排大便前脸部会有表情，学会发出“嗯嗯”的声音来示意。只要大人多加留意，都可以准确地捕捉到宝宝的排便之需，及时帮他们解决。

第二节　宝宝喂养提示

为宝宝制作小食品

（1）蔬菜猪肝泥

胡萝卜煮软切碎1小匙，菠菜叶1/2匙加少量精盐煮后切碎，和切碎的猪肝2小匙一起放入锅内，加酱油1小匙用微火煮，停火前加牛奶1大匙。

（2）香蕉粥

1/6根香蕉去皮后，用勺子背把香蕉研成糊状，放入锅内加牛奶1大匙混合后上火煮，边煮边搅拌均匀，停火后加入少许蜂蜜。

(3) 番茄猪肝

切碎的猪肝2小匙，切碎的葱头1小匙，同时放入锅内加水或肉汤煮，然后加洗净剥皮切碎的番茄2小匙，精盐少许。

宝宝断奶后的喂养

宝宝在9~10个月就可以断奶了，饮食也大部分固定为早、午、晚日三餐，主要营养的摄取已由奶转为辅助食物。不过，完全断奶后，一定要注意宝宝的饥饱问题和饮食标准，不能或多或少，或这或那。宝宝每天的饮食标准大致如下，但一日三餐都只吃一样的婴儿是很少的，三餐中总有一餐要比所列的量吃得少些或多些，这些都属正常。

(1) 婴儿一天的饮食量标准

鸡蛋——1个。

蔬菜——大匙子为2匙半。

食用油——一天大约3~4匙。

点心、牛奶、水果、饼干等，不影响三餐饭为好。

晚9点喝牛奶。

另外，这个时期可以让孩子练习用杯子喝牛奶，每天喂牛奶400毫升左右。

用作辅助食物的种类可大大增多，可以让孩子吃各种各样的食品。

(2) 可喂的食品

1) 淀粉质：面条、软饭、面包、通心粉、薯类、热点心、饼、燕麦粥等。

2) 蛋白质、牛奶、脱脂奶粉、乳酪、蛋、肉、鱼、猪肝、豆腐、豆类等。

3) 四季蔬菜水果，特别要多吃些红、黄、绿色的。

4) 海藻类：紫菜、海带、裙带菜等。

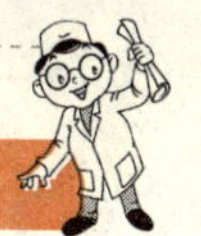

5）油：黄油、人造乳酪、花生油、黄油、香油、菜油、核桃油等。

如婴儿还不习惯咽硬食，可以比大人吃得软些、烂些，味道稍淡些。

米、面搭配喂养

面食的做法花样比较多，可以经常变换。用米、面搭配使膳食多样化可引起孩子对食欲的兴趣。从营养角度分析，面粉的蛋白质，维生素 B_1、维生素 B_2 和烟酸的含量都比米要高，而且不同粮食的营养成分也不相同，如用几种粮食混合食用，可以收到取长补短的效果。所以，每天的主食最好用米、面搭配，或不同的品种搭配。

适量吃赖氨酸食品

动物性蛋白质含有的氨基酸种类和比例与人体需要最为接近，因此称它为优质蛋白质，植物性蛋白质所含的氨基酸种类和比例就没有那么齐全及适宜。例如小麦、大米、玉米和豆类（除黄豆外）等。宝宝的生长发育迅速，尤其需要优质蛋白质，可宝宝的消化道尚未成熟，缺乏消化动物性蛋白的能力，主要食物还是以谷类为主，因此单吃谷类容易引起赖氧酸缺乏。唯一的办法就是把食物进行合理的搭配，如小麦、玉米中缺少赖氨酸，就可添加适量的赖氨酸，做成各种赖氨酸强化食品，这样，可以显著地提高营养价值。宝宝吃了添加了赖氨酸的食品，如吃了经赖氨酸强化的乳糕，身高和体重明显增加，确实对生长发育有帮助，但因此有些父母就以为给宝宝吃得越多越好。必须提醒的是，给宝宝添加赖氨酸必须适量，否则，长期食用会适得其反，出现肝脏肿大、食欲下降和手脚痉挛，甚至造成宝宝生长停滞并发生智能障碍。因为，氨基酸吃得太多，会增加肝脏和肾脏的负担，造成血氨增高和脑损害。

选择强化食品

我国家庭自制的断奶期辅食一般都不强化的，如蔬菜汁、果泥、胡萝卜泥、肉泥、肝泥、肉菜糊等，我国食品厂生产的断奶期配方食品大多是多种营养素强化的，强化的营养素大都是断奶期婴儿比较容易缺乏的几种，如维生素 A、维生素 D、维生素 B_2 和钙、铁、锌、碘等矿物质。

应注意的是目前市售的以谷、豆类为基础的断奶期配方食品有两类：一类是按国家标准（GB）强化的配方食品；另一类则是超标准强化的特殊食品。有的配方食品超过国家标准规定的数倍量强化，食用时应注意说明，正常婴儿应限量食用。

婴幼儿强化食品是指为增加营养而加入了天然或人工合成的营养强化剂（较纯的营养素）配制而成的婴幼儿食品，选购时要注意包装说明、厂名、食用对象、方法和保存期、保存方法。要结合自己的孩子情况选购，最好能在保健医师的指导下使用，不可乱加。

关于婴儿食品和强化食品，我国已制定了标准及强化食品卫生管理法规。规定可以强化的食品范围以及允许的强化品种和剂量。特殊的强化食品我国目前尚未制定法规，选购时均应严格按说明使用，不可过量，以免影响婴幼儿食欲和引起不良反应。

常用的山楂食疗方

由于小儿脾胃不足，对营养物质的吸收消化功能较差。因此，小儿宜多食能消食化积、散淤行滞的山楂。常用的山楂食疗方如下：

（1）山楂汤——即山楂煎汤饮，适宜食肉不消的儿童。

（2）山楂饼——用山楂、白术各 120 克、神曲 60 克，均研成末，蒸饼丸，梧桐子大，每服 70 丸。可治儿童食积。

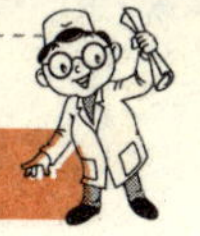

（3）山楂粉——用山楂肉不拘多少，炒研为末，用砂糖拌，每服3~6克，水送服，适用于小儿痢疾赤白相兼者。

（4）山楂丸——茴香、山楂各等份，研成末，用精盐、酒调和，空腹热服，可治小儿小腹痛。

小儿要有节制地吃水果

再好的东西都不能没有节制地食用，尤其是对孩子来说。因为孩子的身体在发育期，许多器官功能还不完善。患水果病：水果病最常见的就是橘子高胡萝卜素征。多发生在秋季橘子丰富的季节，由于过多食用橘子而导致。主要的症状是宝宝鼻唇沟、鼻尖、前额、手心、脚底等处皮肤出现黄染。严重的全身发黄，同时伴有恶心呕吐、食欲不振、全身乏力等症状。有的家长误以为宝宝得了肝炎。过量吃水果还容易影响其他食品的摄入：宝宝吃水果太多了，就不愿意吃饭了，肯定会影响其他营养的吸收。对于营养不良的宝宝来说加重了蛋白质摄入不足，对于肥胖的孩子来说，大量摄入高糖分水果进一步加重了肥胖，不利于减肥。

酸奶不能完全代替牛奶

有的孩子消化功能低下，可以自制酸奶给孩子吃，即在100毫升煮沸消毒过的冷牛奶中，加乳酸0.5~0.8毫升，或6毫升橘子汁，用滴管将酸慢慢加入，一边滴一边搅。这种酸奶较牛奶容易吸收。市售的酸奶是用乳酸菌加入鲜奶，使乳糖转化成乳酸，因此它的营养成分与牛奶不同，小儿不能用这种酸奶完全代替牛奶。另外还有许多乳制品饮料，不是全由牛奶制成，其中含有一定比例的水，营养素只相当于牛奶的1/3，这类饮品是饮料，虽然味道好，小儿喜欢喝，但不能用它当做奶喂孩子。

有利于宝宝长高的食物

宝宝体格生长不仅与遗传有关，还和科学的饮食有关。那么，哪些食品能帮助孩子增高呢?

(1) 牛奶，被称为“全能食品”对骨骼生长极为重要。

(2) 沙丁鱼，是“蛋白质”的宝库。如条件所限，可以吃鲫鱼，或鱼松。

(3) 菠菜是“维生素的宝库”。

(4) 胡萝卜，儿童每天吃100克胡萝卜，对身体很有益处。

(5) 柑橘，维生素A、维生素B、维生素C、钙和B族维生素的含量比苹果所含量还要多。

此外，能帮助孩子长高的食品还有小米、荞麦、鹌鹑蛋、毛豆、扁豆、蚕豆、南瓜子、核桃、芝麻、花生、油菜、青椒、韭菜、芹菜、番茄、草莓、柿子、葡萄、淡红小虾、黄鳝、动物肝脏、鸡肉、羊肉、海带、紫菜、蜂蜜等。

饮食妙招

(1) 红萝卜、白萝卜不要同煮或同拌

因胡萝卜中的抗坏血酸分解酶可将白萝卜中的维生素C氧化破坏。

(2) 焯蔬菜时要开水下锅

这样才能保持蔬菜中的维生素C的大部分含量。

(3) 慎重选择营养鸡蛋

高铁、高钙、高锌、高碘、高铬等含有不同矿物质的鸡蛋只适用于少部分人群，不可随意乱吃。如果过多地摄入矿物质，反而对身体有害。

(4) 鸡蛋不要与白糖同煮

可产生不被人体吸收的果糖基赖氨酸的结合物，并且会对人体产生

不良影响。

（5）饭前忌服维生素

空腹服维生素可迅速吸收入血，没有被人体利用就排出体外。应在饭后服用，让其缓慢吸收。

（6）牛奶和豆浆忌同煮

豆浆中的胰蛋白酶抑制因子须沸数分钟才能被破坏，否则会中毒；而长时间煮牛奶破坏其蛋白质和维生素。

让宝宝顺利地接受新食物

第 7 ~ 8 个月时，妈妈乳汁的质和量都已经开始下降，难以完全满足宝宝生长发育的需要，所以从种类丰富的辅食中摄取营养变得非常重要，设法让宝宝接受更多的新食物，可以令宝宝获得更加均衡的营养，爸爸妈妈不妨在新食物上花一点点心思，让宝宝更顺利地接受。

（1）一次只增加一种新食物。

（2）为宝宝烹调食物时，尽量做到色、香、味俱全，让新食物以吸引宝宝的形式出现，勾起宝宝的进食兴趣。

（3）把新食物和宝宝熟悉的或喜欢的食物搭配在一起喂宝宝。

（4）在宝宝饿的时候给宝宝添加新食物。

（5）以身作则，在饭桌上表现出对新食物的兴趣，让宝宝模仿和学习。

（6）让宝宝看看新食物是怎样制作出来的，可以指着新食物的制作过程告诉宝宝，这一步是在干什么，增强宝宝对新食物的好奇心。

宝宝不宜吃过咸的食物

食盐是宝宝生长发育必不可少的物质，也是辅食制作中常用的调味品。辅食中适当加点食盐，可使其味道鲜美，并能刺激味觉，促进食欲。由于宝宝肾功能尚未发育成熟，不能像成人那样浓缩尿液以排出大量溶质。如果吃的辅食太咸，会使血液中溶质含量增加，肾脏为排出过多的溶质，需汇集体内大量水分来增加尿量。这样不仅会加重肾脏负担，还会导致身体缺水，甚至造成严重后果。

一日饮食示范

7～9 个月的宝宝一日饮食示范：

6:00　母乳或配方奶 200～220 毫升，馒头片（面包片）15～25 克。

9:30　磨牙饼干 15～20 克，母乳或配方奶 120 毫升。

12:00　肝泥粥 40～60 克，鸡蛋羹 20 克。

15:00　面包 15～20 克，母乳或配方奶 120～150 毫升。

18:30　番茄鸡蛋面 60～80 克，水果泥 20 克

21:00　母乳或配方奶 200～220 毫升。

每天 1 次给宝宝喂食适量鱼肝油，并保证饮用适量白开水。

第三节　宝宝呵护要点

不要随便服用泻药

大便干燥的孩子平时多饮温开水，多吃蔬菜和水果。另外，要训练孩子养成定时排便的习惯。

如果孩子已经两天没有大便，而且很不舒服、哭闹、烦躁，家长可以用肥皂条或“开塞露”塞入小儿肛门，塞药时让小儿向左侧躺着，左腿伸直，右腿弯曲，药物挤入肛门之后，不要马上起来，稍过几分

钟，让药物充分作用，然后再去排便。但是，这些方法不要常用，不要养成靠药物排便的习惯。

另外，对较小的婴儿，除非医生允许，一般不要随便服用泻药。

不宜多用纸尿裤

很多妈妈或者因为懒得给宝宝换尿布，或者由于工作比较忙，往往选择给宝宝用纸尿裤，但是纸尿裤的缺点还真不少。

（1）对于宝宝的生长发育不好

长期使用纸尿裤，会造成宝宝腿畸形，再漂亮的宝宝走路那样也不好看了。

（2）浪费钱

便宜的纸尿裤根本不能用，一用就起尿布疹，而好的纸尿裤价格一般都比较贵。

（3）不利于养成良好的生活自理习惯

用纸尿裤后，家长会忽略对宝宝进行把便训练。

（4）伤害皮肤

纸尿裤不透气，穿时间长了会引起宝宝长尿布疹，对皮肤不好。

（5）不环保

纸尿裤不像尿布可以循环利用，纸尿裤均为一次性的，而且不可被微生物分解，若是宝宝一直用纸尿裤，那么，堆积如山的纸尿裤会在垃圾场一直待200 年之多！

为宝宝挑选合适的内衣

如何正确选购品质良好，又适合宝宝的内衣呢？妈妈在购买时可要运用多种感官，不妨学几招小窍门吧。摸：布料是否柔软，尤其是腋下、手腕等处，选择时不妨放在自己脸颊旁感觉一下，袖口、裤腰的松紧是否舒适。

给宝宝盖薄被

如果孩子在夜间睡着了之后总是踢被，家长应该注意不要给孩子盖得太多、太厚，特别是在孩子刚入睡时，更要少盖一点，等到夜里冷了再盖，稍微盖薄一些，孩子不会冻坏。盖得太厚，孩子感觉燥热，踢掉了被子，反而容易着凉感冒。

关爱斜视的宝宝

宝宝半岁前左右眼视线不一致，或者说一只眼睛有点“斜眼”时，并不能马上诊断为斜视。因为此时宝宝的眼肌发育不完善，还可能不具备两眼注视同一物体的能力。半岁以上的宝宝应该具备用双眼去感觉物体图像的能力，如果不能就是斜视。

当宝宝注视正前方物体时，两个眼球都应该在眼裂的正中位置，如果一个眼球偏向一侧（不论是向内还是向外），导致两眼不对称，都应判定为斜视。平时注意让宝宝双眼正视物体。

玩能让宝宝双眼追随玩具的游戏，上、下、左、右，由远及近、由近及远，不断地让宝宝眼球随着玩具的位置变换而移动。

宝宝房间禁止点蚊香、喷杀虫剂

蚊虫可传播痢疾、乙脑、肝炎等多种疾病，保持住所周围及宝宝室内的环境卫生，做好灭蚊防蚊工作很重要。蚊香的主要成分是杀虫剂，通常是除虫菊酯类，其毒性较小。但也有一些蚊香选用了有机氧农药、

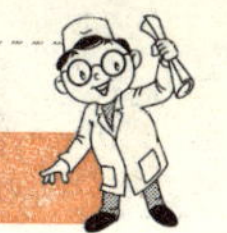

有机磷农药、氨基甲酸酯类农药等，这类蚊香虽然加大了驱蚊作用，但它的毒性相对就大得多，一般情况下宝宝的房间不宜用蚊香。电蚊香毒性较小，但由于婴幼儿的新陈代谢旺盛，皮肤的吸收能力也强，使用电蚊香对小儿身体健康有碍，最好也不要常用，如果一定要用，尽量放在通风好的地方，切忌长时间使用。宝宝房间绝对禁止喷洒杀虫剂。婴儿如吸入过量杀虫剂，会发生急性溶血反应性器官缺氧，严重者导致心力衰竭、脏器受损或转为再生障碍性贫血。

不宜给宝宝穿得太暖

孩子穿的衣服薄厚也应适宜。穿得太少，孩子的手、脚都发凉，容易生病；穿得太多，活动起来不方便，一动就会出汗，出汗之后，再一受风更容易着凉。俗话说："要想小儿安，三分饥和寒。"也就是说，要想让小儿平安不生病，只需要吃七分饱，穿七分暖就行了，若吃得过饱，穿得过暖，反而容易生病。

判断宝宝呼吸增快的方法

要判定宝宝呼吸是否增快，可以计数其1分钟内胸部或腹部呼吸的次数。在家庭里用普通的闹钟或手表计时即可。选择在宝宝安静或入睡后计数其呼吸次数。每分钟的呼吸次数叫做呼吸频率。小儿年龄不同，其呼吸频率也略有差别。判定3岁以下小儿呼吸增快的标准是：

0~2个月呼吸频率≥60次/分；3个月至1岁呼吸频率≥50次/分；

1~3岁呼吸频率≥40次/分。宝宝每分钟呼吸次数等于或超过上述标准，可稍等片刻再次测定，如计数结果与第一次一致，就可判定为呼吸增快。宝宝呼吸增快最常见的原因是肺炎。

宝宝趴睡好处多

宝宝到底是仰睡好还是趴睡好，向来没有个标准答案，但宝宝趴睡好处多多。通常，反对让宝宝趴着睡觉的主要原因是怕憋着宝宝，使宝宝发生窒息等危险，但只要父母看护方法得当，宝宝发育成长良好，这种情况是很难发生的，而趴睡的一些好处则是仰睡难以达到的。

（1）第一个好处

宝宝睡得踏实。众所周知，婴幼儿，尤其是半岁以内的小婴儿仰睡时常常因极小的声音而受到惊吓，因此大声啼哭，影响了睡眠，也影响了成长，特别是在白天，而趴睡就极少出现上述现象。

（2）第二个好处

避免宝宝蹬被子，保护宝宝的腹部，减少了疾病的发生。宝宝四五个月时就会蹬被子了，这时候如果仰睡，极易把被子蹬掉而使宝宝受凉生病，尤其是在寒冷的秋冬季节。宝宝趴睡则避免了上述问题，使宝宝安睡到天亮。

（3）第三个好处

锻炼了宝宝的臂力和心肺功能。宝宝趴睡时通常靠双臂的力量来改变头位，向左或是向右侧，这就在无形当中锻炼了宝宝的双臂支撑能力，同时也锻炼了宝宝的心肺功能，使宝宝成长得更快，更强壮。

（4）第四个好处

不怕宝宝睡觉时溢奶。半岁以内的小婴儿因为口腔和内脏器官发育不完善，差不多都溢过奶。如仰睡溢奶，溢出的奶极易就势流进宝宝的脖子皱褶里、耳朵里。如果大人发现不及时，就会形成褶烂或是中耳炎之类的问题，而趴睡则避免了上述问题。

（5）第五个好处

不会使宝宝睡偏头，以前常听老人们说孩子睡偏了头，这是因为仰睡时宝宝的头后部是一个受力点，而宝宝都喜欢偏向侧睡觉，所以难免会睡偏了头，从而影响了宝宝头部的美观。如果宝宝趴睡，受力点在脸侧而不是头部，因此头形会非常端正、漂亮，而且小脸上的肌肉也因此非常紧凑。宝宝趴睡的好处是显而易见的，但也并不是说宝宝只要趴睡而不仰睡，只要宝宝喜欢，爸爸妈妈可以针对宝宝的个性，趴睡仰睡交替进行，只要有利于宝宝的健康成长就行。无论哪种睡姿，父母都不要掉以轻心，只有严密监护，照顾好宝宝才是上策。

女宝宝乳房突出不是病

许多女婴出生后，在早期确实小乳房可以出现凸出，如蚕豆大小。这是由于胎儿期受母体孕激素和泌乳激素的影响所致，通常2~3周自行消退，是正常生理现象，最长持续3个月，但千万不能用手去挤，以免造成感染，这样并不会引起成年后乳头凹陷。但是，并非所有孩子都这样，所以不用过虑。

防止发生意外事故

意外事故发生得经过非常快，非常突然，往往来源于小小的疏忽，但完全可以避免。

（1）不要让婴儿一个人呆在洗澡盆里，一小会儿也不行，很浅的水就能把婴儿淹死。

（2）室内的门和柜子门不要用玻璃的。

（3）不要用桌布。

（4）将室内的电线架高，否则，一小会儿就能勒死孩子。

（5）抽屉和碗柜里不要放化学制剂、打火机。

（6）水壶里的开水1小时后仍能烫伤孩子。

（7）把电熨斗放在高处。

（8）外出时在汽车里给孩子扣上安全带。

监护好宝宝的呼吸

现代医学表明，呼吸是人体最重要的生命指标。人在婴幼儿阶段由于肺功能发育不完全而发生呼吸障碍或出现呼吸暂停的状况是经常的，有时虽未造成死亡等严重后果，但对婴幼儿的身体健康和智力发育有着不可忽视的影响。

人体摄取营养有两个渠道：一是通过呼吸，二是通过食物。通过呼吸系统摄取氧气，呼出二氧化碳；通过消化系统摄取食物的营养，二者缺一不可，前者尤为重要，因为呼吸时时刻刻不能停止。

经过科学研究及大量临床表明，新生儿，特别是早产儿，因其生理特点所致，呼吸暂停经常发生，在睡眠状态下的发生率为50%（婴幼儿的睡眠时间是成人的两倍多），暂停时间过长，又得不到及时救治，便会造成死亡；较短时间的呼吸停止，虽不至死亡或伤残，但人脑缺氧会造成部分脑细胞受损，甚至死亡，脑细胞是不可再生的，这样势必影响婴幼儿将来的智力发育。

据有关部门调查显示，“意外伤害”造成的死亡位居我国儿童死亡原因的首位，对于婴幼儿来说，呼吸暂停或窒息死亡是一个重要“杀手”。

（1）引起婴幼儿呼吸暂停或窒息的原因

新生儿生理特点所致。新生儿的呼吸系统还没有发育健全，出生前在母体内通过脐带供氧，出生后转为肺呼吸供氧，需要一个过程，宝宝在睡眠状态下呼吸，中枢神经缺氧及二氧化碳储留反应不敏感，因此呼吸暂停现象时有发生。

（2）异物堵塞呼吸道

为防止宝宝着凉，父母经常在睡眠时把宝宝捂得严严实实，稍不经意便会发生被角盖住口鼻，造成窒息。另外呛奶、吞入异物等也可堵住呼吸道。

（3）婴幼儿自身运动引发

婴幼儿天生喜欢趴着睡，这样的睡姿有利于头颅及四肢、心肺功能的发育，但又极易因脸部向下被睡枕堵住口鼻而发生危险。宝宝在出生几个月以后，便会本能地翻身，趴着睡觉，所以在睡眠下窒息、猝死的发生率较高。

（4）怎样防治婴幼儿在睡眠状态下发生窒息

因婴幼儿时期（0~3岁）生理条件所致，在睡眠状态下发生呼吸暂停很难避免，但只要及时发现，及时唤醒，把宝宝抱起或轻轻拍打后背，即可恢复正常，同样呛奶或异物堵塞呼吸道也需要及时发现、及时救治。

（5）怎样及时发现婴幼儿呼吸是否正常

传统的方法是眼观手试。观，即观察宝宝的脸是否发紫；试，即试宝宝的口鼻是否出气。但对于终日忙忙碌碌的当代父母来说，24小时始终看护宝宝也不太可能。在国外，许多妈妈都会随身携带一种类似醒示器之类的东西，随时了解宝宝的睡眠情况。目前，国内也有这样的产品问世，如一些多功能婴幼儿监护仪等。此类产品传感器采用高科技材料，通过先进的逻辑分析法及时准确地显示出婴幼儿睡眠时的呼吸状态、尿湿状况等，如有异常，监护仪便会主动报警并发出信号，通知佩戴在妈妈身上的无线报警接收器，同时鸣响报警，从而保证了婴幼儿的健康安全，也减轻了妈妈的负担。

第四节　宝宝健康咨询

小儿流鼻血的处理

宝宝鼻子入口处的鼻中隔有着发达的血管网，因某种原因破了就会出血。

一旦宝宝流鼻血就会反复发生：宝宝流鼻血时并没有感觉到什么痛苦，通常是突然就开始流。

家庭护理方法：①让宝宝取坐位，头稍前倾，尽量将血吐出，避免将血咽入胃中刺激胃。②用拇指、食指捏住宝宝双侧鼻翼，也可用干净的棉球、纱布填塞鼻孔止血，同时用凉毛巾敷额头及鼻部，也有利于血管收缩、止血。③让宝宝保持安静，避免哭闹，经过上述处理，一般多在数分钟内止住出血。如果十几分钟仍止不住血，则应送医院诊治。

荨麻疹的预防

荨麻疹也称“风疙瘩”，是小儿常见的疾病。它的病因很多，可能并发于细菌、病毒感染；也可能是肌体对某种食物如鱼、虾、蛋等过敏；还可能是对某种药物如青霉素、磺胺药过敏或是对花粉、灰尘过敏及被昆虫叮咬。少数患者有家族史，属于遗传性过敏体质。

小儿荨麻疹多发病急，最初为烦躁，皮肤瘙痒，很快出现淡红色风

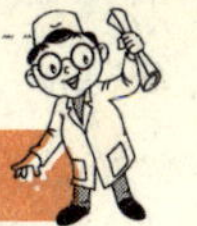

疹团，形态不规则，迅速增大增多，融合成片，短的十几分钟后自行消退，长的一两天自行消退，不留痕迹。追问病史，很多小儿在发病前几天曾有轻重不同的咳嗽、发热、流涕、吐泻、腹痛等症状。

小儿出现荨麻疹之后，应先找出原因，停服、停用引起过敏的药品和食物。同时服用抗组织胺药如扑尔敏，孩子痒得厉害可以涂炉甘石洗剂等药水，以防患儿搔抓皮肤。还可用其他办法分散患儿的注意力，不要让他总注意皮肤瘙痒。

治疗蛔虫性肠梗阻

由于各种因素刺激蛔虫，使蛔虫聚集成团，阻塞肠腔和发生肠扭转而造成的梗阻现象。最常见的原因是驱虫药物剂量不足，造成蛔虫骚动，使之聚集扭转成团。多为不全梗阻，可以自行缓解。

（1）患儿表现

1）阵发性哭闹不安。

2）呕吐，有时吐出蛔虫。

3）腹胀气，在腹部可摸到大小不等的包块，呈肠形块状，脐周围多见。用手按时高低不平，有轻度活动性，并常能摸到粗大的麻绳样索状物，严重时腹壁强直、拒按，压时明显疼痛。

4）时间长可排血便（肠坏死）。

（2）治疗方法

1）驱虫药治疗，如用塔糖、肠虫清、驱蛔灵等，或应用氧气驱虫。

2）腹胀、呕吐频繁用阿托品解痉。

3）脱水酸中毒时补液和应用碱性药。

4）有腹壁强直、压痛、排血便或用上述方法无效时应手术取出蛔虫，解除梗阻。

呼吸道感染需及时诊治

呼吸道包括鼻、咽、喉、气管、支气管、毛细支气管和肺。呼吸道的任何部位发生了感染，皆称为呼吸道感染。以咽喉部为界，发生在咽喉部以上的感染，可称为上呼吸道感染（感冒）；咽喉部以下的感染可称为下呼吸道感染，如支气管炎、肺炎。

宝宝呼吸道感染是十分常见的，可以有许多表现：

（1）流涕

可流清鼻涕或黏性的浓鼻涕，同时常有鼻子堵塞、张嘴呼吸、吃奶困难、哭闹不安等现象。

（2）发热

常伴有程度不同的发热。

（3）咽痛

小婴儿不会诉说咽痛，常表现为哭闹、拒食。

（4）咳嗽

上呼吸道感染不咳嗽，或偶有几声干咳。如果咳嗽剧烈，有时咳得不能安睡，咳后呕吐或咽部、胸部有痰喘声，则表明病情严重。可能是患了气管炎或肺炎。

（5）呼吸困难

多见于肺炎患儿。

（6）耳部并发症

如急性中耳炎。

（7）其他

少数患儿可因高热而出现“高热惊厥”（抽风）。还有患儿有轻度腹泻。

宝宝患了呼吸道感染。父母不可等闲视之，即便是上呼吸道感染

（俗称感冒），虽然大部分患儿都能自愈，但也存在着发展成肺炎的可能。肺炎通常是由上呼吸道感染发展而来的。如果得不到及时有效的治疗，对宝宝会有生命威胁。做父母的应记住，如果发现宝宝有下述表现（肺炎的征兆），应及时请医生检查：①呼吸急促（如小儿每分钟呼吸多于50次）。②胸廓的下部（双肋弓之间的区域）在吸气时下陷。③一喝水或吃奶就呛咳。

风寒感冒的护理

（1）患儿症状

小儿风寒感冒一般表现为怕冷、发热较轻、无汗；鼻塞、流清涕、喷嚏、咳嗽、痰白清稀；头痛、喉痒，观其舌苔可发现薄白等症状。

（2）家庭护理方法

1）妈妈最好用脱脂棉轻轻地给宝宝擤鼻涕，而不是纸巾，因为宝宝肌肤娇嫩，脱脂棉更适合宝宝娇嫩的肌肤。

2）给宝宝补充大量的温开水；熬生姜红糖葱白汤喂宝宝。

（3）治疗方法

中医治感冒所用的食疗配方包括生姜、红枣、肉桂、葱和蜂蜜等。其中，生姜可以驱散风寒，肉桂有抗菌作用；蜂蜜中含有多种生物活性物质，能激发人体的免疫功能，如果每日早晚2次冲服，能有效地治疗和预防感冒。

维生素A缺乏症的治疗

维生素A缺乏症是因体内缺少维生素A而引起的全身性疾病。常见的原因有摄入不够（长期吃淀粉类食物、脱脂乳等）、吸收障碍、需要量增加等。婴幼儿多见。

(1) 患儿表现

1) 夜盲眼(雀盲眼): 夜间或暗处看东西费力或看不到。

2) 结膜干燥: 眼泪少、经常眨眼、怕光、眼珠无光泽，在内眼角处可见到三角形灰白色泡膜样斑块和结膜干燥斑(毕脱斑)。

3) 角膜病变: 角膜失去光泽、水肿、坏死、软化及溃疡形成失明。

4) 毛发干脆、易脱落，指甲纹无光泽，皮肤干燥、脱屑、粗糙。

5) 反复发生呼吸道、泌尿道感染。

6) 发育慢，常有营养不良或其他维生素缺乏表现。

(2) 治疗办法

1) 口服鱼肝油或其他浓缩的维生素 A 制剂。

2) 眼部病变早期滴用 0.25% 浓度的氯霉素眼药水，如角膜软化合并溃疡可用消毒鱼肝油点眼及 0.1% 浓度的利福平、0.5% 浓度的卡那霉素眼药水，每 0.5~1 小时交替滴眼一次，并用 1% 浓度的阿托品扩瞳，以防虹膜粘连。

3) 中药羊肝明目丸口服。

(3) 护理要点

1) 加强营养，供给含维生素 A 丰富的食物。

2) 按时点眼药，各种眼睛护理动作都要轻巧，千万不要挤压眼球，重者用无菌湿纱布遮盖眼睛，以免强光刺激或继发感染。

3) 皮肤干裂处可涂无菌鱼肝油或豆油，保持清洁，避免擦伤和感染。

4) 用维生素 A 时要注意观察是否有中毒反应。

(4) 预防措施

1) 提倡母乳喂养，人工喂养儿要按时添加含维生素 A 丰富的辅食。

2) 多吃肝、蛋黄、胡萝卜、番茄、南瓜、绿叶蔬菜、香蕉等含维生素 A 多的食物。

3) 孕妇应多吃含维生素 A 多的食物。

4) 积极治疗慢性消耗性疾病。

宝宝肠绞痛的防治方法

（1）提倡母乳喂养，因为母乳喂养的宝宝较少出现肠绞痛。

（2）哺乳妈妈不要吃辣椒、葱、姜、蒜等刺激性食物；不喝含咖啡因的饮料；少吃豆类、奶制品和含糖多、易产气的食物；少吃牛奶、鸡蛋、鱼虾以及坚果等易引起过敏的食物。

（3）人工喂养的宝宝应选择适合的配方奶粉。

（4）宝宝不宜太快、太多、太饱地吃奶。

（5）人工喂养配方奶的温度不可太热或太凉。

（6）每次喂奶后都要竖起宝宝，轻拍其后背，促使胃里的气体排出。

（7）过敏体质的宝宝应尽量远离过敏源。

（8）避免宝宝的小肚子受凉。

宝宝营养不良的治疗

本病是由于蛋白质不足或热量不足，或是两者均不足所引起的一种慢性营养缺乏症。常见的原因有喂养不当（不按时添加辅食、长期偏食等）和疾病的影响（患有慢性消耗性疾病等）。3岁以下小儿多见。

（1）患儿表现

1）食欲低下、消瘦、体重不增甚至减轻。

2）皮下脂肪减少或消失，严重时捏起皮肤仅有一层皮，满脸皱纹像个小老头。

3）皮肤苍白、干燥、松弛、无弹性和缺少光泽。

4）肌肉发育不良、四肢软弱无力。

5）对周围环境反应差。

6）消化不好、呕吐、腹泻。

7）可有下肢、外生殖器、上肢、腹部、面部水肿。

8）可并发营养不良性贫血和各种维生素缺乏。

9）抵抗力差，易患感染性疾病。

（2）治疗办法

1）消除病因，恢复器官功能，提高食欲，促进消化。

2）补充营养，调整不合理的饮食结构。

及时诊断宝宝发热

当家长感到孩子不活泼、不爱玩或吃饭不香时，别忘了给他测测体温，看他是否发热了。

有的家长只用手摸摸孩子的前额，这是很不准确的。有时候孩子体温正常，摸着他的头也许感觉热。有时孩子低热，摸着感觉是正常的。还有的时候是家长的手太凉或太热，所以不能正确估计出孩子是否发热。最准确的方法是测量体温。

给孩子测量体温不能把体温计放在口里，因为他也许会把体温计弄破，割破口、舌或咽下水银，这是很危险的。给婴儿测体温只能从腋下或肛门测量。在量体温之前，先将体温计中的水银柱甩到35℃以下，然后把体温计夹在小儿腋下，体温表要紧贴小儿皮肤，不要隔着衣服。由家长扶着小儿的手臂约3～5分钟，取出观察体温表上的度数。小儿的正常体温是36～37℃（腋下）。

如果孩子发热，应让他卧床休息，多喝开水，体温太高可以物理降温，如酒精擦浴、冷毛巾湿敷、头枕冷水袋等，也可服退热药片。

家长还要观察一下孩子其他的症状，如是否呕吐、腹泻、咳嗽、气喘等，以便带他去医院看病时给医生详细地介绍，协助医生作出正确的诊断。看病之后，就要按医嘱吃药，只要没有出现特殊情况，就不要接连不断地再去医院。

急性白血病的治疗

本病是小儿造血系统的恶性疾病，占小儿恶性肿瘤的第一位。血细胞增生浸润到各组织、器官，引起系列损害。发生原因不明，2~5岁小儿最多见。

（1）患儿表现

1）面色苍白、精神不振、乏力、食欲减退。

2）不规则发热。

3）活动后气促。

4）皮肤黏膜苍白，越来越重，出现紫斑、淤斑，呕血、排黑便或新鲜血便、血尿，鼻或牙龈出血。

5）肝、脾、淋巴结肿大。

6）四肢长骨和关节疼痛，胸骨压痛明显。

7）严重时出现脑膜白血病表现。

8）血液检查：白细胞大都明显增多，有大量幼稚白细胞，红细胞和血红蛋白下降，血小板减少。约有1/3病儿白细胞总数在5000个/立方毫米以下。

9）骨髓检查可确诊。

（2）治疗方法

化学药物治疗（化疗），如应用长春新碱、环磷酰胺、6－巯基嘌呤以及泼尼松等。鞘内注射（通过腰椎穿刺）化疗药物，预防中枢神经系统白血病。中药扶正治疗。输血，止血等对症疗法，防治感染。

缺锌的防治

本病是指体内微量元素锌不足，不能满足肌体的生理需要而导致生长发育障碍、贫血、性成熟障碍等一系列异常表现。锌是多种酶的组成部分，可以促进核酸代谢、蛋白质合成。

（1）患儿表现

1）食欲低下，吃东西不香，严重者厌食，或有特殊的异食癖，如爱吃土块、煤渣等。

2）生长发育落后，身材矮小。

3）性成熟障碍。

4）面色苍白，头发黄、缺少光泽。

5）四肢肢端皮肤出现红斑、溃疡、大包及水疱。

6）腹部不适、腹泻等。

7）地图舌样改变。

8）血锌低于正常，头发含锌量低于正常。

（2）治疗办法

确诊后在医生指导下口服硫酸锌糖浆、硫酸锌或葡萄糖酸锌冲剂。

增强宝宝体质的方法

7 个月前，宝宝可能很少得病，但进入 7 个月后，宝宝时常会受到感冒、发热等症状的干扰，为什么宝宝身体比以前强壮了，反而容易患病了呢？

（1）宝宝体内来自妈妈的抗体减少

哺乳喂养的宝宝体内有来自母体的抗体，能抗感染，可防止麻疹等多种感染性疾病的发生，母乳中所含的铁等营养物质还可预防贫血等营养性疾病。

一般来说，从 7 个月开始，宝宝体内来自于母体的抗体水平逐渐下降，而宝宝自身合成抗体的能力又很差，因此，宝宝抵抗感染性疾病的能力逐渐下降，容易患各种感染性疾病，如各种传染病以及呼吸道和消化道的其他感染性疾病，尤其常见的是感冒、发热。

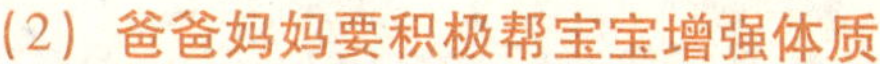

（2）爸爸妈妈要积极帮宝宝增强体质

这个阶段，为了提高抵抗疾病的能力，爸爸妈妈要积极采取措施，增强宝宝的体质，主要应做好以下几点：

1）按期进行预防接种，这是预防宝宝传染病的有效措施。

2）保证宝宝营养，各种营养素如蛋白质、铁、维生素D等都是宝宝生长发育所必需的，而蛋白质更是合成各种抗病物质如抗体的原料，原料不足则抗病物质的合成就减少，宝宝对感染性疾病的抵抗力就差。

3）保证充足的睡眠，睡眠也是增强体质的重要方面。

4）进行体格锻炼，锻炼是增强体质的重要方法，可帮宝宝运动一下手脚，做做操，或做一些简单的全身运动，多到户外活动，多晒太阳和多呼吸新鲜空气。

再生障碍性贫血的防治

本病是骨髓造血功能衰竭所导致的一种全血减少综合征。原因不明，可能与接触放射性物质和毒物，服用氯霉素、某些解热镇痛药（保泰松、安乃近）及传染性肝炎等因素有关。

（1）患儿表现

1）鼻出血，牙龈出血，可见皮下淤点、淤斑等。

2）面色苍白，疲倦无力。

3）可有便血，尿血（病情加重时）。

4）肝、脾、淋巴结不大。

5）血中红细胞、白细胞、血小板、网织红细胞均减少。

6）骨髓检查：造血细胞稀少，呈一片荒凉的骨髓象。

（2）治疗办法

1）查明病因，加以清除。

2）严重贫血者输全血或浓缩红细胞，并用止血药物、浓缩血小板制剂、激素等。

3）刺激骨髓造血机能，用大力补或康力龙、丙酸睾丸酮等药物。

4）免疫抑制剂治疗。

5）骨髓移植、脾切除。

6）合并感染时要用抗生素。

（3）护理要点

1）卧床休息。

2）给予高蛋白、高维生素、易消化饮食，有出血倾向时给予无渣半流食。

3）饭后漱口，保持口腔卫生。

4）鼻出血时可用明胶海绵填塞。

5）经常擦澡、勤换内衣，保持皮肤清洁。保持病室清洁，白细胞降低明显（<500 个/立方毫米）者要严格隔离，以防感染。发热要物理降温，如酒精擦浴、冰枕等，禁用退热药。

（4）预防措施

慎用解热镇痛药，特别是安乃近、保泰松、氨基比林等药物。应用氯霉素时要定期复查血象，如果白细胞下降，应减量或停药。避免放射损伤，预防传染性肝炎。

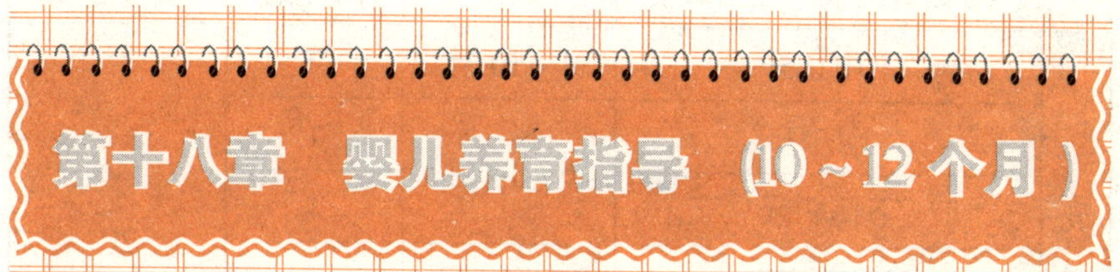

第十八章　婴儿养育指导（10~12个月）

第一节　宝宝发育参考

身体发育

10~12个月的宝宝身体发育情况

体重	男婴约9.8千克	女婴约9.3千克
身长	男婴约75.5厘米	女婴约74厘米
坐高	男婴约47.8厘米	女婴约46.7厘米
头围	男婴约46.3厘米	女婴约45.3厘米
胸围	男婴约46.37厘米	女婴约45.3厘米

牙齿按照公式计算，应出5~7颗牙齿，当然也有些孩子刚刚开始出牙，但乳牙萌出最晚不应该超过1周岁。

小儿正常出牙顺序是这样的，先出下面的一对正中切牙，再出上面的正中切牙，然后是上面的紧贴中切齿的侧切牙，而后是下面的侧切牙。小儿到1岁时一般能出这8颗乳牙。1岁之后，再出下面的一对第一乳磨牙，紧接着是上面的一对第一乳磨牙，而后出下面的侧切牙与第一乳磨牙之间的尖牙，再出上面的尖牙，最后是下面的一对第二乳磨牙和上面的一对第二乳磨牙，共20颗乳牙，全部出齐一般在2.0~2.5岁。

牙齿萌出的时间和顺序

<table>
<tr><th colspan="2">牙种类</th><th>年龄</th><th>出牙数</th><th>出牙总数</th></tr>
<tr><td rowspan="6">乳牙</td><td>下中切牙</td><td>4～10 月</td><td>2</td><td rowspan="6">20</td></tr>
<tr><td>上切牙</td><td rowspan="2">6～14 月</td><td>4</td></tr>
<tr><td>下侧切牙</td><td>2</td></tr>
<tr><td>第一乳磨牙</td><td>10～17 月</td><td>4</td></tr>
<tr><td>尖牙</td><td>16～24 月</td><td>4</td></tr>
<tr><td>第二乳磨牙</td><td>20～30 月</td><td>4</td></tr>
<tr><td rowspan="6">恒牙</td><td>第一磨牙（6 岁磨牙）</td><td>6～7 岁</td><td>4</td><td rowspan="6">32</td></tr>
<tr><td>切牙</td><td>6～9 岁</td><td>8</td></tr>
<tr><td>双尖牙</td><td>9～13 岁</td><td>8</td></tr>
<tr><td>尖牙</td><td>9～14 岁</td><td>4</td></tr>
<tr><td>第二磨牙（12 岁磨牙）</td><td>12～15 岁</td><td>4</td></tr>
<tr><td>第三磨牙（智齿）</td><td>17～30 岁</td><td>4</td></tr>
</table>

如果小儿出牙过晚或出牙顺序颠倒，可能会是佝偻病的一种表现。严重感染或甲状腺功能低下时也会出牙迟缓。

动作发育

坐着时能自由地向左右转动身体，能独立站立，扶着一只手能走，推着小车向前走。能用手捏起扣子、花生米等小东西，并会试探地往瓶子里装，能从杯子里拿出东西，然后再放回去。双手摆弄玩具很灵活。

会模仿成人擦鼻涕、用梳子往自己头上梳等动作，会打开瓶盖，剥开糖纸，不熟练地用杯子喝水。

语言发育

11个月的孩子喜欢嘟嘟叽叽地说话，听上去像在交谈，喜欢模仿动物的叫声，如小狗“汪汪”、小猫“喵喵”等，并能把语言和表情结合起来，不想要的东西，会一边摇头一边说“不”。

心理发育

11个多月的宝宝喜欢和爸爸妈妈依恋在一起玩游戏、看书画，听大人给他讲故事。喜欢玩藏东西的游戏。喜欢认真仔细地摆弄玩具和观赏实物，边玩边咿咿呀呀地说着什么。有时发出的音节让人莫名其妙。这个时期的孩子喜欢的活动很多，除了学翻书、讲图书外，还喜欢玩搭积木、滚皮球，还会用棍子够玩具。如果听到喜欢的歌谣就会做出相应的动作来。

睡眠

11个月的小儿每天需睡眠12～16个小时，白天要睡2次，每次睡1.5～2个小时。有规律地安排孩子睡和醒的时间，这是保证良好睡眠的基本方法。所以，必须让孩子按时睡觉，按时起床。睡前不要让孩子吃得过饱，不要玩得太兴奋；睡觉时不要蒙头睡，也不要抱着摇晃着入睡，要给孩子养成良好的自然入睡的习惯。

排便

每天尿量为10次，每次约60毫升，大便的次数比小便次数少得多，1岁以内1～4次，吃母乳的婴儿次数可更多些。1岁断奶吃饭后，大便只有一两次，这时家长更应重视排便的调教，使宝宝养成良好的排便习惯。

第二节　宝宝喂养提示

几种营养果汁的做法

(1) 胡萝卜苹果汁

胡萝卜50克，苹果1个，柠檬2片，砂糖适量，凉开水100毫升。①原料洗净切碎，榨汁，挤入柠檬汁，搅拌均匀。②将果汁加砂糖，凉开水调匀。

(2) 草莓果菜汁

草莓10个，卷心菜1/6个，胡萝卜1/3个，苹果1/2个，白糖50克，凉开水100毫升。①将胡萝卜洗净，切碎，榨汁。②将草莓、卷心菜、苹果洗净，切碎，榨汁。③将果汁混合，加入糖、凉开水。

(3) 黄瓜汁

黄瓜3条，白糖适量。将黄瓜洗净切碎，榨汁，加白糖。

(4) 菠萝汁

菠萝200克，白糖50克，凉开水250毫升。菠萝去皮，榨汁，加白糖，凉开水调匀。

(5) 葡萄汁

鲜葡萄1000克，白糖100克，凉开水500毫升。①葡萄洗净，去皮，榨汁。②葡萄汁中加水，白糖混匀。

(6) 荸荠汁

鲜荸荠500克，冰糖250克，水1000毫升。①荸荠洗净去皮，切碎，榨汁。②将冰糖溶化，加入荸荠汁，再放凉开水中调匀。

(7) 三鲜汁

鸭梨250克，荸荠250克，鲜藕250克。①原料洗净收拾好。②分别切碎用榨汁机榨汁。③将白糖加入到果汁中。

宝宝小食品的做法

(1) 疙瘩汤

把1/4个鸡蛋和少量水放入一大匙面粉之中，用筷子搅拌成小疙瘩，把切碎的葱头、胡萝卜、圆白菜各2小匙放入肉汤内煮软后，再把面疙瘩一点一点放入肉汤中煮，煮熟之后放少许酱油。

(2) 蒸鱼饼

把1/2条鱼去皮和骨、刺后，研碎；与豆腐泥混合均匀做成小饼，放蒸锅内蒸，把鱼汤煮开后加少许作料，最后把蒸过的鱼饼放入鱼汤内煮熟。

(3) 虾豆腐

小虾2只，豆腐1/10块，嫩豌豆苗2～3根煮后切碎，放入锅内，加切碎的生香菇1/4，加海味汤煮，加白糖和酱油各1小匙，熟时薄薄地勾一点芡。

及时给宝宝补充水分

除空气以外，人的生命首先依靠水来维持。水分对小儿更为重要，以体重每千克计算，小儿需水较成人相对为多。

水有构成全身组织的作用。人体每个细胞都含有水分，缺少了就要脱水，表现为口渴、眼窝凹陷、皮肤干燥，甚至休克。另外，水有帮助食物消化、吸收作用。并且有帮助人体各系统吸收和运输营养素及排泄废物及有害物质的作用。

家长往往注重供给小儿营养食品，如牛奶、蛋糕、巧克力、糖果之类，而不注意供给水分。小儿如果哭闹，实际上是口渴而不是饥饿，这点务必请家长们注意。当小儿发热、腹泻，失水多，这时更要注意补充水分，依靠水的作用来降低体温，补充液体，排泄有毒物质，缩短病程，加快恢复健康。

总之，不论小儿在正常情况下或是在患病期间，都要有足够的水分供给。水是小儿一种重要的营养素。

应对难喂的宝宝

（1）宝宝不爱吃蛋黄，把妈妈好不容易喂进去的一点，也全都吐出来，以后再喂不是把头转开，就是把嘴抿住，让妈妈心里非常着急。

方法：宝宝可能是不喜欢蛋黄的口味，因为他吃惯了妈妈的乳汁，乳汁的味道稍稍有点甜味，而蛋黄的味道和乳汁却差得很远。喂蛋黄或是其他让宝宝不喜欢的食物之前，都可先放在盘子里一点，让宝宝看看、闻闻、摸摸，也可以玩玩，然后用小勺沾上点点食物，把勺放在宝宝嘴边，在宝宝张嘴时让宝宝用舌头舔一舔。这样做主要是让宝宝适应，等宝宝对食物逐渐熟悉并产生好感时便会接受，这时再增加食物的量，若在宝宝饥饿时采取这种做法效果会更佳。

（2）一用勺喂添加的食物，宝宝就一口都不肯吃，即使喂到嘴里也用舌头顶出来，让妈妈真无奈。

方法：妈妈不要由于无奈而焦急，宝宝在此之前只是吃奶，已经习惯了用吮吸奶水就流进嘴里的吸吮进食方法，对于用硬邦邦的勺喂食感到很别扭，也不习惯用舌头接住成团的食物再往喉咙里咽，宝宝难免要拒绝。妈妈可在喂之前或在吃饭的时候，先用小勺喂些汤水，让宝宝对勺熟悉起来，宝宝就不会因对勺太陌生而排斥，待感到习惯时便会觉得勺里的食物是好吃的，从而接受用勺喂食，只有学会用勺吃东西，宝宝才能吃到更多的营养丰富味道好的食物。

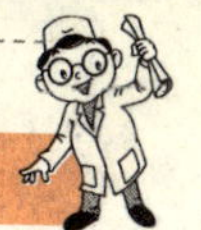

不宜让宝宝吃的食品

（1）刺激性太强的食物，如姜、咖喱粉及香料较多的食品。

（2）饮料、浓茶、咖啡等。因浓茶和咖啡中所含的茶碱、咖啡因等能使神经兴奋，会影响婴儿神经系统的正常发育。

（3）不易消化的食物。糯米制品、油炸食品、花生米、瓜子、炒豆、水泡饭、肥肉等不宜消化的食品，最好不要给宝宝吃。

（4）太咸的食物。腌肉、酱油煮的鱼、虾和咸菜等太咸的食物，不宜给婴儿吃。

给宝宝多吃粗粮

粗粮中含有丰富的矿物质（如铁、锰、铜、铬、钙、磷、硒等）、纤维素、各种维生素和具有特殊结构的有机化合物（如芳香物质、氨基酸等）。

多吃粗粮能促进孩子的食欲，增强孩子的消化吸收能力。

常见的粗粮有玉米、高粱、小米、红薯、豇豆、土豆、黄豆等。

为宝宝烹调食物的方法

（1）在菜肴原料选择上，宜选择新鲜、易煮烂、易咀嚼的食物，如多选新鲜绿叶菜，少选笋类，多选豆制品，选择肉多刺少的鱼。

（2）食物做到先洗后切。蔬菜先清洗后再浸泡半小时到1小时左右；鱼、肉、虾应清洗干净；1岁左右小儿的菜肴还应切得稍微小一点、细一点，能拿在手上吃。水产品、肉类须去骨、去刺。

（3）烹调的方法多采用炒、煮、蒸、焖、煨等，而尽量不用或少用油煎、油炸、烧烤等方法。蔬菜一般用急火快炒；肉类可先用蛋清、淀粉上浆后炒用，也可炖汤；鱼类以清蒸或炖汤为佳。

（4）讲究各种菜肴的搭配，注意色、香、味、形，刺激孩子的食欲。食物的品种应经常变换。

(5) 膳食要考虑季节特点。春季孩子生长快速，多吃些含钙丰富、蛋白质丰富的食物，如牛奶、虾米、肉骨头炖黄豆汤等，促进婴幼儿骨骼生长；夏季天气炎热，出汗量多，应多吃一些清爽的瓜果类食品，如冬瓜、番茄等；秋季天气干燥，可多吃些滋阴润燥的食物，如藕、芋艿、山药等；冬季气候寒冷，需要的热量增加，多吃富含热量高蛋白的食品，如羊肉、番薯、红枣、核桃等。

宜吃含蛋白质多的食物

蛋白质是构成人体组织、器官的重要物质。身体有各种组织，如肌肉、骨骼、皮肤、神经、血液等都含有蛋白质。而体内一些具有生理活性的物质，如各种酶类、激素、抗体等，也都由蛋白质构成，因此可以讲，没有蛋白质就没有生命。

婴儿时期是一生当中生长最快的时期，一般出生时体重 3 千克左右，1 岁则达到出生时的 3 倍。机体增长的迅速，那就必须有物质基础，在这个时期给孩子吃些含有蛋白质多的食物是非常必要的。

在诸多食物当中，奶类是含蛋白质丰富的食物。母乳中的蛋白质又容易消化吸收，所以要大力提倡母乳喂养。母乳喂养的婴儿，平均每天每千克体重需要 2 克蛋白质；吃牛奶的婴儿每天每千克体重需要 3 ~ 4 克蛋白质。成人每天每千克体重约需要 1.4 克蛋白质，比婴儿需要的少。为了保证小儿生长发育迅速的生理需要，尽量让孩子多吃些含蛋白质丰富的食物。

训练宝宝吃“硬”食

吃惯了流质的婴儿，虽长了几颗牙齿，也像是有了些咀嚼能力，但要吃“硬”食（固体食物），还应有个实习的过程。让初为人母忐忑不

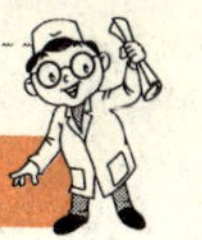

安的是，什么时候才能让宝宝去学吃“硬”东西。因为人们担心，早了，怕不消化，或堵住嗓子眼儿发生意外；迟了，又担心不能摄入足够的营养，影响发育。

因此，可以先给宝宝喂些他易握住的固体食物，如土豆泥、小面花卷、面食以及切片的水煮蛋、鱼片等。香蕉和萝卜泥也非常适宜。

长牙是宝宝发育成长的一个重要阶段，咀嚼“硬”食是一个必须学习的技巧。

宝宝宜适当吃些猪肝

猪肝除了含有较丰富的蛋白质外，还含有较多的铁质和维生素A、维生素B_2、尼克酸等，经常食用可以预防缺铁性贫血、干眼病、口角炎、地图舌等。但是由于猪肝有些腥味，婴儿不喜欢吃。这就需要家长在烹调方法上下点工夫，把腥味去除掉。

做婴儿吃的猪肝泥有两种方法：一是将生猪肝横剖开，或剥去外皮，用刀刮下如酱样的猪肝泥；二是先把猪肝煮熟后，再剁成细碎泥状，然后加葱、姜、黄酒等用油炒匀，同时去腥味，烧好后加些味精提鲜。如果孩子还是不肯吃，可用7份猪肝泥和3份肉末一块炒，也有利于去掉猪肝腥味。对于幼儿来说，最好每周能吃上1～2次猪肝，能预防营养缺乏病。

及时发现宝宝营养不良

宝宝的营养状况不好时，往往会出现种种信号，爸爸妈妈若能及时发现这些信号，并采取相应措施，可将营养不良扼制在萌芽状态，以下信号要特别留心：

（1）宝宝郁郁寡欢、反应迟钝、表情麻木

信号意思：提示宝宝体内缺乏蛋白质与铁质。

处理措施：应多给宝宝吃一点水产品、肉类、奶制品、畜禽血、蛋黄等高铁、高蛋白质的食品。

(2) 宝宝惊恐不安、失眠健忘

信号意思：表明体内B族维生素不足。

处理措施：补充一些豆类、动物肝、核桃仁、土豆等B族维生素丰富的食品。

(3) 宝宝情绪多变、爱发脾气

信号意思：多与吃甜食过多有关，医学上称为“嗜糖性精神烦躁症”。

处理措施：除了减少甜食外，多安排点富含B族维生素的食物也是必要的，如芦笋、杏仁、瘦肉、蛋、鸡肉等。

(4) 宝宝固执、胆小怕事

信号意思：多表示B族维生素、维生素A、维生素B、维生素C及钙质摄取不足。

处理措施：多吃一些动物肝、鱼、虾、奶类、蔬菜、水果等食物。

(5) 不爱交往、行为孤僻、动作笨拙

信号意思：多提示体内维生素C缺乏。

处理措施：在食物中添加富含此类维生素的食物，如番茄、橘子、苹果、白菜、莴苣等，这些食物所含丰富的酸类和维生素，可增强神经的信息传递功能，缓解或消除上述症状。

(6) 夜间磨牙、手脚抽动、易惊醒

信号意思：是缺乏钙质的信号。

处理措施：应及时增加绿色蔬菜、奶制品、鱼肉松、虾皮等。

(7) 喜欢吃纸屑、泥土等异物

信号意思：多提示缺乏锌、铁、锰等微量元素，这种行为常称为“异食癖”。

处理措施：海带、黑木耳、蘑菇等含锌较多，禽肉及海产品中锌、锰含量高，可多给宝宝吃。

（8）宝宝肥胖

信号意思：部分婴儿肥胖属于营养过剩，另外一部分胖宝宝则是起因于营养不良，因为挑食、偏食等造成某些微量营养素摄入不足，导致体内的脂肪不能正常代谢，积存于腹部与皮下。

处理措施：除了减少高脂肪食物（如肉类）的摄取外，还应增加食物品种，做到粗粮、细粮、荤素之间的合理搭配。

妈妈宜使用的辅食制作、喂食工具

（1）研磨器具类

这类器具可以为处于断奶期的宝宝制作果汁、菜泥、肉末等辅食。由具备不同功能的部件组成。其构造有点类似家用的食物处理机。选择研磨器时要注意其各部件的拆卸、组合是否简单易行，是否易于清洗。如果习惯使用微波炉加热辅食，则应选用可以放在微波炉中的研磨器。还由于不同月龄的宝宝要求的辅食颗粒大小不同，手动的研磨器比电动研磨器更好掌握研磨程度。

（2）喂食器具类

除了叉匙外，还有专门为妈妈设计的喂食奶瓶也十分实用，它们的共同特点是——奶瓶上的奶嘴变形为一柄小匙，瓶中的果汁或米糊直接流到匙中。妈妈可以一手抱宝宝，一手喂食，宝宝在备感新鲜有趣的同时会渐渐习惯这种大孩子的进食方法。

让宝宝爱上吃蔬菜

1岁左右的宝宝对食物开始流露出明显的好恶倾向，有的宝宝开始不爱吃蔬菜，但蔬菜吃得过少会使宝宝因为维生素摄入不足而营养不良，还会使宝宝偏爱肉食长大后更不容易接受蔬菜。让宝宝接受蔬菜，爸爸妈妈可以这样做：

(1) 言传身教，为宝宝做个好榜样

平时在餐桌上应多吃蔬菜，并表现出很好吃的样子，不在宝宝面前议论自己不爱吃什么菜，什么菜不好吃之类的话题，以免宝宝被误导。

(2) 多改变蔬菜的烹调方法

多注意菜的色、香、味、形的搭配，转移宝宝的注意力，增进他的食欲，要注意给宝宝做的菜应该比为大人做的菜切得细一些、碎一些，便于宝宝咀嚼。

如果宝宝对蔬菜特别敏感，换了形式作用还不大，可以将蔬菜做成宝宝不知不觉能接受的形式，如把蔬菜做成馅，包在包子、饺子或小馅饼里给宝宝吃；不喜欢吃整块胡萝卜的话可以将胡萝卜榨汁，跟其他的果汁一起喝，或者以配菜形式出现在肉类中。

(3) 使用替代法

如果宝宝只对个别几样蔬菜不肯接受，不必太勉强，可用其他营养功效相近的蔬菜来代替，如不吃大白菜可用卷心菜来替代，过一段时间宝宝也许会自己改变，千万不要采取强硬手段。

第三节　宝宝呵护要点

1 岁前的宝宝宜喝的饮品

由于婴幼儿胃肠功能弱，身体抵抗力差，因此，在选择饮品上，既要注意营养，又要注意卫生和容易消化。

对于完全以母乳喂养的幼儿，在6个月以前，一般不需要增加什么饮品；但对于喝牛奶及奶粉的孩子，以及4~6个月以后添加了辅食的孩子，则要适当增加饮品，以满足身体的需要。那么，喝什么饮品好呢?

（1）豆浆

能提供一定量的植物蛋白，增加钙的补充。

（2）果汁及蔬菜

果汁可给孩子提供一定量的维生素和矿物质。

（3）白开水

白开水的味道柔和，对胃肠无不良影响，小儿可常饮。

以上饮品，可供小儿们选择，但无论什么饮料，在饮用前皆要加热煮沸，尤其是豆浆，煮的时间要长一些。此外，饮品不宜浓，以免对胃肠产生不良刺激。由于婴儿味觉器官未发育完全，味道柔和些并不妨碍他们饮用。

宝宝没必要使用枕头

（1）传统旧观点

宝宝需要枕头，而且枕头要硬一些，因为睡硬一些的枕头可以使头骨长得结实，脑袋的外形长得好看。

（2）现代新观点

宝宝头大，几乎与肩同宽侧卧时头与身体也在同一平面。因此，没有必要使用枕头。

宝宝不宜看电视

婴儿的视力是一个发育的过程，电视机必须放在一定距离看，小婴儿还看不清。另外电视图像不清晰，有颤动，孩子也不懂，还不如让他看人或看画片。让婴儿看电视会使孩子眼睛疲劳，视力降低，最好不看。如果要看，只能看几分钟。

让宝宝练习捧杯喝水

让宝宝练习自己端杯喝水，渐渐减少洒漏。在有两个手柄的杯中倒进10~20毫升的温开水，让宝宝双手扶手柄捧杯喝水。开始时大人可帮助托住杯底，宝宝拿稳后可以放手在旁边等候，待杯中的水喝完后再加水。每次只加20~30毫升，防止加水太多会洒出来。冬季可先给宝宝戴上围嘴再喝水。宝宝熟练地用杯喝水之后，白天可以练习用杯喝奶，为最后不使用奶瓶做准备。

合理安排宝宝睡觉

（1）传统旧观点

宝宝应当和父母同床睡，夜间方便照料。

（2）现代新观点

现代生活压力太大，年轻父母睡得太沉，容易忽略宝宝的存在而造成宝宝窒息，所以应该让宝宝独立睡在宝宝床内。

训练宝宝定时坐便盆

9个月的宝宝已经能单独稳坐，因此从9个月开始，可根据宝宝大便的习惯，训练他定时坐便盆大便。大人应在旁边扶持，并发出“嗯－嗯”的声音，帮助宝宝排便。便盆周围要注意清洁，每次必须洗净；冬天注意便盆不宜太凉，以免刺激宝宝，抑制大小便排出；也不要把便盆放在黑暗偏僻的角落里，以免宝宝因害怕、不安而拒绝坐便盆。此外，要注意别给宝宝养成在便盆上喂食和玩耍的不良习惯，对宝宝不好的行为要明确地表示禁止，好的行为要加以鼓励。

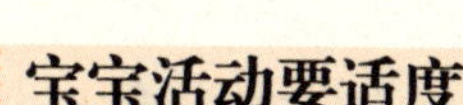

宝宝活动要适度

好动的宝宝，只要不是睡觉，几乎无一刻安静，持久而不知疲倦。有些父母喜欢扶着尚不会走路的宝宝长时间地练习行走，并认为这种“锻炼”对宝宝身体和动作发展有好处。

宝宝过度活动不但不能达到锻炼的目的，反而对身体有害。宝宝关节发育不全，关节软骨较软，过度活动很容易造成关节面及关节韧带的损伤，从而形成创伤性关节炎。

宝宝身体发育较快，对营养的需求大，过度活动会消耗大量的营养，有可能造成营养不良。

过度活动的宝宝身高较矮，这可能与生长激素分泌较少有关。因为生长素在安静状态下，尤其是夜间分泌较多。但另一方面，活动过少的宝宝身高也较矮，因此活动要适度才好。

不要常抱宝宝在路边玩

我们提倡孩子多到户外玩，多晒太阳，但不赞成常抱孩子在路边玩。

马路上车多人多，孩子爱看，大人也爱看。家长们认为，只要把孩子看好，不碰着孩子，在路边玩耍很省事。其实，马路两边是污染最严重的地方，对孩子对大人都极有害。

汽车在路上跑，汽车排放的废气中含有大量一氧化碳、碳氢化物等有害物质，马路上空气中含汽车尾气是最高的、污染是最严重的。

马路上各种汽车鸣笛声、刹车声、发动机声等，造成噪声污染，影响孩子的听力。

马路上的扬尘，含有各种有害物质和病菌、微生物，损害孩子的健康。

带孩子玩耍，要到公园、郊外空气新鲜的地方去。

宝宝磕伤头后的应对措施

宝宝学爬、学走时，不能很好地控制自己的身体，往往会发生从床上摔到地下，或被东西绊倒而磕碰小脑袋的事故。宝宝头部着地，有时仅仅是外部伤痛，短期内即可恢复；有时可能会造成头颅出血，父母应及时作出判断，以免延误治疗。

（1）若宝宝磕碰脑袋后，立即大声啼哭，但精神状态良好，则问题不大。磕碰的头部可能会起大包。这是头骨外部血管受伤引起出血所致，会自然痊愈。磕碰后24小时内必须注意观察，暂不要洗澡。

（2）倘若宝宝头部磕碰后面色发青，家长应注意密切观察。若逐渐恢复，则不必太担心。若宝宝晚上磕碰头部后入睡，父母应在夜里多次叫醒宝宝，宝宝醒后啼哭，说明神志清醒。第二天早晨宝宝起床后精神饱满，能玩，就算是好了。

（3）如果宝宝磕碰后有痉挛现象，则可能是有头颅出血，应立即送医院就诊。

（4）如果磕碰后有呕吐、失神、左右瞳孔大小不等、手脚麻痹不能动弹或昏睡不醒等异常，应马上与医生联系。

（5）如果宝宝头部碰撞后没有哭声，没有反应，则表明情况危急，应立即呼叫救护车送往医院。

（6）有的宝宝跌落后，头部可能会蹭破出血，这时家长通常会只注意头部，而忘记彻底检查一下全身。往往被忽略的是锁骨骨折。如果一抱宝宝腋下，宝宝就因疼痛而哭泣，让宝宝举起双手时，一侧的手难举起，说明这一侧可能有锁骨骨折。因此，家长除了要为宝宝的伤口涂些红药水外，还应仔细检查一下婴儿的全身。

训练宝宝配合穿衣服

这个阶段，宝宝在动作方面有了长足的进步，开始在吃饭和穿衣等

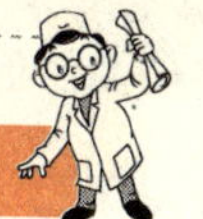

自我照顾方面表现出一些独立意识。在心情好的时候，家人帮宝宝穿衣服时，宝宝会有一些肢体配合，表现为伸出脚穿鞋，将胳膊伸直或伸进袖子里，不久便会自己将腿伸入裤子内。

有些宝宝不主动配合穿衣服，仍然等着大人给穿，用布娃娃示范可使宝宝学得更有兴趣。妈妈说："宝宝，你看娃娃真懒，不会自己穿衣服。你做给它看，让它向你学习。"宝宝很乐意当娃娃的老师，他会努力做给娃娃看，从而学会了主动伸手穿衣和主动伸腿穿裤。宝宝做好了要让他坚持下去，每次穿衣服时把娃娃放在前面，让娃娃看着宝宝怎样穿，他会越来越熟练地自己穿上两只袖子。宝宝暂时还不会系扣，待 2 岁半前后会慢慢学会。

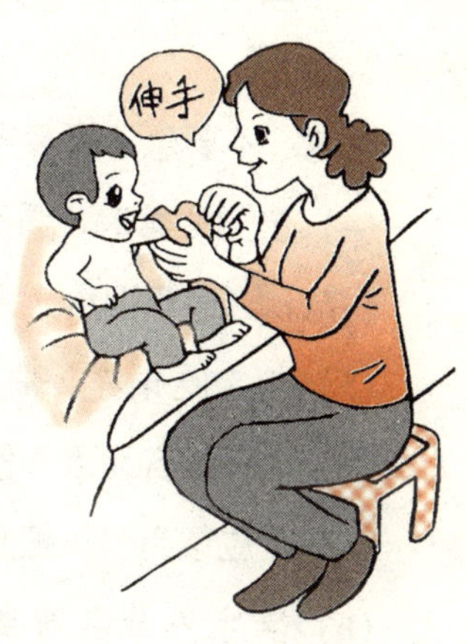

让宝宝自己用手脱去鞋袜，而不是用脚将鞋袜蹬掉。用手去脱可以将鞋袜放好，用脚蹬掉的鞋袜就难以找回来。宝宝能够坐在地上或小椅子上先将鞋脱去，然后把袜子脱去，把袜子塞进鞋里，把鞋放在平时放鞋的地方，然后再坐下来玩，养成把东西放在固定地方的习惯。宝宝越早学习自理就越能干。

食物造成宝宝窒息的原因及对策

宝宝可以吃辅助食品后，必须留意食品的安全性，任何又硬又滑的圆形食品对宝宝都是危险的。如坚果、硬糖块、爆米花、葡萄、葡萄干、果冻等。食品造成窒息的常见因素及防范措施如下：

（1）给尚不会充分咀嚼的宝宝吃花生、瓜子、松子等。

防范：若是想给宝宝吃，一定要弄碎。

（2）在进食时，和宝宝嬉闹或对宝宝进行恐吓。

防范：要给宝宝创造安静、愉快的就餐环境。

（3）宝宝跑着时，追着喂他，这样很容易因跑跳跌倒，使饭菜吸入气管。

防范：不要急于喂宝宝，等宝宝停下来再说。

（4）宝宝哭着时，看有趣的动画片时，也给宝宝吃东西。

防范：这时不要给宝宝吃。

（5）宝宝吃果冻、葡萄时，妈妈将食物放在宝宝嘴边，让宝宝吸入口中，这样很容易吸入气管。

防范：应该用勺子把食物弄碎，小心地放入宝宝口中。

（6）宝宝养成含着食物睡觉的习惯，醒来后深呼吸将食物呛入气管。

防范：不要让宝宝含着食物睡觉。

（7）宝宝吃葡萄、西瓜等有子的食品时还不会吐子，误将其吸入气管。

防范：应该将子取出后再给宝宝食用，或者教会宝宝吐子。

谨防玩具造成宝宝窒息

宝宝可以自己拿着东西放入嘴里的时候，必须特别注意。任何细小的物品，放在宝宝周围，都是一种潜在的危险。玩具造成窒息的常见因素及防范措施如下：

（1）宝宝拿着塑料袋玩，可能会将其套在头上，造成窒息。

防范：买来物品后，塑料袋要及时收好，放到宝宝不易拿到的地方。

（2）宝宝不慎或有意将绳子缠在脖子上玩时，无法取下反而越弄越紧。

防范：宝宝的玩具上可能有细小的绳子，当玩时父母必须在宝宝身边。还有爸爸的领带、妈妈的长丝巾也应收好，防止宝宝当玩具玩。

（3）吹破的气球碎屑未能及时清理，宝宝在玩时很容易将这些碎屑吸入呼吸道。

防范：及时清理气球碎屑，而且不要让宝宝玩吹破的气球。

（4）有些物品不是玩具，宝宝对它们却非常有兴趣，如扣子、珠子、小球等，宝宝喜欢将它们放入口中。

防范：必须将这些物品收好，放到宝宝不易拿到的地方。如果发现宝宝将某个小东西放入口中，不要惊慌，更不要抢夺、恐吓，防止宝宝受惊中或是哭闹时将口中物品吸入气管。而应当用其他方式吸引宝宝注意力，再诱导宝宝将异物吐出。

（5）购买的玩具不适合宝宝年龄。

防范：在玩具的外包装上，通常标明玩具的使用年龄，比如适合3岁以上儿童，或是内有细小物件，不适合3岁以下儿童。家长应严格按照宝宝的年龄或月龄购买适龄玩具。

（6）有些玩具使用时间一长，会使某些部件松动，比如毛绒玩具上的小扣子、汽车上的小珠子，宝宝揪下来，放入口中。

防范：家长必须定期对玩具进行安全检查，消除隐患。

（7）带宝宝去别人家做客，宝宝随手抓到了小物品或玩具。

防范：在去别人家做客时，必须特别留意宝宝周围的小物品、玩具，防止对宝宝构成危险。

正确地给宝宝滴耳药

让宝宝侧卧位，有病的耳朵向上，或取坐位将头向一侧倾，也是有病的耳朵向上。滴药之前先用浸有3%浓度的过氧化氢溶液（双氧水）

的小棉签清洗外耳道，再将外耳道用干棉签擦拭。滴药时父母往后下方牵拉耳郭，然后滴管将药液滴入耳内，并轻压耳屏数次，使药液进入中耳腔内，保持原位5分钟。

提示：①药液要接近体温，不要太凉，以免引起眩晕。②倘若宝宝两只耳朵里均有耵聍栓塞，应先将耵聍软化液滴入一侧耳内软化耵聍，然后再滴另一耳。

第四节 宝宝健康咨询

溶血性贫血的防治

本病是指由于红细胞寿命缩短、破坏增加超过骨髓造血的代偿功能而引起的贫血。常见的原因有先天性红细胞本身的缺陷、免疫反应、中毒或感染破坏等。

（1）患儿表现

1）面色苍白，疲乏无力。

2）皮肤、巩膜黄染，尿黄。

3）发热、呕吐、腹痛。

4）肝脾肿大。

5）水肿、少尿或无尿。

6）牙龈出血、鼻出血、皮肤有出血点、吐血、便血。

7）血中间接胆红素浓度升高。红细胞数下降，血红蛋白血症，血红蛋白尿和含铁血黄素尿等。网织红细胞明显升高，红细胞形态有异常。

8）骨髓象提示溶血性贫血。

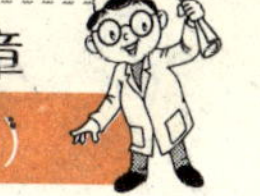

9）特殊检查Coombs试验阳性、红细胞脆性试验异常。

（2）治疗办法

1）激素治疗口服泼尼松或静脉点滴输入氢化可的松。

2）根据具体情况输全血、浓缩红细胞或洗涤红细胞。

3）根据具体情况进行相应处置，如脾功能亢进时可行脾切除术。

4）积极抗休克，防治感染及抢救肾衰。

流行性感冒的防治

（1）患儿症状

1）部分患病的宝宝会突然高热；伴有呕吐和腹泻等消化道症状，可见高热惊厥。

2）轻微流鼻涕或者咽疼；浑身疼痛乏力，感觉不舒服。

（2）家庭护理方法

1）平时多补充维生素C，可以减少感染的机会。柠檬富含维生素C，可以增强人体抵抗力；蜂蜜有化痰功效；热水加盐，是一种有效的漱口药，可以杀死感冒病菌；鸡汤在缓解鼻塞、喉咙疼痛等感冒症状、提高免疫力上有明显作用，它还能抑制感冒时黏液的过量产生。

2）大部分水果属性偏凉，容易引起咳嗽，因此患了流感并且有咳嗽症状时不宜多吃。此外，妈妈还需要用充满爱意的拥抱或者抚摸来让宝宝感觉舒适，如果宝宝体温高得厉害，需要采取措施给宝宝降温。

流感疫苗：按国际规定，流感疫苗的主要成分包括三个流感病毒株，分甲3、甲1和乙型株。每年这3个病毒株都根据世界卫生组织的推荐而有变化。目前在110个国家建立起一个全球性流感监测网，每年汇集情报，进行分析，在每年2月的专门会议上向全球公布并推荐疫苗厂家生产。3岁以上的儿童只需接种一次，剂量为0.5毫升；3岁以下则需接种2次，每次0.25毫升。

蛔虫病的防治

蛔虫病是最常见的小儿肠道寄生虫病。环境被蛔虫卵污染，是婴幼儿感染的主要来源。蛔虫卵主要通过手和食物进入人体内。小儿喜欢用手抓食物吃，喜欢吮指头，还喜欢把一些不洁的玩具放入口中；尤其是小儿的指甲缝中很易藏有蛔虫卵，是极易造成感染的。

蛔虫病的轻或重，并不完全取决于蛔虫数目的多少，而与蛔虫所在部位有关。肠道蛔虫可无症状，或有轻度食欲不振，脐周或脐上轻度疼痛，痛无定时，反复发作，持续时间不定，痛时喜按。个别孩子有异食癖：喜吃墙皮、土块、炉渣等。大量蛔虫当然会消耗营养，造成贫血，营养不良，严重者可影响到精神乃至智力。神经精神症状有精神委靡、兴奋、头痛、易怒、睡眠不安、咬牙……还有全身过敏症状，如荨麻疹、皮肤痛痒等。

蛔虫病的治疗，说来既简单又复杂。年长儿如无症状，不加治疗，一年内也可排出蛔虫。但对重症蛔虫病，必须按医师的指示进行治疗。

这里应特别提醒家长的是，不要孩子一有腹痛就给孩子吃打虫药，而应先由医师确诊为蛔虫病后，再驱虫。再一点就是，有的人也不管孩子有没有蛔虫病，过上一年半载，就“自动”给孩子服一次驱虫药。这种做法是很不应该的。

尿路感染的治疗

尿路感染是肾盂肾炎、膀胱炎和尿道炎的统称，女孩多见。常见的原因有先天畸形、尿路梗阻，尿返流及原有肾脏疾病合并感染等。

(1) 患儿表现

1）新生儿期表现为吃奶不好、呕吐、腹泻、发热、抽搐和黄疸等。

2）婴儿期表现为发热，精神不佳，排尿时哭闹及尿频或顽固性尿布疹。

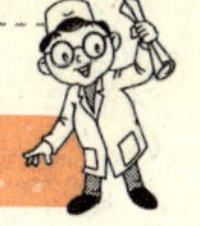

3）儿童期表现为尿频、尿急（憋不住尿）、排尿时痛、下腹疼痛、肉眼血尿和发热等。

4）尿化验有大量白细胞或脓细胞，轻微蛋白尿。尿培养有致病菌生长。

5）血液检查白细胞增高，分叶核增高。

（2）治疗办法

1）抗菌消炎，并控制和消除感染病灶。

2）手术矫治尿路梗阻和“返流”。

3）休息，利尿，退热。

宝宝“抽风”巧应对

“抽风”是3岁以下儿童常见的一种急症，尤其1岁以内多见。抽风时宝宝四肢抖动、两眼上翻、意识障碍、面色苍白。

由于宝宝大脑发育尚未完善，神经系统不够健全，一旦遇到刺激，很容易引起脑组织广泛的反应，表现出来就是抽风。发病原因大多见于高热，还有脑炎、脑膜炎、脑外伤、畸形、缺钙等多种多样的原因。

当宝宝抽风时，首先要镇静，让宝宝平卧，在头顶处放置一块凉湿毛巾，同时解开领部衣扣，保持呼吸道通畅。并用拇指按压或掐宝宝的人中穴位（鼻与上唇间鼻唇沟的上1/3处）。

防治痱子

痱子都发生在夏天气候炎热时，尤其是又闷又热的天气，这是因为周围环境湿度过高，而气压又低，致使汗液排泄不畅，引起汗管周围发炎。肥胖的小朋友更容易长痱子。

长了痱子最难受的感觉是瘙痒，所以很多小朋友长了痱子就用手抓，抓破了的痱子容易引起皮肤感染。那么，长了痱子应该怎么办呢？我们知道，痱子是因为汗液排泄不畅引起的，所以平时要保持空气的流通。长了痱子也不要着急，应该勤洗澡、勤换衣服，不要穿已经被汗湿了的衣服，要保持皮肤的清洁和干燥，洗完澡后扑上痱子粉，既能使皮肤干燥又能止痒。只要你注意了空气的流通，又能保持皮肤的清洁和干燥，痱子很快就会消退。当然，如果已经发生了感染，就要请大夫开一些外用的药了。

水痘的防治

本病是由水痘带状疱疹病毒引起的急性传染病，病毒通过呼吸道、疱疹浆液污染的手、皮肤和日用品造成传播，主要见于婴幼儿和学龄前儿童。

（1）患儿表现

发低热、中度发热或发高热。

咳嗽、流涕、周身不适。

当日或第二天，全身皮肤迅速出现成批细小红色斑丘疹，几小时后变成椭圆形大小不等水滴状清亮的水疱，伴有痒感，24 小时后水疱内水变得混浊，1 ~ 3 天后干燥结痂。在同处皮肤可见斑丘疹，新老水疱疹和干痂。

少数病情严重的可有大疱皮疹，疱内可有出血，甚至合并水痘肺炎，继发皮肤脓疱病等。

（2）治疗方法

无特效治疗方法，切记勿用激素。

疱疹瘙痒，可以用炉甘石洗剂外涂，水疱已破者，可涂龙胆紫。

当继发细菌感染可能时，用抗生素治疗。

用中药清热解毒祛风治疗。

宝宝流涎的护理治疗

1岁以内的婴幼儿因口腔容积小，唾液分泌量大，加之出牙对牙龈的刺激，大多都会流口水。随着生长发育，大约在1岁左右流口水的现象就会逐渐消失。如果到了2岁以后宝宝还在流口水，就可能是异常现象，如脑瘫、先天性痴呆等。

（1）患儿症状

宝宝口中唾液不自觉从口内流溢出，常常打湿衣襟，容易感冒和并发其他疾病，有的不经治疗甚至会数年不愈。

（2）家庭护理方法

1）注意观察宝宝的表现，找出流涎原因，特别是宝宝发热、拒绝进食时，要进行口腔检查，观察有无溃疡。

2）如果是脾胃虚引起，平时不要给宝宝穿着过多或过厚，饮食上注意节制，以防体内存食生火加重流涎现象，引起呼吸道感染。

3）在医生指导下进行中医推拿治疗。

4）如果是脾胃积热引起的流涎，可取新鲜石榴适量，去皮后将其捣烂，加适量温开水调匀，取石榴汁涂于口腔。

流行性脑脊髓膜炎的防治

流行性脑脊髓膜炎也称“流脑”，是脑膜炎双球菌引起的急性传染病。脑膜炎双球菌通过呼吸道传播。此病6个月～2岁婴儿发病率最高，流脑的潜伏期为1～7天。流脑可分三型：

（1）轻型

起病较慢，病较轻，体温在38℃左右，少见出血点，多在2～3日痊愈。

（2）普通型

在上呼吸道感染期大多病症状为咽干、流涕等上呼吸道感染症状。

在败血症期，突发高热，呕吐，小儿易惊厥。全身痒痛，畏光。迅速出现皮疹。皮疹大小不一，用手压疹不退色。后连成片为紫红色，遍布全身。脑膜炎期高热，全身皮肤出现淤血斑或淤血点，头痛剧烈频繁呕吐，呕吐为喷射状，可出现惊厥，甚至昏迷。小婴儿囟门隆起，脖子发硬、发直。

(3) 暴发型

分为休克型、脑膜脑炎型和混合型。

1）休克型：起病急，高热，头痛，呕吐，多在起病24小时以内出现休克。

2）脑膜脑炎型：起病急、高热、皮肤有淤血点、头痛、抽风、喷射性呕吐、昏迷。

3）混合型：可出现休克，又有脑膜炎型症状。

流脑实验室检查可见白细胞增高、脑脊液混浊或呈脓样，以中性白细胞为主，涂片和培养可见到脑膜炎双球菌。

流脑可有严重的后遗症，如瘫痪、智力精神障碍、失明、耳聋等。

如发现孩子有流脑症状，应及时送到医院诊治，不要延误。

宝宝中耳炎的防治

小儿中耳炎是儿童听力损伤的主要原因。中耳炎发病比较急，并且不容易受到重视，等到发现的时候，听力往往已经受到影响。

(1) 致病原因

1）免疫系统功能不健全，使得小儿易受感冒或其他病毒的感染，继而引发中耳炎。

2）生理结构发育决定，婴幼儿中耳的咽鼓管内侧开口与口鼻相通，而幼儿的咽鼓管短、平直、易患上呼吸道感染，感冒时，鼓膜和咽鼓管之间的空间充满液体形成炎症。经咽鼓管途径感染最常见。

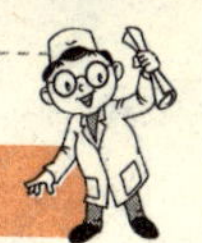

3）其他因素如游泳方式不当，或擤鼻不当等，病菌就随污水及脓液等入侵而发病。

（2）患儿症状

小儿中耳炎主要表现为耳鸣、耳痛、听力下降和耳道流脓等，大致可分四个阶段。

第一阶段：早期，即咽鼓管阻塞期表现为精神不振、食欲减退，出现耳鸣、耳内不适等，会影响孩子的睡眠和日常活动。

第二阶段：进展期，即化脓前期表现为发高热，体温可达39～40℃，哭闹不安、听力下降和耳痛，同时伴有恶心、腹泻等消化道症状，类似感冒或肠炎，极容易被忽视或误诊。

第三阶段：高峰期，即化脓期表现为高热、拒食、严重者面色发灰、听力下降和耳痛向四周放射。

第四阶段：后期，即消散期一般在患病4～5天后，患儿的体温下降，耳痛消失，可以入睡，但鼓膜破溃，脓液从耳道流出，耳鸣和听力下降，但仍存在。

宝宝肾病综合征的防治

肾病综合征是以大量蛋白尿、高度水肿、低白蛋白血症和高胆固醇血症为临床特征的一组症候群。常见的有原发性（原因不明）肾病和继发性肾病。

（1）患儿表现

1）眼睑面部水肿，逐渐遍及全身，严重者出现胸腔积液、腹水等。水肿最明显的地方是眼睑、面部和阴囊，水肿处松软，压之出现凹陷。

2）血压可以增高，有血尿（肾炎性肾病）。

3）尿中有大量蛋白，红细胞可多。

4）血浆白蛋白降低；血清胆固醇高；血沉明显增快。

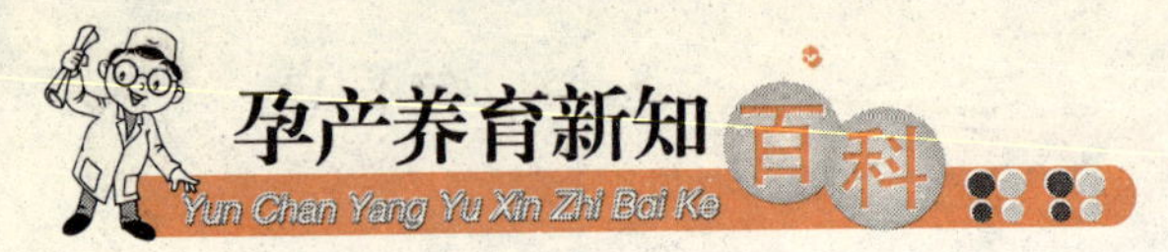

（2）治疗办法

1）肾上腺皮质激素治疗，可以抑制免疫反应，利尿，减少肾小球滤过膜的通透性，并减少蛋白质的滤出。一般用 1～2 个月，4～6 个月或 9～12 个月不等。

2）免疫抑制剂治疗（用环磷酰胺等）。

3）控制和预防感染（抗生素）。

4）血压高时用降压药，利尿剂。

（3）护理要点

1）水肿时要绝对卧床休息，严重影响呼吸时要半卧位，水肿消退后适当休息。

2）水肿期要无盐高蛋白饮食，水肿消退后进低盐高蛋白饮食。

3）加强皮肤护理，勤翻身，预防褥疮，阴囊水肿明显时要用吊带托起，防止擦伤。

4）注意与呼吸道感染患者相隔离，因可加重肾病病情。

5）用环磷酰胺时要多喝水或吃西瓜，出现血尿时要及时通知医生。

6）出院后要定期复查。按医嘱减药，注意休息，避免劳动和体育活动。加强营养和预防感染（限制亲友探视，禁止去公共场所）。

7）长期应用激素，要多吃排骨汤、蔬菜、牛奶、鸡蛋。供应足够钙质，并口服鱼肝油。

8）肾病完全缓解后才能进行预防接种。

适量注射乙脑疫苗

乙脑是流行性乙型脑炎的简称，是一种由蚊类传播的人畜共患传染病，人和许多动物（家畜、家禽和鸟类）感染乙脑病毒后都可成为乙脑的传染源。乙脑病毒，可致使患儿产生高热、头痛、呕吐、抽风甚至昏迷等症状，并容易留下后遗症，如瘫痪、智力低下等。

宝宝1岁应注射乙脑疯苗：

预防乙脑的一个重要措施是注射乙脑疫苗，以保护易感人群免受乙脑病毒的感染。宝宝在满1周岁时要连续注射2针乙脑疫苗，两针之间应间隔7~10天，以后宝宝2岁、3岁、6岁、7岁、13岁时仍要各加强一针，才能维持身体最佳的免疫力，预防乙脑的发生。

乙脑流行的时间在我国不同地区存在差异，而乙脑疫苗诱导体内产生抗体需1个月，所以宝宝具体注射乙脑疫苗的时间，可根据各地区乙脑开始流行时间提早1个月。一般来说，我国华北地区最佳注射时间为5月份，东北地区为6月份，南方各省为4月份。

乙脑疫苗比较安全，注射后可出现局部轻度红肿，若宝宝体质过敏，在注射后第3天，局部的红肿瘙痒会达到最重，之后就会逐渐消除，不必过于担心。个别的宝宝会有38℃以上的发热反应，根据情况应去医院诊治。

流行性腮腺炎的防治

本病是由腮腺炎病毒引起的急性呼吸道传染病，主要通过咳嗽、飞沫、打喷嚏等传播，也可通过口腔传播，主要见于学龄前和学龄期儿童。

（1）患儿表现

1）发热。

2）食欲不振，全身不适。

3）腮腺肿大：一侧或双侧面部肿胀，以耳垂为中心，局部不红，无明显界限，摸之痛，有时张口困难，1~3天肿胀达高峰，3~7天后逐渐消退。

4）可并发胰腺炎、脑炎、心肌炎、睾丸炎、附睾炎、卵巢炎等疾病。

（2）治疗方法

1）中药清热解毒，如板蓝根、大青叶各 15 克水煎服。

2）高热时应及时降温，有并发症时应根据具体病情对症处置。

（3）护理要点

1）轻者在家隔离，重者医院隔离，直到腮腺肿胀完全消退为止。

2）给予清淡易消化饮食，忌吃酸辣物质以免加重疼痛，鼓励多饮水以冲淡毒素。

3）保持口腔卫生，勤用盐水或复方硼酸液漱口。

4）腮腺肿胀疼痛剧烈时可以冷敷或用清黛调醋敷于患处。

5）并发睾丸炎者应当延长卧床时间，阴囊用丁字带托起，局部冷敷以减轻疼痛。

6）患者的食具、玩具等要用紫外线消毒。

（4）预防措施

1）隔离病儿，托幼机构加强晨检。

2）应用腮腺炎减毒活疫苗。

3）应用恢复期患者血清或高价免疫球蛋白进行被动防疫，以防并发睾丸炎日后影响生育。